图解《黄帝内经》

（精选畅读版）

罗增刚 | 主 编

青岛出版集团 | 青岛出版社

图书在版编目（CIP）数据

图解《黄帝内经》：精选畅读版 / 罗增刚主编. —青岛：
青岛出版社，2022.3

ISBN 978-7-5552-2599-7

Ⅰ.①图… Ⅱ.①罗… Ⅲ.①《内经》—图解 Ⅳ.
①R221-64

中国版本图书馆CIP数据核字（2021）第177345号

《图解〈黄帝内经〉》编委会

主　编　罗增刚

副主编　李　琨　王　莉　刘奕辰

编　委　（按姓氏笔画排序）

　　　　朱　波　刘佳妮　孙成成　李南南　张　青　杨　雪

　　　　周　伟　郑　杰　胡春梅　夏小峋　程　玉

书　　名　图解《黄帝内经》（精选畅读版）
　　　　　TUJIE《HUANGDI NEIJING》（JINGXUAN CHANGDU BAN）

主　　编　罗增刚

出版发行　青岛出版社

社　　址　青岛市崂山区海尔路 182 号（266061）

本社网址　http://www.qdpub.com

邮购电话　13335059110 （0532）68068091

策划编辑　刘晓艳

责任编辑　郑万萍

封面设计　光合时代

照　　排　青岛千叶枫创意设计有限公司

印　　刷　三河市紫恒印装有限公司

出版日期　2022 年 3 月第 1 版　2023 年 12 月第 2 版第 2 次印刷

开　　本　16 开（710mm×1000mm）

印　　张　23

字　　数　320 千

图　　数　247 幅

书　　号　ISBN 978-7-5552-2599-7

定　　价　88.00 元

前 言

　　《黄帝内经》是我国现存最早的一部医学理论典籍，是中国人养心、治病、养生的医学圣典，也是一本蕴含中国古代哲学的大百科全书。让西方发达国家的科学家惊讶不已的是，他们刚刚兴起的如医学地理学、医学心理学、气象医学等学科，在这部两千多年前的医学圣典中已有了较完善的表述。可见，《黄帝内经》具有重要的现实意义和实用价值，应作为中华民族的瑰宝传承下去。

　　随着生活节奏的加快以及生活水平的提高，人们对养生方面知识的需求变得更加迫切。《黄帝内经》中介绍了许多养生保健的方法，这些方法是前人智慧的结晶。但是，由于《黄帝内经》文字古奥，专业术语较多，人们学习理解这本中医经典书籍有许多客观障碍。这本传统中医名著如一座宝库，等待我们去挖掘。

　　本书参考了数千年来人们对《黄帝内经》的大量研究成果，不但将原有经文翻译成了现代人容易理解的白话文，而且结合生命科学和中国传统文化，对其中或隐或显的思想采用图解的形式进行全方位解读。本书的解读力求深入、透彻，为您扫清阅读中的外围障碍，让您轻松读懂每一句话。编者还对内文中每一章、每一个知识点进行提炼，使您一目了然，从而轻松把握每一章乃至每一段文字的主要内容，降低了您的阅读负担。

　　本书不仅对经文的翻译力求尊重原文，而且图解部分别具一格的画风，将具象与抽象结合起来，使原书中艰深的哲学和中医原理，变得人人都能理解践行。我们所有的努力，都是为了保证让您轻松读懂《黄帝内经》中的每一句对话，品味原汁原味的经典，并增长有益身心的养生智慧。

《黄帝内经》的形成与影响

　　《黄帝内经》（又称《内经》）是人民智慧的结晶。它的形成是一个漫长的过程，但它的影响却是巨大的，它促进了一系列学说的形成和发展。在它的影响下出现了大批医学家，他们为人类医学的发展做出了重要贡献。

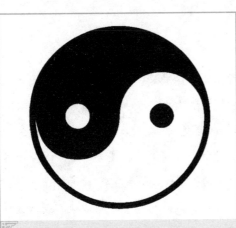

阴阳学说

阴阳学说认为，宇宙间任何事物都由阴阳两方面构成，阴阳既对立又统一，并不断运动和相互作用。《黄帝内经》发展和应用了这一学说，将中医治病的基本原则定为调整阴阳，补其不足，泻其有余，恢复阴阳的相对平衡。

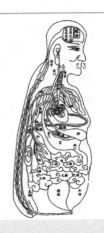

藏象学说

"藏"指藏于体内的内脏，"象"指表现于外的生理、病理现象。藏象包括各个内脏实体及其生理活动和病理变化表现于外的各种征象。藏象学说是研究人体各个脏腑的生理功能、病理变化及其相互关系的学说。

《内经》之前

《黄帝内经》参考了《揆度》《奇恒》《玉机》《上经》《下经》《针经》《九针》《官针》等书中的观点，这些上古时期的医学著作早已经被淹没在历史的浩瀚烟海中，但它们对《内经》的形成起到了一定的促进作用。此外，《内经》成书之前的阴阳五行学说也为《内经》的形成奠定了基础。

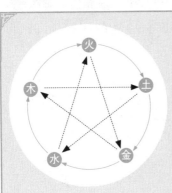

五行学说

古人将宇宙的基本构成元素分为木、火、土、金、水五行，并用其相生相克的原理解释自然界的一切现象，称之为"五行学说"。《内经》发展了这一学说，并用它来解释人体的生理功能，说明机体病理变化，用于疾病的诊断和治疗。还用它来说明人体与自然环境及气候、饮食等的关系。

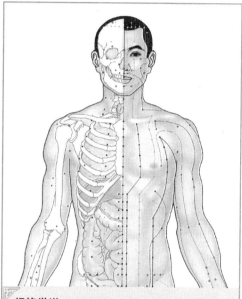

经络学说

《黄帝内经》系统地论述了十二经脉的循行部位、属络脏腑，以及十二经脉发生病变时的证候；记载了十二经别、别络、经筋、皮部等内容；对奇经八脉也有一些论述；并且记载了约160个穴位的名称。

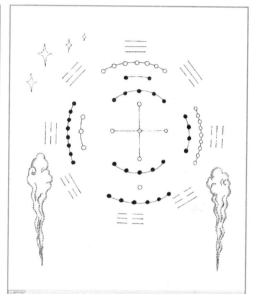

运气学说

运气学说是结合五行生克制化的原理，来探讨自然变化的周期性规律及其对疾病影响的一门学说。《黄帝内经》确立了"天人合一"的思想，从中找寻人类疾病的发生与自然变化的周期性之间的关系。

病因学说

病因学说，是研究致病因素及其性质、致病特点和临床表现的学说。六淫、七情、饮食、劳逸、外伤等都可能导致人体发病；另外，不同的人，表现出来的症状不一样。只有清楚了这些，才能更好地治疗和调养身体。《黄帝内经》疾病在病因的探求上，确实起到了典范作用。

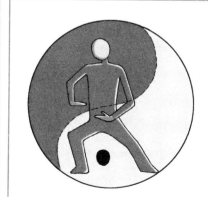

养生学说

古人云，学医"上以疗君亲之疾，下以救贫贱之厄，中以保身长全"。《黄帝内经》对人们养生观念的形成至今仍有着重要的影响。

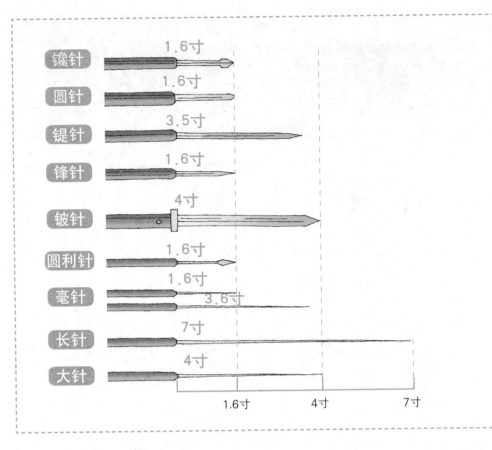

九针

　　九针是中医用来治病的九种针具。九针形状不同，长度有特定的要求，用途各异，根据病情选对针具，是取得治病疗效的重要前提。

第一针：镵针　　长1.6寸。似箭头，末端十分尖锐。用于浅刺皮肤泻血，治头身热证等。

第二针：圆针　　长1.6寸。针身圆柱形，针头卵圆。用于按摩体表，治分肉间气滞，不伤肌肉。为按摩工具。

第三针：锃针　　长3.5寸。针头如黍粟状，圆而微尖。用于按压经脉，不能深入，为按压穴位用具。

第四针：锋针　　长1.6寸。针身圆柱形，针头锋利，呈三棱锥形。用于点刺泻血，治痈肿、热病等。

第五针：铍针　　长4寸，宽2.5分。形如剑。用于痈脓外症割治，为外科用具。

第六针：圆利针　　长1.6寸。针头微大，针身反细小，圆而利，能深刺。用于治疗痈肿、痹证，深刺。

第七针：毫针　　长1.6寸或3.6寸。针身细如毫毛，常用针具。用于通调经络，治寒热、痛痹等。

第八针：长针　　长7寸。针身细长锋利。用于治"深邪远痹"，深刺。

第九针：大针　　长4寸。针身粗圆。用于泻水，治关节积液等，后人用作火针等。

目录
CONTENTS

素 问

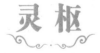

灵　枢

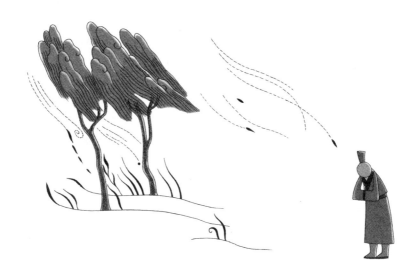

素问

（精选二十九篇）

　　《素问》是黄帝与臣子平素就医学问题的问答之书。马莳在《黄帝内经素问注证发微》中说："素问者，黄帝与岐伯、鬼臾区、伯高、少师、少俞、雷公六臣平素问答之书。"秦汉时，书名崇尚质朴，所以把黄帝与岐伯等人平素互相问答的内容记录下来，整理成篇，书名为《素问》。

上古天真论篇

本篇主要以黄帝和岐伯的对话，分析了人类寿命长短的原因，揭示了人类生、长、衰、老的过程和规律，并向我们介绍了养生的四种境界。

古代的轩辕黄帝，生来就非常聪明灵活。幼小时就善于言辞，少年时对事物的理解力很强，长大以后，不仅思维敏捷，而且忠厚诚实，成年以后，功德毕具，成为古华夏部落联盟的首领。

▌养生之道

黄帝问岐伯道：我听说上古时代的人，大都能活过百岁，而仍然动作灵活不显衰老。现在的人，年龄刚至半百，就显出衰老的迹象。这种差别是由时代和环境造成的呢，还是现在的人们不善于养生的过失呢？

岐伯回答说：上古时代的人，懂得养生之道，能按照天地间阴阳变化的规律，使用一些正确的养生方法，饮食有节制，生活作息有一定的规律，不过度地劳累。因此，能够使精神与形体相互协调，活到人类应有的寿命，即一百岁以后才去世。现在人就不是这样了啊！他们把酒当作泉水贪饮不止，生活毫无规律，喝醉酒后行房，尽其所有的欲望，耗竭精气，纵情色欲以致精竭阴枯，用不良的嗜好使体内的真气耗散殆尽，不知道应当谨慎地保持精气的盈满，不善于调养自己的精神，贪图一时的快乐，生活作息没有规律，所以活到五十岁左右就显得衰老了。

上古时代的圣人教导人们说，必须避开自然界致病因素的侵袭，心情要清静安闲，排除杂念，人体真气才能正常运行，精神才能固守于内。像这样，病邪又怎么会侵犯人体呢？所以那时的人们都能够清静安闲而少有欲望，心情安逸而不焦虑，身体虽然经常劳动却不过分疲倦，人体正气调顺。人们能随其所欲满足自己的愿望，在饮食方面，无论是粗糙的还是精致的，都觉得味美可口；无论穿什么样的衣服，都觉得很满意；对自己的生活习惯，总是顺心的；对别人的一切都不羡慕，思想达到了淳朴境界。正因为如此，不良的嗜好就不能吸引他们的视听，淫念邪说就不能动摇他们的心志。

无论是愚笨的或聪明的，还是贤能的或无能力的，都不会因外物感到焦虑，所以符合养生之道。他们之所以能活到一百岁而仍然不显得衰老，就是因为全面掌握了养生之道，使天真之气得到保护而不受到危害。

古文欣赏

昔在黄帝，生而神灵，弱而能言，幼而徇齐，长而敦敏，成而登天。乃问于天师曰：余闻上古之人，春秋皆度百岁，而动作不衰；今时之人，年半百而动作皆衰者，时世异耶？人将失之耶？岐伯对曰：上古之人，其知道者，法于阴阳，和于术数，食饮有节，起居有常，不妄作劳，故能形与神俱，而尽终其天年，度百岁乃去。今时之人不然也，以酒为浆，以妄为常，醉以入房，以欲竭其精，以耗散其真。不知持满，不时御神，务快其心，逆于生乐，起居无节，故半百而衰也。

夫上古圣人之教下也，皆谓之虚邪贼风，避之有时，恬淡虚无，真气从之，精神内守，病安从来？是以志闲而少欲，心安而不惧，形劳而不倦。气从以顺，各从其欲，皆得所愿。故美其食，任其服，乐其俗，高下不相慕，其民故曰朴。是以嗜欲不能劳其目，淫邪不能惑其心。愚智贤不肖不惧于物，故合于道。所以能年皆度百岁而动作不衰者，以其德全不危也。

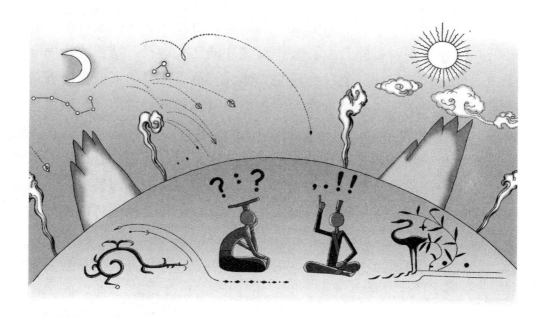

人体生长规律

黄帝问：人老了就没有生殖能力了，是因为人的精力耗尽了吗，还是由人体生长衰老的自然规律所决定的呢？

岐伯回答说：女子七岁时，肾气旺盛起来，开始换牙齿，头发逐渐茂盛。到了十四岁左右，对生殖功能有促进作用的物质——"天癸"产生，任脉通畅，太冲脉气血旺盛，月经按时来潮，开始有了生育能力。二十一岁时，肾气充盛，智齿生长，牙齿长齐。到了二十八岁左右，筋骨坚实，肌肉丰满，毛发生长极盛，身体也最健壮。三十五岁时，阳明经脉的气血衰退，面部开始憔悴，头发开始脱落。到了四十二岁左右，经过头面部的三阳经脉气血都衰减了，面容焦枯，头发开始变白。四十九岁时，任脉空虚，太冲脉气血衰少，天癸枯竭，月经停止，形体衰老，丧失了生育能力。

男子到了八岁左右，肾脏的精气开始充实，毛发渐盛，牙齿更换。十六岁时，肾气旺盛，天癸产生，精气充满而外泄，如男女交合，就能生育子女了。到了二十四岁左右，肾气已经充满，筋骨坚实有力，长出智齿，牙齿生长齐全。三十二岁时，筋骨生长壮盛，肌肉丰满。四十岁时，肾气衰退，头发开始脱落，牙齿开始松动。到了四十八岁左右，人体上部的阳气开始衰退，面容憔悴无华，鬓发斑白。五十六岁时，肝中精气衰退，筋骨活动不灵活。到了六十四岁左右，天癸枯竭，精气衰少，肾气衰退，牙齿、毛发脱落，身体感到疲惫。肾藏精，接受五脏六腑的精气而贮藏起来，所以脏腑的精气充盛，肾脏的精气才能盈满而泄精。到了老年，五脏的精气都衰败了，筋骨得不到精气的濡养而出现松弛乏力，天癸竭尽，因此会鬓发斑白，身体沉重，步态不稳，并且不能再生儿育女了。

黄帝问道：有些人虽然已经老了，但仍然具有生育能力，这是什么道理呢？

岐伯回答道：这是因为他先天的禀赋好，加上后天合理的调养，所以精力超过普通人，虽然年纪大，但气血经脉仍然通畅，且肾脏功能也没有完全衰退，仍然有生育的能力。不过，一般男子超过六十四岁，女子超过四十九岁时，体内的阳气和阴精都已枯竭，是没有生育能力的。

养生的四种境界

黄帝说：我听说上古时代，有被称为真人的人，真人能够把握天地阴阳的变化，吐纳精气，心神内守而不弛散，形体肌肉协调统一。所以，他们的寿命能够同天地一样长久，没有终了的时候。这是因为他们掌握了养生之道而长生。中古时代，有被称为至人的人，至人道德淳朴，能把握养生之道，使之与四时阴阳寒暑的变化相协调，远离世俗的干扰，积蓄精气，保全神气，能够潇洒自如地生活在自然界之中，所见所闻广及八方之外。他们可以延长寿命，形体不衰，与真人相似。此外，还有被称为圣人的人，圣人能安然地生活于自然界之中，顺从八风的变化，生活在世俗社会之间，没有恼怒怨恨之心，行为不脱离世俗准则，举止也与世俗之人没有什么不同，外不为事务所劳累，内无过多的思虑，致力于安静愉快的生活，努力保持自得其乐的心情，形体不过于疲惫，精神不过于外散，所以他们的寿命可以

人体生长规律

　　《内经》认为，身体的衰老是由于气血的衰退，只要进行合理的调养，就能保持精气充盈，延缓天癸的衰竭，这就是有些人高寿而不显得衰老的原因。

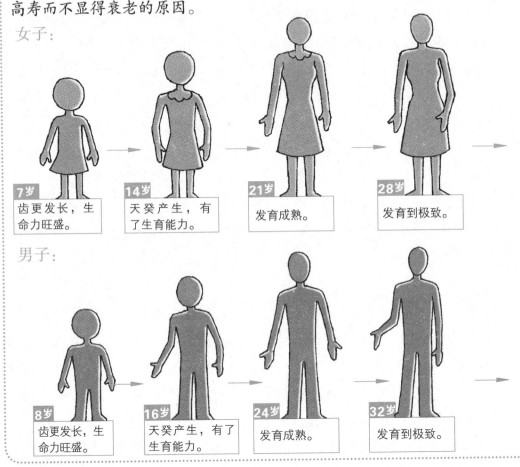

女子：

7岁	14岁	21岁	28岁
齿更发长，生命力旺盛。	天癸产生，有了生育能力。	发育成熟。	发育到极致。

男子：

8岁	16岁	24岁	32岁
齿更发长，生命力旺盛。	天癸产生，有了生育能力。	发育成熟。	发育到极致。

　　达到百岁。另外，有善于养生而德才兼备的人，被称为贤人。他们能够根据天地的变化、日月的升降运行、星辰的位置来顺从自然界阴阳变化、四时寒暑变迁的规律，调养身体，以求符合上古时代的养生之道，这样的人也能增益寿命，但有一定的限度。

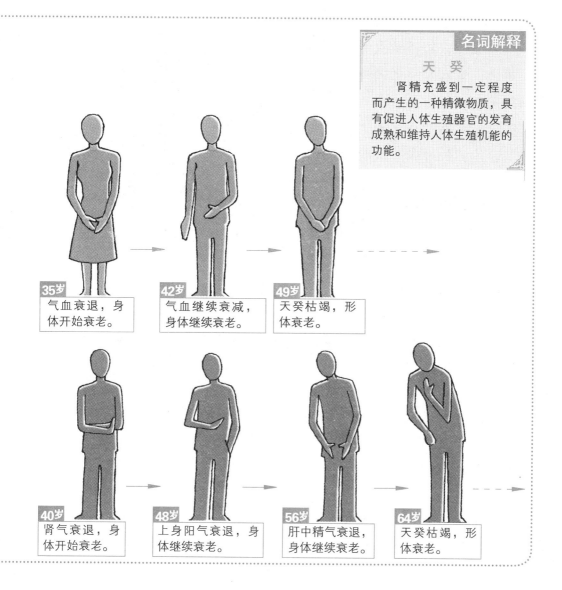

35岁
气血衰退，身体开始衰老。

42岁
气血继续衰减，身体继续衰老。

49岁
天癸枯竭，形体衰老。

40岁
肾气衰退，身体开始衰老。

48岁
上身阳气衰退，身体继续衰老。

56岁
肝中精气衰退，身体继续衰老。

64岁
天癸枯竭，形体衰老。

养生的四种境界

在中国的传统文化中，寿命超出平常人水平的有四种人，分别是真人、至人、圣人和贤人。整日忙碌而不注重养生的是普通人，他们的寿命一般较短。

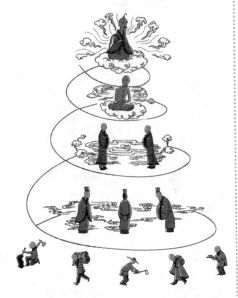

◎真人

寿命同天地一样长久，只有掌握了养生之道的人才能达到这种境界。能达到这种境界的人最少。

◎至人

懂得养生之道，可延长寿命，保持形体不衰。能达到这种境界的人极少。

◎圣人

能够顺应自然，不为外界所劳累，没有过多的思虑，寿命可以达到百岁。只有少数人能真正遵循养生之道，所以达到这种境界的人也不多。

◎贤人

善于养生，可以根据阴阳变化调养身体，可以增益寿命，但有一定的限度。只要遵循养生之道，许多人可以达到这种境界。

四气调神大论篇

本篇主要从自然变化规律的角度论述了春、夏、秋、冬四季的养生之道，以及违背自然规律所产生的后果。自然界的阴阳变化导致了万物春生、夏长、秋收、冬藏的变化规律，人类养生也要以这一规律为依据。

四季养生规律

春季的三个月，万物复苏，自然界生机勃发，万物欣欣向荣。在此时，人们应该夜卧早起，起床后到庭院里散步，披散开头发，穿着宽松的衣物，不要使身体受到拘束，以便使精神随着春天万物的生发而舒畅活泼，充满生机，这是适应春季的养生法则及方法。如果违背了这种法则、方法，就会伤肝，到了夏天容易出现寒病。春天温暖的阳气是夏天阳气盛壮的基础，若春天的气不足，夏天应当增长、盛壮的阳气就不能增长，就会产生虚寒病证。

夏季的三个月，万物生长繁盛秀丽，故称其为蕃秀。天地阴阳之气相互交通，植物开花结果。当此之时，人们应当夜卧早起，切莫厌恶白天过长，保持心情舒畅，使精神充沛，使阳气宣泄通畅，对外界事物有浓厚的兴趣，这是适应夏季养生的法则及方法。如果违背了这种法则、方法，就会伤心，到了秋天还会发生疟疾。夏天的"长"是秋季"收"的基础，若"长"气不足，供给秋天收敛的力量不足，就会发生疟疾。

秋季的三个月，自然界呈现出一派丰收而平定的景象。秋风劲疾，秋高气爽，景物清明。在这个季节里，人们应早睡早起，促使精神情志安宁，以缓和秋季肃杀之气，收敛精神情志而不使其外散，使秋气平定，肺气清肃，这就是与秋季相适应的可以保养人体"收"气的方法与法则。如果违背了这种法则、方法，就会伤肺，因为秋天收敛不够，冬天潜藏的力量就会不足，所以会出现阳虚腹泻的病证。

四季养生

《内经》认为，天地是按照阴阳消长的规律运转不息的，我们养生也必须按照这个规律适时调节。违反了这一规律，容易导致体内的阴阳失调，使身体发病。

◎春季

万物发陈，养生要夜卧早起，起床后要散步，呼吸新鲜空气，穿着要宽松。

◎夏季

万物生机勃勃的季节，养生要夜卧早起，保持心情舒畅。

◎秋季

阳气渐收，养生要早睡早起，收敛精神而不使其外散，并且要适时进补，以免遭到阴气的伤伐。

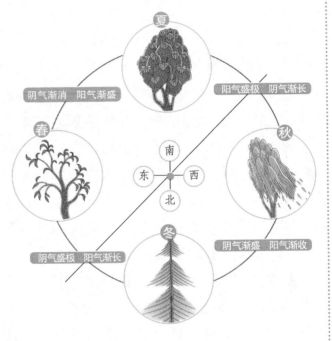

◎冬季

万物潜藏，养生要早睡晚起，远离寒冷的刺激，注意保暖。

冬季的三个月，生机潜伏、万物蛰藏，自然界中的阳气深藏而阴寒之气很盛。寒风凛冽，水结成冰，大地冻裂，在此时，人们应当早睡晚起，必待太阳升起时起床，使精神情志安宁而不妄动，如同潜伏起来一样。避开寒冷气候的刺激，尽量保持温暖，不要过多地出汗，使阳气潜藏而不外泄，就是适应冬季"藏"气特点的养生方法和法则。如果违背了这种法则、方法，就会伤肾，到了春季，冬季阳气潜藏不足，春季生发的力量就会不足，便会出现痿厥之类的疾病。

阴阳之道与养生

天气是清净光明的，天气潜藏着万物化生的力量及条件，运转不息，因此长存不息。如果天被阴霾遮蔽，则日月失去光辉，邪气乘虚而入，充斥天地之间，酿成灾害。阳气闭塞于上，地气蒙蔽于下，天地阻隔；云雾缭绕，雨露不降；地气不升，天气不降，阴阳升降交通失常，自然界万物的生命就不能延续。生命不能延续，则高大的树木也要干枯而死。自然界气候恶劣，风雨不调，雨露不降，则草木枯槁不荣。邪风常起，暴雨常作，天地四时的变化失去了秩序，违背了正常的规律，致使万物的生命未及一半便夭折。圣人却能顺应自然界的这种变化，所以没有疾病。如果万物不背离养生之道，那么它们的生气就不会失去。

违反了春天的气候，少阳之气就不能生发，容易使肝气内郁引起肝脏的病变；违背了夏季的夏长之令，则太阳之气不能盛长，就会导致心气虚弱；违背了秋季气候的要求，太阴之气便不会收敛，肺脏焦热胀满；违背了冬季的冬藏之令，则少阴之气不能潜藏，肾气衰弱。

四时阴阳是自然界万物赖以生长的根本，因此，圣人在春夏时节保养心肝，秋冬两季保养肺肾，所以能同自然界其他的万物一样，遵循春生、夏长、秋收、冬藏的规律。如果违背了这个基本原则，就会伤伐到人的根本，损坏人的天真之气。所以说四时阴阳的有序变化，是世间万物的终始，是死与生的根本。违背这个根本，就会灾害丛生，顺从它便不会产生疾病，也就是掌握了养生之道。对于养生之道，圣人遵循它，愚昧的人则违背它。

顺从阴阳之道能够健康长寿，违背了它就会生病甚至死亡；顺从它就正常，违背它则必然导致混乱。经常违逆四时阴阳变化的规律，致使体内阴阳之气紊乱，就会使机体与外界环境不相适应而产生"内格"之病。因此，圣人不是等到已经发生了疾病再去治疗，而是在没病以前就加以防治；不是等到已经产生了动乱再去治理，而是在动乱还没有形成之前就加以治理。疾病已经出现了再去治疗，动乱已经形成了再去治理，这就如同口渴了才去挖井，上战场时才去制造武器一样，不是已经太晚了吗？

古文欣赏

　　天气，清净光明者也，藏德不止，故不下也。天明则日月不明，邪害空窍。阳气者闭塞，地气者冒明。云雾不精，则上应白露不下。交通不表，万物命故不施，不施则名木多死。恶气不发，风雨不节，白露不下，则菀槁不荣。贼风数至，暴雨数起，天地四时不相保，与道相失，则未央绝灭。唯圣人从之，故身无奇病。万物不失，生气不竭。逆春气，则少阳不生，肝气内变。逆夏气，则太阳不长，心气内洞。逆秋气，则太阴不收，肺气焦满。逆冬气，则少阴不藏，肾气独沉。夫四时阴阳者，万物之根本也。所以圣人春夏养阳，秋冬养阴，以从其根，故与万物沉浮于生长之门。逆其根，则伐其本，坏其真矣。故阴阳四时者，万物之终始也，死生之本也。逆之则灾害生，从之则苛疾不起。是谓得道。道者，圣人行之，愚者佩之。从阴阳则生，逆之则死，从之则治，逆之则乱。反顺为逆，是谓内格。是故圣人不治已病治未病，不治已乱治未乱，此之谓也。夫病已成而后药之，乱已成而后治之，譬犹渴而穿井，斗而铸锥，不亦晚乎？

生气通天论篇

本篇主要从人与自然界相应的角度，论述阴阳平衡在养生中的重要作用。阳气在人身体中具有重要作用，如果阴阳失调，就会危害健康。四季邪气的更替，五味的过食，都会影响体内阴阳之气的变化。所以，人类要顺应自然界的阴阳变化调养身体。

阴阳平衡是养生的根本

黄帝说：自古以来人类就与自然界息息相关，生命的根本，在于阴阳的变化。大凡天地之间，六合之内，无论是地之九州，还是人体九窍、五脏以及十二节，都是与自然界阴阳之气相贯通的。自然界阴阳化生五行，分为三阴三阳。如若经常违反这些原则，则邪气就会伤及人体，这是寿命减损的根本原因。

风和日丽，人们便神清气爽，心情舒畅。顺应自然界的变化，就能固守阳气，即使遇到了外界的致病因素，人体也不会受到伤害，这是顺应时序变化调养的结果。所以圣人能精神专一，顺应阴阳之气，而通达阴阳变化之理。如果违逆了自然界的阴阳变化规律，就会内使九窍闭塞，外使肌肉壅滞，卫气涣散，这样就会伤害到自己，阳气因此也会受到削弱。

阳气的重要性

阳气就像天上的太阳一样，太阳如果运行失常，万物就不能生存；阳气如果运行失常，就会让人损折寿命。自然界的运行借助太阳的光明，同理，人体的健康依赖阳气的保护。

如若受到寒邪，阳气被束缚，就会像门户一样开阖不利，如果日常的起居妄动，就会出现神气浮越。如果身体被暑邪所伤，就会出汗、躁动不安，甚至喘粗气。倘若暑热之气内攻，会变得多言多语，身体热得像燃烧的炭火一样，必须发汗才能退热。感受了湿邪，就会感到头部沉重、胀闷如物蒙裹一样。如果湿邪长期未能清除，就会损伤大小诸筋，出现短缩或松弛，收缩就形成拘挛的病证，松弛无力就形成痿证。如果感受了风邪，加上湿热，就会导致肿胀，筋骨血肉邪盛而正衰，就会使人的阳气衰竭。

烦劳过度，人体阳气便弛张于外，而必然导致阴精衰败于内，再遇

阴阳平衡是养生的根本

阴阳是自然界存在的基础，阴阳平衡是确保自然万物不受损害的根本，人类养生也必须以调和阴阳为基础。

生命之气与自然界阴阳变化规律相通。只有顺应阴阳变化调养精神，才有利于人体健康。

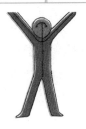

阴阳平衡

自然界就会和谐；对于人来说就会身体健康，百病不侵。

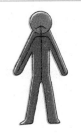

阴阳失衡

自然界就会发生灾变，如海啸、地震等；对于人来说就会生病。

到炎热夏暑，更伤人体阴精，阴虚阳浮，于是就形成煎厥病。其症状为双眼视物不清，双耳闭塞失聪。病势危急，如江堤崩倒一样来势凶猛，像江水横流一样很难得到控制。

由于大怒，气血瘀滞于上，与身体其他部位阻隔不通，便会出现突然昏倒的症状；若筋被损伤了，就变得松弛，四肢不灵便；若只有半身出汗，久而久之就形成半身不遂；汗出后，若受到湿邪侵袭，就会形成小的疖肿或汗疹；吃过多肥美精细的食品，容易生长疔疮，生病就像空的容器装东西一样容易；劳累汗出，皮肤受寒，常常会产生粉刺，郁久化热，成为痤疮。

阳气在人体内，它可以养神气，又可以养筋脉。腠理开阖失常，寒邪侵入损伤阳气则阳气不能养筋脉，则身体俯曲不伸；容易出现恐惧惊骇等病，是因为寒气滞留于肌肉纹理之间，通过腧穴内传而迫及脏腑；营气运行不顺，逆于肌肉，成痈肿病；汗出未尽，形体虚弱时，复感风邪，形成风疟。

因此，风邪是很多疾病的肇始。当人神清气静的时候，肌肤腠理致密，即使有强烈的致病因素，仍然不能伤害人体，这是顺应了四季变化要求的缘故。病邪滞留的时间长了，上下格拒不通，即使医良法妙，也难以治疗。所以阳气蓄积不通，就会病死，阳气格拒不通，当泻其阳，不及时采取正确的治法，如果让技术水平不高的医生治疗，就会贻误病情而出现死亡。

阳气在白天时保护人身的外部。早晨阳气开始产生，中午阳气旺盛，下午阳气开始衰退，汗孔关闭。日落以后，人们应当休息，不要过度地扰动筋骨，不要触冒雾露之气。如果不遵循早、中、晚三时阳气活动的规律作息，人体就会生病而形体憔悴、消瘦。

岐伯说：阴精是藏于内部而不断扶持阴气的；阳气则固密于外，起着护卫肌表的作用。如果阳盛阴虚，经脉中的气血流动快速，甚至会出现神志狂乱；如果阴盛阳虚，就会使五脏气机不和，九窍功能产生障碍。正因为这样，所以圣人调和阴阳，促使筋脉协调，骨髓坚固强劲，气血流畅。如果能达到这一点，就会内外调和，病邪不能侵害，耳聪目明，气的运行能始终如常，不为邪气所动。

风邪侵袭人体，伤及阳气，侵入内脏，阴精亦消亡，这是因为邪气伤

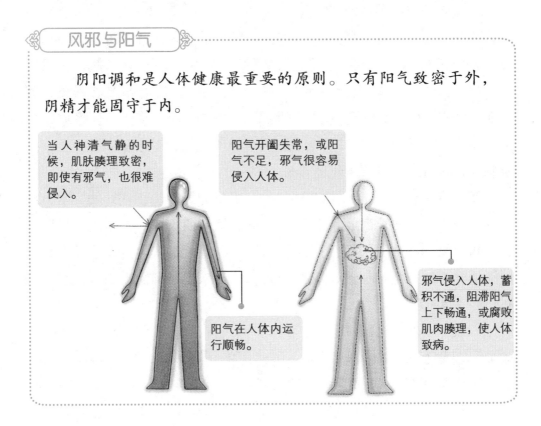

风邪与阳气

阴阳调和是人体健康最重要的原则。只有阳气致密于外，阴精才能固守于内。

当人神清气静的时候，肌肤腠理致密，即使有邪气，也很难侵入。

阳气开阖失常，或阳气不足，邪气很容易侵入人体。

阳气在人体内运行顺畅。

邪气侵入人体，蓄积不通，阻滞阳气上下畅通，或腐败肌肉腠理，使人体致病。

肝；暴食伤害肠胃，中焦升降失常，则筋脉弛纵，容易出现泻痢痔疮；饮酒无度则气机上逆，用力过度，损伤肾气，则腰椎亦会受损。

大凡阴阳的关键，在于阳气致密于外，阴精才能固守于内。如果阴阳失调，就像自然界只有春天没有秋天，只有冬天没有夏天一样，所以调和阴阳是最重要的养生原则。如果阳气过强，不能致密于外，阴精就要耗损。只有阴阳平和协调，人的精神才会旺盛，如果阴阳离决，人体阴精也会因此而衰竭。

四季邪气的更替

出现恶寒发热的疾病，是因为感受外界风邪。所以，春天伤于风

邪，邪气滞留不去，到了夏天便出现完谷不化的泄泻；夏季感受暑热邪气，邪气潜藏，秋季便出现疟疾；秋季感受了湿邪，邪气伏藏，冬季肺气上逆而成咳嗽、痿证；冬季感受寒邪，邪气潜伏，第二年春季便出现温病。四季邪气会更替伤害五脏。

过食五味对身体的伤害

酸、苦、甘、辛、咸五味，既能滋补五脏，又能伤害五脏。所以过食酸味的食物，肝气过亢，会使脾气衰竭；过食咸味食物，腰部的大骨受伤，肌肉萎缩，心气被抑制；过食甜味食物，便出现烦闷不安、喘闷，面色发黑，肾脏失去平衡；过食苦味食物，脾气失去濡润，胃气壅滞不行；过食辛味食物，筋脉纵弛不收，神气涣散不敛。所以，应当注重调和五味，如此则骨骼坚强，筋脉调和，气血畅流，肌肤致密，骨气精纯。因而人们应当谨慎地按照养生法则去做，生命才能长久。

疾病的隐和显

人体感受了外邪，有时候并不会马上表现出来，而是经过一段潜伏期之后才显现出来。人体在四季感受外邪和发病的规律如图所示：

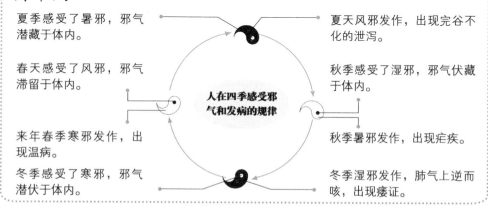

夏季感受了暑邪，邪气潜藏于体内。

夏天风邪发作，出现完谷不化的泄泻。

春天感受了风邪，邪气滞留于体内。

秋季感受了湿邪，邪气伏藏于体内。

人在四季感受邪气和发病的规律

来年春季寒邪发作，出现温病。

秋季暑邪发作，出现疟疾。

冬季感受了寒邪，邪气潜伏于体内。

冬季湿邪发作，肺气上逆而咳，出现痿证。

金匮真言论篇

本篇主要论述了三点：四季病变发生的规律，以及根据这一规律人类应该如何养生；阴阳在诊断和治疗疾病中的作用；五脏与自然界四时阴阳的对应，以及如何用这一对应关系指导我们养生。

▌风邪是百病之首

黄帝问道：自然界有八风，人体经脉又有五脏之风，是什么意思呢？

岐伯回答说：自然界八方的风邪伤及经脉，再通过经脉进一步深入而触犯五脏，于是发生疾病。一年四季的气候之间有相克的关系，即春季胜长夏，长夏胜冬季，冬季胜夏季，夏季胜秋季，秋季胜春季。

东风发生于春季，疾病多发生在肝，肝的经气输注于颈项部位；南风发生于夏季，疾病多发生在心，心的经气输注于胸胁部位；西风常发生在秋季，疾病多发生在肺，肺的经气输注于肩背部；北风发生于冬季，疾病多发生在肾，肾的经气输注于腰股部；中央属土，疾病多发生在脾，脾的经气输注于脊背部。

所以，春季得病，病多在头部；夏季邪气伤人，病多在心脏；秋季得病，病多在肩背部；冬季得病，病多在四肢。

因而春季容易流鼻血，仲夏多有胸胁疾病发生，长夏容易发生脾脏虚寒的腹泻病，秋季容易发生风疟病，冬季多出现寒痹、寒厥等病。所以，在冬季不做过分的活动，做到藏阴潜阳，那春季便不会出现流鼻血及颈项疾病，仲夏不会发生胸胁部的疾病，长夏不会出现完谷不化的泄泻及中焦寒冷性疾病，秋季不会发生风疟病，冬季不会发生痹病、厥病、完谷不化的泄泻，以及汗出过多等疾病。阴精是人身赖以生存的根本，冬季能保养好阴精，春天就不容易发生温病；炎热夏暑，汗应外出而不外出，暑热内藏，到秋季就会发生风疟。

事物的阴和阳

阴与阳

阴与阳是一个相对的概念，它的内涵极其丰富。无论自然界还是人体，都可以划分出阴与阳。整个宇宙就是阴中有阳，阳中有阴。

自然界						属性	人体				
天	太阳	白天	上午	明	热	阳	体外	体表	上身	腑	活动
地	月亮	晚上	下午	暗	寒	阴	体内	体内	下身	脏	睡眠

所以说，阴中还有阴，阳中还有阳。白天为阳，从早晨到中午为阳中之阳，从中午到傍晚为阳中之阴。夜晚属阴，从傍晚到半夜属阴，为阴中之阴，从半夜到早晨为阴中之阳。人体和自然界是息息相通的，所以人体的阴阳之气也是如此。按内外来划分阴阳，则外部属阳，内部属阴；按前后来划分阴阳，则背部属阳，腹部属阴；按脏腑来划分阴阳，那么脏属阴，腑属阳。也就是肝、心、脾、肺、肾五脏属于阴，胆、胃、大肠、小肠、膀胱、三焦六腑属于阳。为什么要知道阴中有阴、阳中有阳的道理呢？这是因为需要分析四季疾病的阴阳，作为治疗依据，如冬季病在阴，夏季病在阳，春季病在阴，秋季病在阳，均应根据疾病的所在部位采用针刺或砭石治疗。此外，可将五脏再分阴阳。人身的背部属阳，心为阳中之阳，肺为阳中之阴；腹部属阴，肾为阴中之阴，肝为阴中之阳，脾为阴中之至阴。以上是人

体阴阳、表里、内外、雌雄相对应关系，它们与自然界四时昼夜的阴阳变化是相应的。

五脏与四时的对应及其应用

黄帝问：五脏与四时相应，与其他事物也有相应关系吗？

岐伯回答说：有。东方青色，与肝相应，肝开窍于目，精气藏于肝脏，发病多表现为惊骇。肝在五味为酸，在五行属木，在五畜为鸡，在五谷为麦，在四时与春季相应，在天体中与岁星相应。肝病多累及筋脉。再有，肝在五音为"角"，在五行生成数为"八"，在五气为"臊"。

南方赤色，与心相应，心开窍于舌，精气藏在心，心病可影响五脏。心在五味为苦，在五行属火，在五畜为羊，在五谷为黍，在四时与夏季相应，在天体中与荧惑星相应。心病多在血脉。再有，心在五音为"徵"，在五行生成数为"七"，在五气为"焦"。

中央黄色，与脾相应。脾开窍于口，精气藏在脾脏，脾病多在舌根。脾在五味为甘，在五行属土，在五畜为牛，在五谷为稷，在四时与长夏季节相应，在天体中与镇星相应。脾病多发生在肌肉。再有，脾在五音为"宫"，在五行生成数为"五"，在五气为"香"。

西方白色，与肺脏相应，肺开窍于鼻，精气藏在肺脏，疾病多表现于背部。肺在五味为辛，在五行属金，在五畜为马，在五谷为稻，在四时与秋季相应，在天体中与太白星相应。肺病多发生在皮毛。再有，肺在五音为"商"，在五行生成数为"九"，在五气为"腥"。

北方黑色，与肾脏相应，肾开窍于二阴，精气藏在肾脏，疾病多在四肢关节。肾在五味为咸，在五行属水，在五畜为猪，在五谷为豆，在四时与冬季相应，在天体中与辰星相应。所以，肾病会发生在骨骼。再有，肾在五音中为"羽"，在五行生成数为"六"，在五气为"腐"。

总之，善于诊治疾病的医生，能够谨慎地观察五脏六腑的一切变化，把握逆顺、阴阳、表里、雌雄的关系，并将这些精妙的理论藏于心中。这些理论是宝贵的，但不要传授给不具备医生应有的品德和才智的人，不是真正的医学理论也不向人传授，这才是传授医学的正确态度。

五行配象图

古人用五行来解释宇宙间的一切问题，用五脏与五行、五色、五味、五音等对应，来解释疾病产生的原因，判断在外界因素的影响下，五脏六腑所出现的变化。

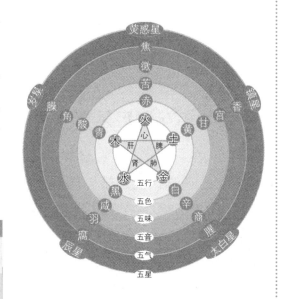

名词解释

长夏

指从立秋到秋分的时段，这属于中医学的范畴。

阴阳应象大论篇

本篇讲述了阴阳的特性和相互作用，并从阴阳对立统一的角度，讲述了阴阳变化对人的影响，以及如何用阴阳学说来解释疾病。所以，无论是对疾病的治疗还是养生，都应以调和阴阳为原则。

▌ 阴阳的相互作用是自然界的一般规律

黄帝说：阴阳，是自然界的一般规律，是万事万物的纲领，是事物变化的起源，也是新生与消亡的根本，自然界的无穷奥秘都在其中，所以诊断和治疗疾病也务必求之于阴阳这一根本。

自然界的轻清之气上升形成天，重浊之气下降成为地。阴性柔和而安静，阳性刚强而躁动；阴阳的相互作用，形成了生、长、收、藏的过程，阳施化清气，阴凝聚成形；寒到了极点就转化成热，热到了极点就转化成寒；寒气凝敛，能生浊阴；热气升散，能生清阳。在人身中，清气不升而滞于下，就产生完谷不化的泄泻；若胃中的浊阴之气堵塞在上而不降，就会产生胃脘胀满类疾病。这就是阴阳运行失常表现出来的一种病理现象。

清阳之气上升蒸腾为天，浊阴之气下降凝聚为地；地面上的水湿之气蒸腾上升成为云，天空中的云雾之气凝聚下降成为雨；雨是由地气上升之云转变而成的，云是由天气下降之雨蒸发而成的。所以，在人身之中，清阳之气上出于眼、耳、口、鼻诸孔窍；而浊阴之气从下窍而出，如大小二便等秽浊之物从前后二阴排出。清阳之气向外开发肌肤腠理，浊阴之气向内归藏于五脏；清阳之气使四肢充实，浊阴之气内走六腑。

水的性质属阴，火的性质属阳；气的性质属阳，味的性质属阴。

饮食的五味滋养了形体，形体生成有赖气化功能，功能又是由精产生的，而精的产生需要气化的推动。即饭食之气通过气化作用化生阴精，形体既要五味滋养，又要靠元气推动。如果五味太过，又会损伤形体；阳气化精，但太过也会耗伤阴精；精能化气，但也会因为气味太过而受损。

阴性沉下，故味出于下窍；阳性升浮，故气出于上窍。味属阴，味厚者为纯阴，而味薄者为阴中之阳；气属阳，气厚者为纯阳，气薄者为阳中之阴。味厚者能泻下，味薄者则通利；气薄者能宣泄，气厚者则助阳发热。热性大的药物耗散正气，气味温和的药物则可使正

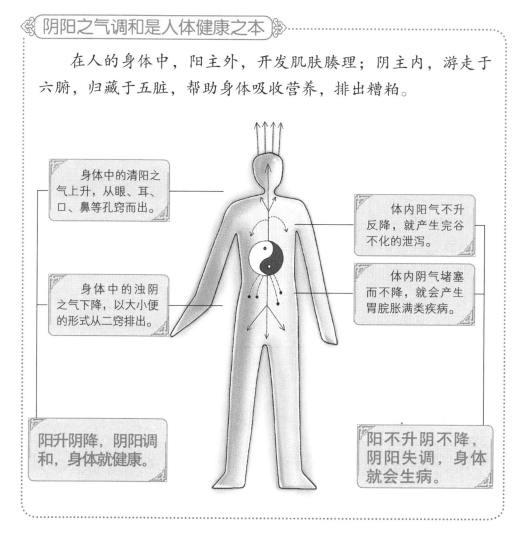

阴阳之气调和是人体健康之本

在人的身体中，阳主外，开发肌肤腠理；阴主内，游走于六腑，归藏于五脏，帮助身体吸收营养，排出糟粕。

身体中的清阳之气上升，从眼、耳、口、鼻等孔窍而出。

体内阳气不升反降，就产生完谷不化的泄泻。

身体中的浊阴之气下降，以大小便的形式从二窍排出。

体内阴气堵塞而不降，就会产生胃脘胀满类疾病。

阳升阴降，阴阳调和，身体就健康。

阳不升阴不降，阴阳失调，身体就会生病。

气壮盛。这是因为大热消耗正气，温和的阳气则能生发正气。气味辛甘，具有发散作用的药物属阳；气味酸苦，具有涌吐、泻下作用的药物属阴。

阴气偏胜则伤阳气，阳气偏胜则伤及阴精。阳气偏胜，病人表现出发热；阴气偏胜，病人表现出畏寒。如果寒到极点则出现热的表现，热到极点又会出现寒的表现。寒邪伤人形体，热邪伤人体之气；气分受伤则使人感到疼痛，形体受伤则引起肿胀。疾病先出现痛而后出现肿，是先伤于气而后涉及形；先肿而后痛的，是先伤于形而后及于气。风邪偏胜就会引起头晕目眩、肢体痉挛，热邪偏胜就出现痈肿，燥邪偏胜就出现干枯少津，寒邪偏胜可以导致浮肿，湿邪偏胜就出现泄泻。

自然界四季的交替、五行的演变，形成生、长、收、藏的过程，产生寒、暑、燥、湿、风。人有心、肝、脾、肺、肾五脏，化生心气、肝气、脾气、肺气、肾气，从而产生喜、怒、悲、忧、恐五种情志。所以，喜怒等情绪太过会伤人五脏之气，寒暑等外侵会伤人形体。暴怒会损伤人的阴气，暴喜会损伤人的阳气。情绪太过，会使气血突然紊乱上冲，充满上部的经络，于是肾气浮越，从而出现昏厥甚或死亡。因此，对喜怒等七情不加节制，对寒暑变化不加以调摄，生命就不能长久。因物极必反，故阴气过盛则转化为阳，阳气过盛则转化为阴。所以说，冬季感受了寒邪，到第二年春季会出现温病；春天感受了风邪，到了夏天就容易发生腹泻；夏季感受了暑邪，到了秋季就易发生疟疾；秋天感受了湿邪，到了冬天就容易发生咳嗽。

▌四时阴阳对人体的影响

黄帝说：我听说远古时代对医学有很高修养的人，注重讨论人的形体，分别陈述五脏六腑的生理功能；理顺经脉的次序，融会贯通十二经脉的表里关系，并分辨各条经脉的走行路线。他们认为：每条经脉的穴位，都有一定的部位和名称；肌肉交会处及关节，都有一定

阴阳的消长

阴阳不是一成不变的，无论是阴还是阳，多是按照"始微—渐盛—旺盛—盛极—始衰—来复"这样一种模式不断地变化。当阳发展到极点必然会向阴的一面转化；同样，当阴发展到极点，也必然会向阳的一面转化。所以，养生应根据寒暑变化调节自己的养生方式，以维持体内的阴阳调和。

的起止点；络脉、皮部的分布有顺有逆，但各有一定的条理；四时阴阳的变化，有它一定的规律；外界环境与人体内部的脏腑经络，相互对应，也都有表里相合的关系。以上这些说法是否都是真的呢？

岐伯回答说：东方应春而生风，风和促进草木生长，木气生酸味，酸味养肝，肝血又滋养筋，筋又能养心。肝开窍于目。它的变化，在天为风，在地属木，在五体为筋，在五脏为肝，在五色为苍，在五音为角，在五声为呼，在病变为拘急，在孔窍为目，在五味为酸，在情志为怒。根据情志与五脏的相应关系及五行生克的规律，大怒伤肝，悲能抑制怒；风邪易伤筋，燥能抑制风；酸味伤筋，辛味能制约酸味。

南方应夏而生热，热盛生火，火生苦味，苦味养心，心气生血，血又能养脾。心开窍于舌。它的变化，在天为暑热之气，在地属火，在五体为脉，在五脏为心，在五色为赤，在五音为徵，在五声为笑，在病变为忧心忡忡，在孔窍为舌，在五味为苦，在情志为喜。根据情志与五脏的相应关系及五行生克的规律，暴喜伤心，恐能抑制喜；热邪伤气，寒能抑制热；苦味伤气，咸味能制约苦味。

中央应长夏而生湿，湿气生土，土生甘味，甘味养脾，脾气滋养肌肉，脾土生肺金。脾开窍于口。它的变化，在天为湿气，在地属土，在五体为肉，在五脏为脾，在五色为黄，在五音为宫，在五声为歌，在病变为呃逆，在孔窍为口，在五味为甜，在情志为思。根据情

五行的生克乘侮

五行学说认为宇宙由木、火、金、土、水五种最基本的物质构成，并以五行之间的相生相克规律来认识世界，解释和探求自然规律。

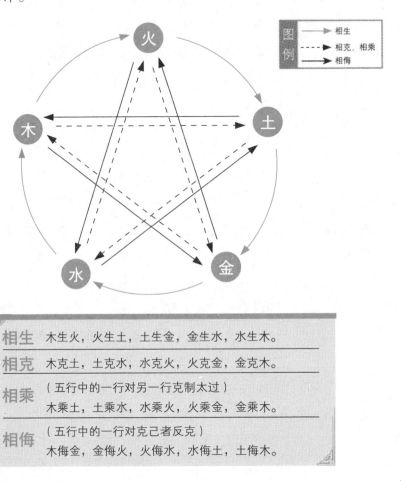

图例	
→→	相生
---→	相克，相乘
⟹	相侮

相生	木生火，火生土，土生金，金生水，水生木。
相克	木克土，土克水，水克火，火克金，金克木。
相乘	（五行中的一行对另一行克制太过） 木乘土，土乘水，水乘火，火乘金，金乘木。
相侮	（五行中的一行对克己者反克） 木侮金，金侮火，火侮水，水侮土，土侮木。

志与五脏的相应关系及五行生克的规律，思虑过度伤脾，怒能抑制思虑；湿邪伤肌肉，风能抑制湿；甘味伤肌肉，酸味能制约甘味。

西方应秋而生燥，燥气生金，金生辛味，辛味养肺，肺气滋养皮毛，皮毛润泽能养肾水。肺开窍于鼻。它的变化，在天为燥气，在地属金，在五体为皮毛，在五脏为肺，在五色为白，在五音为商，在五声为哭，在病变为咳嗽，在孔窍为鼻，在五味为辛，在情志为忧。根据情志与五脏的相应关系及五行生克的规律，忧愁过度伤肺，喜能抑制忧；热邪伤皮毛，寒能抑制热；辛味伤皮毛，苦味能制约辛味。

北方应冬而生寒，寒气生水，水生咸味，咸味滋养肾精，肾精滋养骨髓，骨髓充实又能养肝。肾开窍于耳。它的变化，在天为寒气，在地属水，在五体为骨，在五脏为肾，在五色为黑，在五音为羽，在五声为呻，在病变为战栗，在孔窍为耳，在五味为咸，在情志为恐。根据情志与五脏的相应关系及五行生克的规律，恐惧过度伤肾，思虑能抑制恐惧；寒邪伤血，燥能抑制寒；咸味伤血，甘味能制约咸味。

所以说，天为阳，地为阴，万物便产生于天地之间；气属阳，血属阴，气与血是由阴与阳相互作用而生成的；左为阳，右为阴，左与右是阴阳运行的道路；火为阳，水为阴，水与火是阴阳的征象；阴

阴阳之气过盛对人体的影响

《内经》中用阴阳属性的原理诠释了人发热和发冷的机理。阳属热，阴属寒，如果阳气太盛，人就会发热，如果腠理闭塞，汗不能出，人就会烦闷；相反，如果人体内阴气太盛，就会恶寒、发冷。

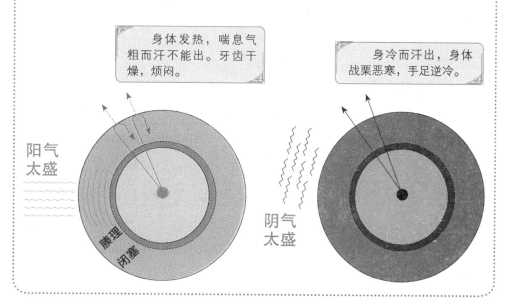

身体发热，喘息气粗而汗不能出。牙齿干燥，烦闷。

身冷而汗出，身体战栗恶寒，手足逆冷。

阳气太盛

腠理闭塞

阴气太盛

阳是万物的起源。阴阳两者既相互对立，又相互为用，阴气静而藏于内，为阳气所镇守；阳气动而居于外，为阴气所役使。

用阴阳学说解释疾病

黄帝问：如何将阴阳变化的法则运用于医学上呢？

岐伯回答说：阳气偏胜，则表现出热象，腠理闭塞，喘息气粗而使身体前俯后仰，汗不出，身体发热，牙齿干燥，烦闷，如果再出现脘腹胀满，那病情就很凶险。这种病在冬天还好过，在炎热的夏天就不能耐受了。阴气偏盛，则表现出寒象，身冷汗出，全身常觉发冷，时常战栗恶寒，手足逆冷，如果再有腹满的症状，则病情凶险，这种病在夏天还好过，在寒冷的冬天就不能耐受了。这就是阴阳偏盛各自的主要临床表现。

调和阴阳要顺应自然规律

黄帝问道：那么应当如何调和阴阳呢？

岐伯回答说：如果懂得了七损八益的养生之道，就能调理阴阳；如果不懂得这个道理，阴阳失调，就会过早衰老。一般来说，人到了四十岁时，体内阴精已衰减了一半，起居动作开始衰退；到了五十岁左右，就感觉身体沉重，听力及视力明显减退；到了六十岁左右，出现阳痿，元气大衰，九窍的功能减退，下部虚而上部实，鼻涕眼泪常不自觉地流出来。所以说，明白了七损八益的调理方法，身体就强健；不懂得调理的人，身体就容易衰老。本来是同样的身体，却有强与弱的不同。明智的人在身体健康时就注意调养，愚笨的人当身体衰弱时才想到要注意。所以，愚笨的人常正气不足，明智的人则精气有余。精气有余，则耳聪目明，身体轻盈强健，即使年老也身体强壮，而身体壮实的人则更加强壮。所以，圣人懂得调和阴阳的重要性，不做对养生不利的事，而能顺乎自然，以安闲清静为最大快乐，心情舒畅而少欲望，就可以长寿。这就是圣人保养身体的方法。

古文欣赏

帝曰：法阴阳奈何？岐伯曰：阳胜则身热，腠理闭，喘粗为之俯仰，汗不出而热，齿干以烦冤腹满死。能冬不能夏。阴胜则身寒汗出，身常清，数栗而寒，寒则厥，厥则腹满死，能夏不能冬。此阴阳更胜之变，病之形能也。帝曰：调此二者奈何？岐伯曰：能知七损八益，则二者可调，不知用此，则早衰之节也。年四十，而阴气自半也，起居衰矣；年五十，体重，耳目不聪明矣；年六十，阴痿，气大衰，九窍不利，下虚上实，涕泣俱出矣。故曰：知之则强，不知则老，故同出而名异耳。智者察同，愚者察异，愚者不足，智者有余，有余则耳目聪明，身体轻强，老者复壮，壮者益治。是以圣人为无为之事，乐恬憺之能，从欲快志于虚无之守，故寿命无穷，与天地终，此圣人之治身也。

西北方的阳热之气不足，而阴寒之气偏盛，所以属阴，而人的右边耳目不如左边耳目聪明。相反，东南方阴寒之气不足，而阳热之气偏盛，所以属阳，而人的左边手足不如右边手足灵活。

黄帝问道：为什么会是这种样子？

岐伯回答说：东方是阳气升起的方位，属阳。人面南而坐，故左为阳，阳有上升的特性，所以人左侧的精气上盛下虚。耳目在上，手足在下，所以左侧耳目比右侧聪明。西方属阴位，故人身右侧为阴，阴有下降的特性，所以人右侧的精气下盛上虚。手足在下，耳目在上，故右侧手足较左侧的灵活。人体的左右两侧有上下阴阳盛虚的区别，邪气能够乘虚而入，停留在那里而成为疾病。

天有无形的精气而主生化，地有有形的物质而与天气相配合。天有八风纲纪，地有五方的道理，所以天地阴阳相互交通形成万物。自然界的清阳之气上升于天，浊阴之气下降于地，所以天地的不断运动和相对静止，都是以阴阳为纲领的。四时生、长、收、藏，变化周而复始，永无穷尽。掌握了养生之法的人，将人的头部与天相类比，人

阴阳对人体的影响

　　《内经》中用阴阳属性的原理诠释了人体发展的不平衡性：一般人左侧耳目聪明，右侧手足灵活，这是体内阴阳之气升降的结果。而聪明的人懂得顺应自然，调和阴阳，所以能虽老而体不衰。

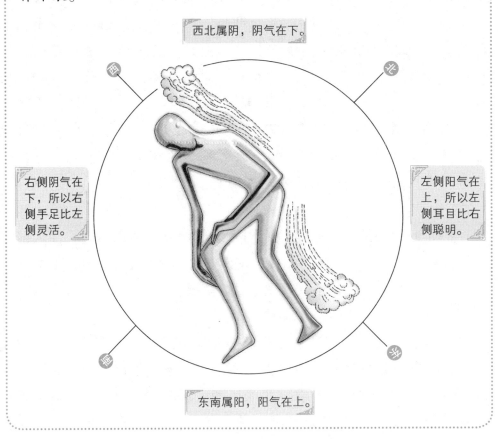

西北属阴，阴气在下。

右侧阴气在下，所以右侧手足比左侧灵活。

左侧阳气在上，所以左侧耳目比右侧聪明。

东南属阳，阳气在上。

　　的足与地相类比，位于中间的五脏与人事类比来调养身体。自然界清气与肺相通，地气与咽喉相通，风气与肝相通，雷气与心相通，水谷之气与脾相通，雨水之气与肾相通。人身中的经脉如同河流，肠胃如同海洋，水气灌注九窍。将天地阴阳类比人体的阴阳，阳气发泄为汗如同自然界的雨水，阳气发散如同自然界的疾风，怒气暴发如同雷鸣，人的上逆之气，与火热相类。因此，调养身体，如果不取法于自然规律，不懂得有不同的天气、不同的地域环境，那么疾病就要发生了。

▌疾病的阴阳与疗法

病邪侵犯人体，如同暴风骤雨一般迅速。善于治病的医生，当病邪还在皮毛时就给予治疗；医术稍差的医生，当病邪在肌肤时才治疗；更差一些的医生，在病邪深入六腑时才治疗；最差的医生，在病邪深入五脏时才治疗。一般来说，邪气所在部位越浅，越容易治疗，而当病邪深入五脏时再治疗，治愈的可能性就只有一半了。自然界的风、暑、燥、寒、湿邪侵犯人体，易伤及五脏；饮食寒热调配不适当，则易伤害六腑；居住和工作环境的水湿之气侵犯人体，多伤害皮肉筋脉。

善于运用针法的医生，病在阳，从阴诱导；病在阴，从阳诱导；有时病在左而取右边的穴位来治疗；有时病在右而取左边的穴位来治疗。根据人们的正常状态来比较病人的异常状态，根据外在的症状来推测体内的病变，从而判断疾病是属于邪气太过还是正气不足。那么，在疾病初起、症状轻微的时候，就能知道疾病的性质、发展。这样治病就不会有什么差错了。

善于诊断疾病的医生，通过观察病人的面色变化和切按病人的脉搏，首先辨明疾病的性质是属阴还是属阳。通过审察浮络的清明、晦浊，得知病变所在的部位；观察病人的呼吸，听病人的声音，可以知道病人的痛苦所在；诊察四时的色脉是否正常，可以判断疾病所在的脏腑；通过切寸口脉的浮沉滑涩，可以判断疾病产生的原因。这样在诊断上就不会出什么差错。治疗不出错，归根结底还是由于在诊断上没有错误。

所以说，在疾病初起的时候，可以用针刺的方法治愈；当邪气盛时，应待邪气稍退的时候再治疗。如果病邪的性质是轻清的，则可以用发散轻扬的方法治疗；病邪性质为重浊的，可以用削减的方法治疗。如果是气血不足的，则用补益的方法治疗；形体羸弱的，用甘温益气法治疗；精气不足的，应该用味厚的药来滋补。病邪在膈上，可用吐法；病邪在下焦，可用泻法、利法，使它从二便排出；病邪在中焦，胸腹胀满的，可用辛开苦降的方法；病邪在肌表，用煎药熏洗的方法来发汗除邪；病邪在皮肤，用发汗的方法散邪。若起病急暴，应当抑制它使其收敛；邪气盛实的疾病，邪在表用发散法，邪在里用泻下法。判断疾病属阴证、阳证，病在阳者可治其阴，病在阴者可治其阳。确定病邪在气、在血，分别予以治疗，血分邪实的，宜破血逐瘀；气虚不足的，当用益气导引的方法治疗。

阴阳离合论篇

本篇主要从人体与自然界相应的角度，讲述了人体十二经脉分为三阴三阳的道理，并详细阐述了三阴三阳经脉的离合规律。

阴阳变化的规律

黄帝问道：我听说天属阳，地属阴，日属阳，月属阴。大月、小月合在一起共三百六十天，形成了一年，人身与它也相应。但是，人体中的经脉，却分为三阴三阳，和天地的一阴一阳并不符合，这是什么缘故呢？

岐伯回答说：阴阳经过不断的推演，可由十到百，由百至千，由千至万，无穷无尽，不外乎阴阳对立统一的基本道理。天在上覆盖着一切，地在下承载着一切，天气下交，地气上迎，阴阳相互交通，才能产生万物。还未出地面的为阴处，又称为阴中之阴；已经出了地面的，就称为阴中之阳。阳气给万物以生机，阴气使万物成形。所以，万物的发生，因春季天气的温暖；万物的繁茂，因夏季天气的炎热；万物的收成，因秋季天气的清凉；万物的闭藏，因冬季天气的寒冽。如果四时失序，气候变化无常，那么天地之间，就会阴阳相互阻隔而闭塞不通，生长收藏的变化就会失去正常。这种阴阳变化的规律在人体内也一样，人体中的阴阳相互间保持着对立统一，从而使人体能够正常地生长发育。

三阴三阳经脉的离合

黄帝说：希望听一听三阴三阳经脉离合的有关内容。

岐伯回答说：圣人面向南方站立，前面叫作"广明"，背后称为"太冲"。行于太冲部位的经络叫作"少阴"，足少阴肾经的上面是足太阳膀胱经，足太阳膀胱经起于足小趾外侧的至阴穴，上行结于睛明穴。因太阳经与少阴经互为表里，所以又把太阳经叫作"阴中之阳"。

在人身之中，上半身叫作"广明"，下半身叫作"太阴"，"太阴"的前面是"阳明经"。足阳明胃经起于足第二趾末节外侧的厉兑穴，因为阳明经与太阴经相合，互为表里，所以阳明经也是"阴中之阳"。

厥阴经之表为少阳经。足少阳胆经的下端，起始于足第四趾外端的窍阴穴。足少阳经被称为"阴中之少阳"。正因为如此，所以三阳经的离合关系是：太阳经在表为开，阳明经在里为阖，少阳经居表里之间为枢。如果在脉象上表现为搏动有力，而又不太浮，就说明三阳经的功能协调统一，这样三阳经合起来成为一体，所以称为"一阳"。

黄帝说：希望听一听三阴经离合的有关内容。

岐伯说：四肢外侧的经脉属于阳经，四肢内侧的经脉属于阴经，然而按上下来分阴阳，位于中间（胸腹）的经脉也属阴经。冲脉在下，在冲脉之上为"太阴经"。足太阴脾经的下端，起始于足大趾端内侧的隐白穴，这条经脉又称为"阴中之阴"。太阴经后面的经脉，名叫"少阴经"。足少阴肾经起于足心的涌泉穴，为"阴中之少阴"。少阴经前面的经脉，名叫"厥阴经"。足厥阴肝经的下端，起始于足大趾端外侧的大敦穴。厥阴经有阴而无阳，且又是阴气循行终止的地方，所以又称为"阴之绝阴"。正因为如此，所以三阴经脉的离合关系是：太阴经在表主开，厥阴经在里主阖，少阴经在表里之间为枢。三条经脉的作用相互协调，搏动有力而又不太沉，被称为"一阴"。阴阳之气，周流不息，运行于全身，三阴三阳，有离有合，相辅相成，从而保证了人体旺盛的生命力。

三阴三阳经脉的离合

如果脉象搏动有力，而又不太浮，就说明三阳经的功能协调统一，这样三阳经合称"一阳"。

太阳经在表主开

少阳经居表里之间为枢

阳明经在里为阖

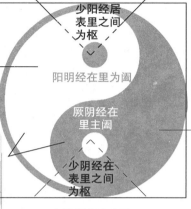

如果脉象搏动有力而又不太沉，就说明三条阴经协调统一，这样三阴经合称"一阴"。

厥阴经在里主阖

少阴经在表里之间为枢

所以，人体中的三阴三阳实际上也是一阴一阳，与天地的一阴一阳并不矛盾。

太阴经在表主开

阴阳别论篇（节选）

本篇主要通过脉象与四时阴阳的对应关系，讲述了如何从脉象的阴阳变化来诊断疾病，并着重介绍了五种基本脉象。

■ 脉象的阴阳

黄帝问道：人有四经、十二从，是什么意思？

岐伯回答说：四经与春、夏、秋、冬四时相对应，即肝、心、肺、肾四脏的正常脉象；十二从与一年十二个月相对应，是指与十二个月相应的十二经脉。脉有阴阳之分，只要知道了什么样的脉象是阳脉，就能知道什么样的脉象是阴脉。同样，只要知道了什么样的脉象是阴脉，就能知道什么样的脉象是阳脉。阳脉有五种，分别为肝、心、脾、肺、肾五脏的正常脉象，而在春、夏、长夏、秋、冬五季之中，五脏脉象又都有变化，各有其正常的脉象。五季配合五脏，便有了二十五种脉象，这都属于正常脉象。所谓阴脉，是指没有胃气的"真脏脉"。这种脉象中，丝毫没有柔和的现象。真脏脉出现，表明脏气已败，脏气已败必然死亡。所说的阳脉，是指有胃气的从容柔和的脉象。

■ 各经脉发病的症状

阳明经发病，容易影响心脾，病人有大小便不通畅的症状，如果是妇女，还会出现闭经。进一步发展会出现形体发热消瘦，或者气逆喘息急促，这时病情严重，就不容易治疗了。

太阳经发生疾病，会出现恶寒发热，或下部发生痈肿，甚至造成肢体痿弱、逆冷、酸痛等。若时间久了，病情进一步发展变化，还会导致皮肤干燥如同鱼鳞，或者引发阴囊肿痛。

少阳经发生疾病，会出现呼吸微弱短促、言语无力、经常咳嗽、腹泻等症状。如果时间久了，病情进一步发展，能引发心中牵掣疼痛，或者导致大小便阻塞不通。

阳明经与厥阴经同时发生疾病，便会出现易惊恐、肩背疼痛、时常嗳气、打哈欠等症状，病名为"风厥"。少阴经和少阳经同时发病，便会出现腹部以及两胁肋处胀满、心下满闷、时时叹息等症状。太阳经与太阴经同时发生疾病，便会出现半身不遂、肢体痿废不用、四肢失去正常活动功能等症状。

从脉象看体内阴阳的变化

脉的搏动有力，来时旺盛而去时力衰，叫作"钩脉"。脉的搏动无力，像毛一样轻虚而浮，叫作"毛脉"。脉的搏动紧张，如同触按琴弦一般且带有弹性，叫作"弦脉"。脉的搏动虽有力，但需重按，轻按则不足，如同石沉水底，叫作"石脉"。脉的搏动滑而和缓，叫作"溜脉"，也就是"滑脉"。

阴气盛于内，阳气扰乱于外，使人出汗不止，四肢逆冷，浮阳熏蒸肺脏，则使人喘息气粗。阴气之所以能不断生化，在于阴阳调和。正因为这样，如果以阳助阳，就会使阳气过盛而破散消亡，这时阴气不能与阳气相调和，也必随之消亡；反之，如果阴气过盛，使阴阳失调，经脉的气血也会衰败枯竭。

古文欣赏

鼓一阳曰钩，鼓一阴曰毛，鼓阳胜急曰弦，鼓阳至而绝曰石，阴阳相过曰溜。

阴争于内，阳扰于外，魄汗未藏，四逆而起，起则熏肺，使人喘鸣。阴之所生，和本曰和。是故刚与刚，阳气破散，阴气乃消亡。淖则刚柔不和，经气乃绝。

五种基本脉象

切脉是中医诊断疾病的重要途径，医生就是靠感知脉搏的微小变化来诊断疾病的。根据脉搏动时的形态，可以将脉搏分为以下几种基本脉象：

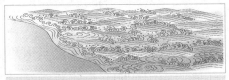

钩 脉

脉的搏动有力，就像海浪拍岸，来时力强而去时力衰，又叫洪脉。具有这种脉象的人阳气正盛。

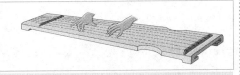

弦 脉

脉的搏动紧张，如同触按琴弦一般带有弹性。端直以长，故曰弦。

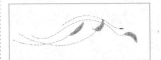

毛 脉

脉的搏动无力，轻虚而浮。

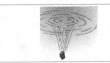

石 脉

脉的搏动虽有力，但需重按，轻按则不足，如同石沉水底。

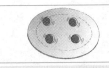

溜 脉

脉的搏动滑而和缓。就像光滑的盘中放置的滚珠前后往来滚动，又叫滑脉。

邪气郁结与疾病

邪气结于阳经，会出现四肢肿胀。邪气结于阴经，会出现大便下血。初结大便下血一升，稍重的大便下血两升，更严重的大便下血三升。阴经阳经都被邪气郁结，而阴经郁结偏重的，就会引发石水病，主要症状是小腹肿胀。邪气郁结于阳明经，便出现消渴；邪气郁结于太阳经，会出现隔塞不通的疾病；邪气郁结于太阴经，就会得水肿病；如果邪气郁结于少阳、厥阴两经，就会得咽喉肿痛的喉痹病。

灵兰秘典论篇

素问

本篇采用拟人的手法，向我们讲述了人体十二脏腑的功能及其相互关系。人体十二脏腑虽然各有分工，却是一个相互协调的整体。其中，心脏的地位尤其重要。

脏腑的功能

黄帝问道：我想听一听人体十二脏腑的各自作用以及它们之间的相互关系，有没有主次之分呢？

岐伯回答说：您问得真详细呀！请让我谈谈吧。心相当于人身体中的君主，主管精神意识、思维活动等，有统率协调全身各脏腑功能活动的作用。肺像辅佐君主的"宰相"一样，主一身之气，协助心脏调节全身的功能活动。肝相当于人身体中的将军，主管谋略。胆的性格坚毅果敢，刚直不阿，因此可以把它比作"中正"之官，具有决断力。膻中相当于君主的内臣，传达心的喜乐情绪。脾和胃相当于管理粮食仓库的官，主管接受和消化饮食，将饮食化为营养物质供给人体。大肠相当于传输通道，主管变化水谷，传导糟粕。小肠为"受盛"之官，接受胃中来的饮食，对饮食进行再消化吸收，并将水液和糟粕分开。肾能藏精，主骨生髓，故肾脏有保持人体精力充沛、强壮矫健的功能，是"作强"之官，主管智力与技巧。三焦相当于"决渎"之官，主管疏通水液，使全身水道通畅。膀胱为全身水液汇聚的地方，是"州都"之官，只有通过膀胱的气化作用，才能使多余的水液排出，而成为小便。

以上十二脏腑的功能活动既各有分工，又相互协调。当然，作为君主的心脏尤为重要，只有心的功能活动健全，其余各脏腑的功能活

脏腑的功能

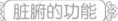

人体各脏腑器官就像金銮殿上的皇帝与大臣之间的关系一样，互相协调，又各有分工，共同维持着人体的阴阳调和。正是各脏腑器官在人体内不停地工作，才使得我们的生理活动正常进行。

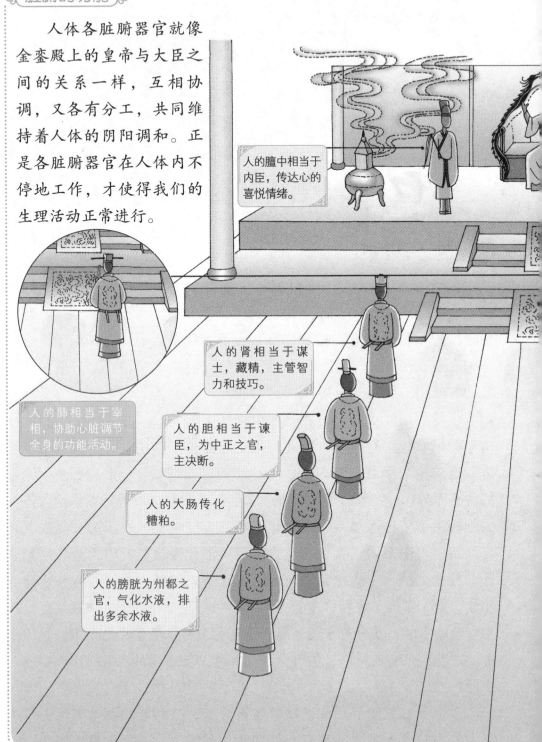

人的膻中相当于内臣，传达心的喜悦情绪。

人的肾相当于谋士，藏精，主管智力和技巧。

人的肺相当于宰相，协助心脏调节全身的功能活动。

人的胆相当于谏臣，为中正之官，主决断。

人的大肠传化糟粕。

人的膀胱为州都之官，气化水液，排出多余水液。

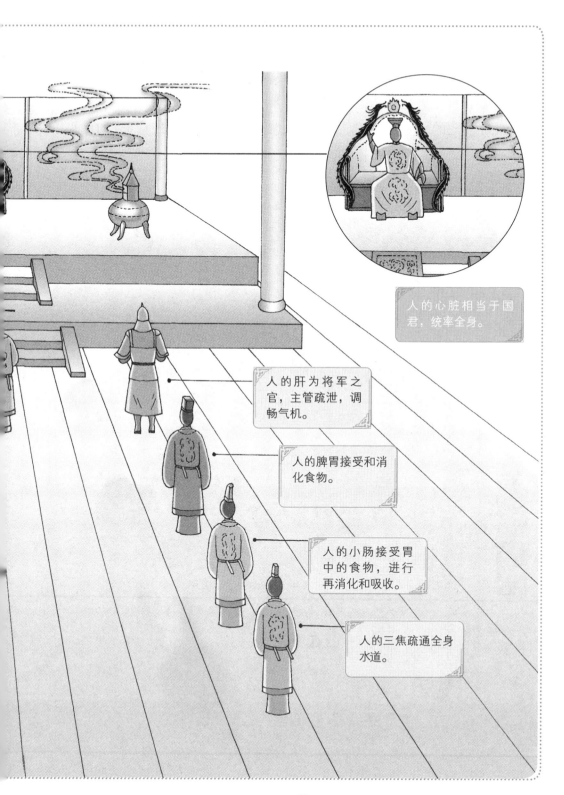

人的心脏相当于国君，统率全身。

人的肝为将军之官，主管疏泄，调畅气机。

人的脾胃接受和消化食物。

人的小肠接受胃中的食物，进行再消化和吸收。

人的三焦疏通全身水道。

动才正常。这样保养身体，就可以长寿，而且终生不会患上严重的疾病。用同样的道理去治理国家，那么这个国家便会昌盛发达。相反，如果心的功能失常，那么十二脏腑的功能必将发生紊乱，气血运行的道路闭塞不通，脏腑之间失去协调，形体就会受到严重危害，折损寿命。如果国家的君主昏庸，那么他的宗庙社稷便会出现危险，确实必

三焦之争

"三焦"是中医学中的一个重要概念，但是对"三焦"的概念至今仍有许多争论。实际上，中医学中的脏腑器官并不是现代解剖学中的脏器概念，关于"三焦"概念的争论难有定论，关键是我们如何利用它来指导临床实践。

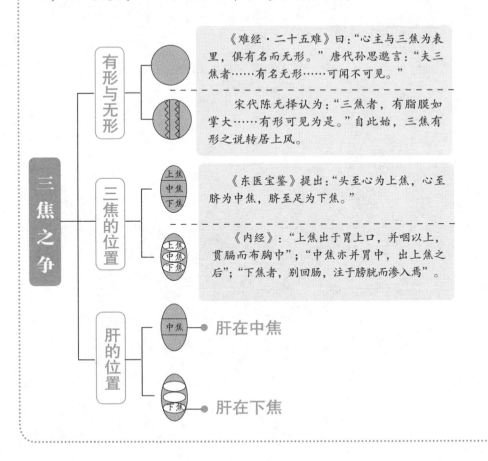

《难经·二十五难》曰："心主与三焦为表里，俱有名而无形。"唐代孙思邈言："夫三焦者……有名无形……可闻不可见。"

宋代陈无择认为："三焦者，有脂膜如掌大……有形可见为是。"自此始，三焦有形之说转居上风。

《东医宝鉴》提出："头至心为上焦，心至脐为中焦，脐至足为下焦。"

《内经》："上焦出于胃上口，并咽以上，贯膈而布胸中"；"中焦亦并胃中，出上焦之后"；"下焦者，别回肠，注于膀胱而渗入焉"。

有形与无形

三焦的位置

上焦 中焦 下焦

上焦 中焦 下焦

肝的位置

中焦 —— 肝在中焦

下焦 —— 肝在下焦

三焦之争

须警惕呀！

养生之道微妙莫测，其变化也没有穷尽，谁能知道它的根源？有学问的人勤勤恳恳地探讨研究，可是谁能说自己已经掌握了其中的全部精要呢？那些道理晦暗难明，哪一个才是最好的呢？极其微小、似有似无的数量，产生于毫厘之间；毫厘虽小，若积少成多，也可以用尺来度，用斗来量，再继续扩大到一定的程度，就会形成大的事物，最终形成世间万物。

黄帝说：好啊！我听了您讲授的精粹晓畅的道理，真是安邦定国、养生长寿的根本。对这些宏伟的理论，不先专心修省并选择吉日良辰是不敢接受的。于是，黄帝选了好日子，把这些理论记录下来，珍藏在灵台兰室之内，以便流传给后世。

六节藏象论篇

本篇讨论了六六之节和九九制会，阐述了五运六气的变化。五运的变化并不总是保持一种平衡状态，有太过、不及和平气，这种变化会影响自然界万物。同样，人的五脏六腑也会受其影响，通过观察人体外在表现和切脉可以诊断疾病。

▌ 日月的运行规律

黄帝说道：我听说天体的运行以六个甲子构成一年，九州、九窍与天相通，同时人体又有三百六十五节与天地相应。这种说法已经流传很久了，但我不知具体是一些什么内容。

岐伯说：您问得真高明啊！请让我详尽地告诉您。六六之节、九九制会是用来确定天度和气数的。天度，是用来测定日月运行的尺度；气数，是用来标记影响万物生长的节气。

天在上为阳，地在下为阴；日行于白昼为阳，月行于黑夜为阴。日月的运行有各自的轨道和规律，循行有条理。太阳一昼夜行一度，月亮一昼夜行十三度多，所以有大月和小月之分。因一年为三百六十五天，因月份不足，节气有余，多余的天数积累起来便产生了闰月。推算的方法：首先确定冬至为一年节气的开始，再用圭表测量日影长短变化，来校正时令节气，然后推算余闰，这样，整个天度的变化就可以完全计算出来了。

黄帝说：我已了解天度的情况了，希望再听您讲讲气数是如何与天度相合的。岐伯说：天以六十日为一节，六节便是一年，而地是以九九之数与天相联系的。天有甲、乙、丙、丁、戊、己、庚、辛、壬、癸十个天干，六十日为一个周甲，周甲往复六次，共三百六十日为一年。自古以来，万事万物都是与自然界息息相通的，天地阴阳的变化是生命存在的根本。地之九州，人之九窍，都与天气相通，所以衍生出木、火、土、金、水五行，依据阴阳盛衰各分为三。天有三气，地有三气，人有三气，天、地、人三气合而为九，在地分为九州，在人体表现为九脏，也就是人体的胃、大肠、小肠、膀胱四形脏及心、肝、脾、肺、肾五神脏，合为九脏，以与天地相应。

黄帝说：我已经听明白"六六"与"九九"相通的道理了，但夫子在前面曾提到气的盈余积累起来成为闰月，我想听您说说什么叫作"气"。请启发我的蒙昧，消除我的疑惑！岐伯回答说：这是远古时代的君王秘藏而不外泄的学问，是我老师传授给我的。黄帝说：请您详细地说一说。岐伯回答说：五日为一候，三候为一个节气，六气则为一时（季），四时为一年。一年四时，按着木、火、土、金、水的顺序，依次当旺。如此循环往复，周而复始。一年分立四时，四时分节气，节气中再分候，每一候的变化也是这样。因此，如果不知道主气与客气相遇的具体情况，不明白当年之气的加临、气的盛衰虚实的起因的情况，就不能成为一个高明的医生。

节气

这里所说的气指的是节气，即二十四节气。一年分四季，一季有六个节气。五日为一候，三候为一个节气。

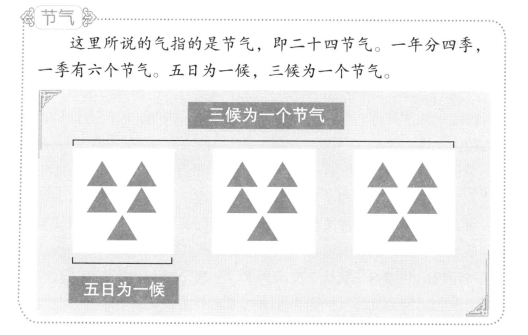

太过、不及与平气

黄帝问道：五运的始末既然如环无端，怎么会出现太过与不及呢？岐伯回答说：五行之气更迭主宰时令，各有其所胜，也就是每一运之气都有其旺盛及受克制的季节，从而有五行之气盛衰的变化，这是很正常的。

黄帝说道：平气是什么样子？岐伯说：没有太过与不及的年份为平气。黄帝说：太过与不及有什么表现？岐伯说：这些内容在文献中都有记载。

黄帝问道：什么是所胜？岐伯回答说：春胜长夏，即木克土；长夏胜冬，即土克水；冬胜夏，即水克火；夏胜秋，即火克金；秋胜春，即金克木，这就是五行之气所主时令的相克情况。时令又因所对应的五行之气对五脏产生影响。

黄帝说：如何能知道它们之间的相胜情况呢？岐伯回答说：推求节气到来的时间，一般以立春为标准。如果时令未到而相应的气候提前到来，就称为太过。某气太过就会反侮它所不胜之气，而加倍克制它所胜之气，这称为"气淫"。相反，如果时令已经到了而相应的气候却迟迟不到，就称为不及。某气不及，则它所胜之气就会缺乏制约而妄行，它所生之气会因为缺乏资助而困弱，它所不胜之气更会乘虚而入相侵迫，这称为"气迫"。所渭的推求节气到来的时间，是指根据正常气候为标准，衡量某一节气相应气候到来的早晚。因此，只有谨慎地观察时令的变迁及与它相对应的气候变化，才能够准确地了解气至与不至，也就知道了太过与不及。如果弄错时令或是违反时令与气候相合的关系，五行之气的变化无法分辨，势必影响人的健康而疾病内生，那医生也是无能为力的。

黄帝问道：五行之气有不相承袭的吗？岐伯说：自然气候不能失去规律，如果失去规律不相承袭，就是反常的现象，反常就会变而为害。

黄帝问道：反常变而为害又会怎样呢？岐伯回答说：变而为害则使人生病，假如某一时令出现的反常气候为当旺之气所胜的，则病情轻微。例如秋季出现风气偏盛，秋属金而风为木气，因金克木，故病情较轻微。相反，假如出现的反常气候为当旺之气所不胜的，则病情较重，此时如再感受其他邪气，就会死亡。例如秋季出现暑气，秋属金而暑为火气，因火克金，故病情较严重。所以说，反常气候为当旺之气所胜的，病情就轻；反常气候为当旺之气所不胜的，病情就重。

五运之气、阴阳变化对万物的影响

黄帝说：讲得真好！我听说天地阴阳之气相合，而能产生万物，因为天地之气变化多端，所以万物的形态各异，而且万物有各自不同的名称。五运之气，阴阳变化，它们对自然界万物有哪些影响呢，能听您谈谈吗？

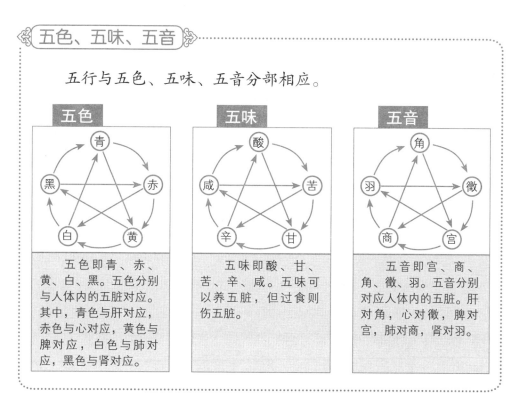

五色、五味、五音

五行与五色、五味、五音分部相应。

五色

五色即青、赤、黄、白、黑。五色分别与人体内的五脏对应。其中，青色与肝对应，赤色与心对应，黄色与脾对应，白色与肺对应，黑色与肾对应。

五味

五味即酸、甘、苦、辛、咸。五味可以养五脏，但过食则伤五脏。

五音

五音即宫、商、角、徵、羽。五音分别对应人体内的五脏。肝对角，心对徵，脾对宫，肺对商，肾对羽。

岐伯回答说：问得真全面啊！但是，天广阔得无法测度，地博大得无法度量。不过，既然提出了这样一个微妙的问题，我就概括地说说吧。草木生五色，五色的变化令人目不暇接；草木又生成五味，五味的甘美口不可胜尝。每个人对色和味的喜好不同，而各种色和味分别与五脏相通。天赐给人们以五气，地赐给人们以五味。五气从鼻进入人体，首先藏于心、肺，其气上升，使人的面色明润光泽，声音清晰响亮。五味由口进入人体，首先藏于胃、肠，经过消化吸收，用来滋养五脏之气，五脏之气调和，便能生成气血津液，气血津液充足，则精力自然就旺盛。

脏腑功能在体表的反映

黄帝问道：藏象是指什么呢？岐伯回答说：藏象就是指处于人体内的脏腑的功能活动情况可以从体表反映出来。具体地说，心是生命的根本，主宰着精神意识。心的荣华反映在面部，其功能是充实和温煦血脉。心气旺盛，则面色荣润。心位于膈上面，为"阳中之太阳"，与阳气最盛的夏季相通。肺是人身之气的根本，是藏魄的地方。肺的荣华反映在毫毛，其功能是充养皮肤。肺气旺盛，则皮肤须发健康润泽。肺也位于膈上面，为"阳中之太阴"，与秋季下降的阳气相通。

肾是封藏精气的根本，是藏精的地方。肾的荣华反映在头发，其功能是充养骨骼。肾气旺盛，则头发有光泽，骨骼坚韧。肾位于膈以下的腹腔，为"阴中之少阴"，与阴气最盛而阳气闭藏的冬季相通。肝是人体耐受疲劳的根本，是藏魂的地方。肝的荣华反映在爪甲，其功能是充养筋膜，能生养血气。肝血充足，则爪甲坚润，筋柔韧有力。肝位于膈下阴位，为"阳中之少阳"，其味酸，其色苍青，与春季初生的阳气相通。脾胃、大肠、小肠、三焦、膀胱，是水谷精微产生的根本，营气所居之所，像人身体中的容器，贮运饮食水谷，传输水谷五味，进而排泄糟粕，吸收精华，脾的荣华反映在口唇四周，其功能为充养肌肉，其味甘，其色黄，为至阴之类。而十一脏功能的发挥，都取决于胆的少阳之气。

藏象学说

藏（同"脏"），是指藏于体内的脏器；象，是指表现于外的生理、病理现象。藏象学说，就是通过对人体生理、病理现象的观察，研究人体各个脏腑的生理功能、病理变化及其相互关系的学说。

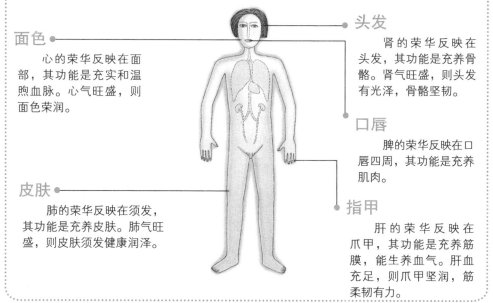

面色
心的荣华反映在面部，其功能是充实和温煦血脉。心气旺盛，则面色荣润。

头发
肾的荣华反映在头发，其功能是充养骨骼。肾气旺盛，则头发有光泽，骨骼坚韧。

口唇
脾的荣华反映在口唇四周，其功能是充养肌肉。

皮肤
肺的荣华反映在须发，其功能是充养皮肤。肺气旺盛，则皮肤须发健康润泽。

指甲
肝的荣华反映在爪甲，其功能是充养筋膜，能生养血气。肝血充足，则爪甲坚润，筋柔韧有力。

人迎脉、寸口脉与经脉病变的关系

人迎脉大于寸口脉一倍，为病在少阳经；人迎脉大于寸口脉二倍，为病在太阳经；人迎脉大于寸口脉三倍，为病在阳明经；人迎脉大于寸口脉四倍及以上，为阳气盛到极点，不能与阴气相交通，称为"格阳"。手腕处寸口脉的搏动变化，反映人体三阴经的盛衰。寸口脉大于人迎脉一倍，为病在厥阴经；寸口脉大于人迎脉二倍，为病在少阴经；寸口脉大于人迎脉三倍，说明病在太阴经；寸口脉大于人迎脉四倍及以上，为阴气盛到极点，不能与阳气相交通，称为"关阴"。人迎脉与寸口脉都大于常人四倍及以上的，称"关格"。到极点就必然衰败，脉象上反映出阴与阳各自盛极而不能相交通，与天地阴阳规律相背离，所以出现这种脉象，人必死无疑。

五脏生成论篇

本篇讲述了五脏之间的相互制约关系，五脏、五味、五色三者的对应，以及如何利用这种对应关系通过观察面色来判断五脏的荣枯。气血可以滋养五脏，气血的变化会影响人的健康。诊断疾病时，必须将望色与切脉结合起来。

心与脉相应，它的荣华表现在面部的颜色上，制约心火的是肾水；肺与皮肤相应，它的荣华表现在须发上，制约肺金的是心火；肝与筋相应，它的荣华表现在爪甲上，制约肝木的是肺金；脾与肌肉相应，它的荣华表现在口唇上，制约脾土的是肝木；肾与骨骼相应，它的荣华表现在头发上，制约肾水的是脾土。

五脏与五味

咸味属水，过食咸味，会导致血脉凝涩不畅，面色改变；苦味属火，过食苦味，会导致皮肤枯槁，汗毛脱落；辛味属金，过食辛味，会导致筋脉拘急，爪甲枯槁；酸味属木，过食酸味，会导致皮肉粗厚、皱缩无弹性，口唇干裂；甘味属土，过食甘味，会导致骨骼疼痛，头发脱落。以上是五味偏嗜所导致的损害。所以，五味与五脏相关，心喜欢苦味，肺喜欢辛味，肝喜欢酸味，脾喜欢甘味，肾喜欢咸味，这是五味与五脏之气相对应的关系。

古文欣赏

心之合脉也，其荣色也，其主肾也。肺之合皮也，其荣毛也，其主心也。肝之合筋也，其荣爪也，其主肺也。脾之合肉也，其荣唇也，其主肝也。肾之合骨也，其荣发也，其主脾也。是故多食咸，则脉凝泣而变色；多食苦，则皮槁而毛拔；多食辛，则筋急而爪枯；多食酸，则肉胝䐃而唇揭；多食甘，则骨痛而发落，此五味之所伤也。故心欲苦，肺欲辛，肝欲酸，脾欲甘，肾欲咸，此五味之所合也。

从面色看五脏的荣枯

五脏的荣枯都表现在面部，如果面部表现出的青色像死草的颜色，黄色像枳实的颜色，黑色像煤烟的颜色，赤色像凝血的颜色，白色像枯骨的颜色，这些没有光泽的颜色，是五脏之气败竭的反映，为死亡的征兆。

五脏荣枯在面色上的表现

一个人五脏的荣枯会在面色上有所表现。而五色又对应身体的五脏，所以观察面部颜色的变化可以推测这个人五脏的健康状况。

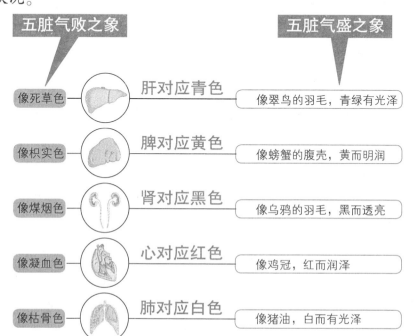

五脏气败之象		五脏气盛之象
像死草色	肝对应青色	像翠鸟的羽毛，青绿有光泽
像枳实色	脾对应黄色	像螃蟹的腹壳，黄而明润
像煤烟色	肾对应黑色	像乌鸦的羽毛，黑而透亮
像凝血色	心对应红色	像鸡冠，红而润泽
像枯骨色	肺对应白色	像猪油，白而有光泽

　　面部表现出的青色像翠鸟的羽毛，青绿有光泽；红色像鸡冠，红而润泽；黄色像熟的螃蟹腹壳，黄而明润；白色像猪油，白而有光泽；黑色像乌鸦的羽毛，黑而透亮。这些有光泽的颜色，是五脏之气有生机的表现，预后较好。

　　在面部，心脏有生气，则色泽就像用白色的绸子裹着朱砂；肺脏有生气，则色泽就像用白色的绸子裹着红色的东西；肝脏有生气，则色泽就像用白色的绸子裹着绀色的东西；脾脏有生气，则色泽就像用白色的绸子裹着栝楼实；肾脏有生气，则色泽就像用白色的绸子裹着紫色的东西。这是五脏之气充盛的外在表现。

五色、五味与五脏的对应关系

　　五色、五味与五脏相对应的关系：白色、辛味与肺相应，红色、苦味与心相应，青色、酸味与肝相应，黄色、甘味与脾相应，黑色、咸味与肾相应。因为五脏分别与筋、骨、脉、肌肉、皮肤相应，所以白色又与皮肤相应，赤色又与脉相应，青色又与筋相应，黄色又与肌肉相应，黑色又与骨相应。

古文欣赏

　　色味当五脏。白当肺、辛，赤当心、苦，青当肝、酸，黄当脾、甘，黑当肾、咸。故白当皮，赤当脉，青当筋，黄当肉，黑当骨。

气血与健康

　　人体内各经脉都汇于目，精髓都上注于脑，筋都连缀着关节，血都灌注于心，气都由肺主管，而气血的运行如同潮汐一般，四肢八溪的气血有盛有衰。人在睡眠的时候，血归藏于肝脏，肝得血而滋养于眼睛，眼睛就能看见东西；脚得到血的滋养，就能行走；手掌得到血的滋养，就能握住物体；手指得到血的营养，就能拿取物品。如果刚睡醒就外出，被风邪所伤，血液凝滞于肌肤时，就成为痹病；

如果血液凝滞在脉管，就会导致涩滞运行不畅；如果血液凝滞在足部，就会引发下肢厥冷。这三种情况，都是因为气血运行不畅，不能正常回流，而发生痹、厥等疾病。在人身上，有大谷十二处，小溪三百五十四处，另外，十二个脏腑腧穴还不包括在其中。它们都是卫气所停留的地方，也是容易受邪气侵袭的地方，因而针刺这些部位，可以维护卫气而驱散病邪。

面色、脉象与疾病

面色	脉象	表现	属性	病因
赤	脉象急疾而坚实	气滞于胸，饮食困难	心痹	思虑过度，心气伤，邪气乘虚侵袭人体
白	脉象疾、躁而浮，且上虚下实	易惊恐，胸中邪气压迫肺而致喘息	肺痹	外伤寒热，醉后行房
青	脉象长而有力，左右弹及手指	腰痛、脚冷、头痛等	肝痹	伤于寒湿
黄	脉象大而虚	气滞于腹，自觉腹中有气上逆	脾痹	四肢过度劳累，出汗后受风侵袭
黑	脉象坚实而大	邪气积聚在小腹与前阴的部位	肾痹	用冷水沐浴后入睡，受寒湿之气侵袭

望色与诊脉结合判断疾病

在开始诊病时，应当以五决作为纲纪。要知道疾病是如何发生的，首先要明确致病原因。所说的五决，是指判断五脏的脉象。头痛等头项部位的疾患，属于下虚上实，病在足少阴、足太阳两经，如果病情进一步发展，就会侵入肾脏；头晕眼花，视物不清，耳聋，身体晃动，属于下实上虚，病在足少阳、足厥阴两经，如果疾病进一步发展，就会侵入肝脏；腹部胀满，胸膈和胁肋处有支撑感，属于阴浊之气逆而上犯清阳之气，病在足太阴、足阳明两经；咳嗽气喘，胸中胀满，病在手阳明、手太阴两经；心烦头痛，胸膈不适，病在手太阳、手少阴两经，如果疾病进一步发展，就会侵入心脏。

脉的大、小、滑、涩、浮、沉，可以凭手指感觉辨别清楚；五脏的生理功能和病理变化，可以类推出来；五脏与五声相关，从病人声音的变化，可以了解到很多；五色的微妙变化，可以通过眼睛进行观察。如果能够将望色与脉诊结合起来，那么对疾病的诊断就不会出现失误了。

面部出现赤色，脉象急疾而坚实，为气积滞于胸中，时常妨碍饮食，病名为"心痹"，病因是思虑过度，伤了心气，导致邪气乘虚侵袭人体。

面部出现白色，脉象疾、躁而浮，且出现上部脉虚、下部脉实的现象，病名为"肺痹"，表现为易惊恐，胸中邪气压迫肺而致喘息，病因是外伤寒热，醉后行房。

面部出现青色，脉象长而有力，左右弹及手指，病名为"肝痹"，病因是伤于寒湿，与疝气的病理相同，表现出的症状有腰痛、脚冷、头痛等。

面部出现黄色，脉象大而虚，为气积滞于腹中，病人自觉腹中有气上逆，病名为"厥疝"，女子也会发生这种情况，病因是四肢过度劳累，出汗后受风侵袭。

面部出现黑色，脉象坚实而大，为邪气积聚在小腹与前阴的部位，病名为"肾痹"，病因是用冷水沐浴后就入睡，受寒湿之气侵袭。

一般来说，面色都微带黄色，这是脾土之气的表现。如果面黄目青，或面黄目红，或面黄目白，或面黄目黑，均为不死的征象。如果面青目赤、面赤目白、面青目黑、面黑目白、面赤目青，为脾胃之气已绝，是死亡的征象。

五脏六腑

　　五脏即肝、心、脾、肺、肾；六腑即胆、小肠、胃、大肠、膀胱、三焦。它们之间互为表里，各有所主，并与五行相对应。中医常依据五行生克关系来诊断和治疗疾病。

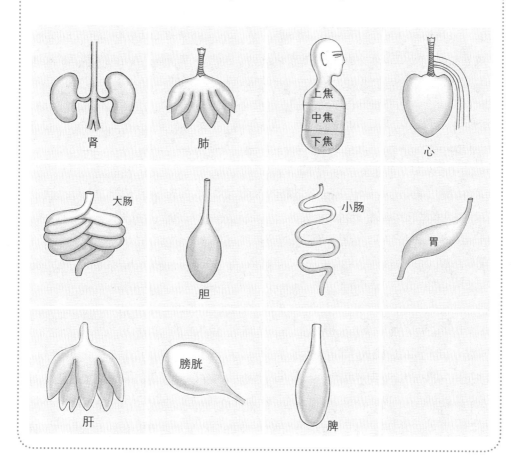

肾　　肺　　上焦　中焦　下焦　　心

大肠　　胆　　小肠　　胃

肝　　膀胱　　脾

五脏别论篇

素问

本篇主要论述了两个问题：第一，阐述了关于脏腑的另外两个概念——奇恒之腑和传化之腑，它们与五脏六腑的概念并不矛盾；第二，切寸口脉可以诊断全身疾病的原理。

奇恒之腑和传化之腑

黄帝说道：我听一些懂得医学道理的人谈论脏、腑，他们对脏和腑的认识存在着很大的分歧。有的人将脑和髓称为脏，有的人则将肠、胃称为脏，还有的人将肠、胃、脑、髓都称为腑。虽然有人提出与他们不同的看法，但是他们都坚持认为自己才是正确的。我弄不清谁是谁非，希望听您谈谈其中的道理。

岐伯回答说：脑、髓、骨、脉、胆、胞宫，这六者是禀受地气而生的。它们以蓄藏阴精为特性，如同大地承载万物一样，宜蓄藏而不妄泻，名叫"奇恒之腑"。胃、大肠、小肠、三焦、膀胱，这五者是禀承天气而生。它们就像天体一样运转不息，所以泻而不藏，以传导排泄为特性，故名为"传化之腑"。食物不能在此过久停留，经分化后，精华及时被传输，糟粕及时被排出。肛门为五脏行使排泄糟粕的职能，使得水谷糟粕不能长久停留于人体内。

所谓五脏，它们的功能特点是藏精气而不泻，所以只保持精气盈满，而不为水谷所充实。所谓六腑，它们的功能特点是消化食物、传导排泄糟粕，所以它们经常装进食物，但不能像五脏那样保持盈满状态。这是因为食物从口进入胃以后，此时胃是

名词解释

胞 宫

即女性的子宫，位于小腹中，为周期性产生月经和孕育胎儿的器官。

56

充实的而肠道是空虚的；当食物从胃下行到肠道以后，此时胃是空虚的而肠道却是充实的，所以说：六腑是"实而不满"的。

切寸口脉可以诊全身疾病的原理

黄帝问：为什么切寸口的脉象能诊断全身五脏六腑的疾病？ 岐伯说：胃是受纳饮食的器官，为水谷之海，是五脏六腑营养物质供给的源泉。饮食五味入口，贮藏于胃，转化为营养物质，通过脾的运化以充养五脏，脾为太阴经。寸口为手太阴肺经所过之处，亦属太阴经，肺朝百脉，五脏六腑的精气都来源于脾胃，其变化能从寸口上体现出来。另外，五气由鼻吸入后，贮藏于心肺，如果心肺有病，鼻的功能减弱，便会呼吸不畅或嗅觉失灵。

在治疗疾病的时候，必须问清病人二便的情况；切寸口脉，了解其脉象；观察病人的精神状态以及与病情有关的一些情况。相信鬼神的病人，无法向他讲述高深的医学理论；厌恶针灸治疗的人，也很难使他相信针灸技术的巧妙；有病却不愿接受治疗的人，他的病是治不好的，即使勉强进行治疗，也收不到好的治疗效果。

诊脉法

诊脉是诊察疾病的重要途径，诊脉的常用部位是寸口，即寸、关、尺三部。诊脉的手法就是用食指、中指、无名指按压腕部的寸口处。图中表现的是为他人诊脉和为自己诊脉时的手法。

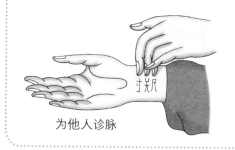

为他人诊脉

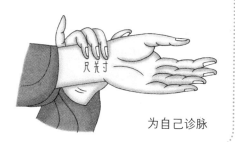

为自己诊脉

异法方宜论篇

素问

本篇主要论述了因为地理环境不同，气候各异，人们生活习惯有别，所以治疗疾病时采用的治疗方法也不一样。分别论述了东、南、西、北、中五个地区的气候条件，人们的生活习惯、常见疾病及其成因，以及应该采取的治疗方法。

▎不同地区疾病的治疗方法

黄帝问道：医生治疗疾病，相同的疾病而治疗方法不同，却都能治愈，这是为什么呢?

岐伯回答说：这是由于地理环境的不同而使得治疗方法各异。

东方地区，具有如同春季万物生发的气象，气候温和，盛产鱼和盐，地处海边而傍水。那里的人们居处安定，喜欢吃鱼和较咸的食物。然而，鱼吃多了会使人体内积热，咸的食物吃多了则易伤血液。所以那里的居民大多皮肤黝黑，肌腠疏松，易发痈疡一类的疾病。痈疡最适宜于用砭石治疗，因此砭石疗法是从东方传来的。

西方地区，盛产金和玉石，是多沙石的地方，具有如同秋季收敛的气象。那里的人们依山而居。那儿风沙多，水土之性刚强，人们不穿丝、棉之类的衣服，而穿用毛皮做成的衣服，铺的是草席，食用的都是肥美多脂的肉类，所以他们的肌肤致密，外邪不容易侵袭他们的身体。他们的疾病多是从体内而生，这类疾病最适宜于用药物治疗，因此，药物疗法是从西方传来的。

北方地区，具有如同冬季闭藏的气象，那里地势高，气候寒冷。那儿的人们过着游牧生活，多食用乳类食物，故当内脏受寒时易得胀满一类的疾病。这类疾病适宜用艾火灸烤来治疗。因此，艾灸疗法是

地理环境不同，治病方法也不同

　　不同地区的人，由于其生活习惯不同，所处环境不同，引起疾病的原因也是不同的，必须区别对待，采取不同的方法进行治疗。

南方阳气旺盛，地势低凹潮湿，人们喜吃酸味及发酵食品。所以，人们腠理致密而带红色，多发生筋脉拘急、肢体麻痹疾病，宜用小针微刺（九针疗法）。

东方气候温和，人们生活安定，喜欢鱼和咸味食物。所以，人们肌腠疏松，易发痈疡一类的疾病，宜用砭石疗法。

西方多沙石，风沙多，水土之性刚强，人们常食用肥美多脂的肉类。他们肌肤致密，疾病多从体内而生，宜用药物治疗。

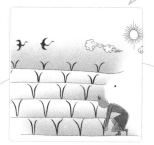

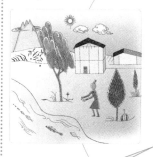

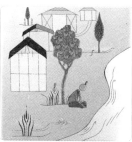

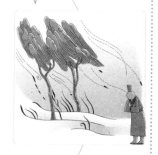

中部地区地势平坦湿润，物产丰富。人们生活比较安逸，多患四肢痿弱、厥逆、寒热之类的疾病。宜用导引按摩的方法，活动肢体，使气血流畅。

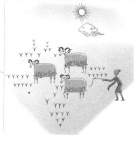

北方地势高，气候寒冷，人们多食用乳类食物。故当内脏受寒时，人易得胀满一类的疾病，这类疾病适宜用艾火灸烤来治疗。

南
东

注：古代的方位图的坐标与现在的相反。

从北方传来的。

南方地区，具有如同夏季长养万物的气象，那里阳气旺盛，地势低凹潮湿，水土性质薄弱，尤多雾露。那儿的人们喜爱吃酸味及发酵食品，故他们的腠理致密而带红色，多发生筋脉拘急、肢体麻痹之类的疾病。这类疾病宜用小针微刺，疏通经络。因此，用九针治病的方法是从南方传来的。

中央地区，地势平坦湿润，适合许多生物生长，物产丰富。这里的人们可以吃到许多不同种类的食物，生活比较安逸，故多患四肢痿弱、厥逆、寒热之类的疾病。治疗这类疾病宜用导引按摩的方法，活动肢体，使气血流畅。因此，导引按摩的治疗方法来自中央地区。

所以，高明的医生常常依据具体情况，灵活地运用各种方法治疗疾病。尽管治疗方法不同，但都能使疾病痊愈，就是因为医生掌握了病情，并知道治疗原则。

移精变气论篇

本篇主要讲述不同时期人们对待生活的态度不同，治疗疾病时所采取的方法和疗效也不一样。诊察疾病要用色脉相结合的方法，治疗疾病要顺应自然界阴阳的变化。

不同时期疾病的治疗方法

黄帝问道：我听说古代治病，只需改善病人的情绪和精神来调节脏气，即用祝由的方法就能治好疾病。而现在治病，不仅能用药物内服从体内治疗，还可以用针刺、砭石通过经络、肌肉、皮肤从外部治疗，但疾病还是有的能治好，而有的治不好，这是什么缘故呢？

岐伯回答说：远古时候的人们居住在野外，与禽兽为邻，天冷的时候，通过活动身体来驱逐寒气；天热的时候，就到阴凉的地方避开暑邪的侵袭。他们没有过多的贪恋和羡慕之情，又没有追名逐利的欲望和行动。人们生活在这样一种恬淡清静的时代，自然精力充沛，气血坚实，外邪是不容易侵入体内的。因而那时既不必用药物从内治疗，也不必用针刺、砭石从外疗治，只要改善病人的情绪和精神，用祝由的方法就能治愈疾病了。而现在的人们就不像古时那样了，现在的人们患得患失，心里常被忧愁思虑所累，形体又常因追逐名利而精疲力竭，再加上生活作息既违背了四时变化，又违逆了寒暑季节的变化，人们一旦被邪气所侵，邪气很快就会内传至五脏、骨髓，向外则损伤腧穴、肌肉和皮肤。因此，小病就发展成重病，而重病就难免死亡。这样，用祝由的方法是治不好他们的。

病情与疗法

不同时期，由于人们的欲望不同，生活节奏不同，所产生的疾病轻重也有别，对于不同的疾病，所采取的治疗方法和治疗效果也不一样。

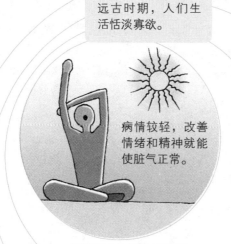

远古时期，人们生活恬淡寡欲。

病情较轻，改善情绪和精神就能使脏气正常。

上古时期，人们患得患失，形体劳累，违逆四时阴阳规律，造成身体疾病。

病情较重，需服用汤药。

病情严重，需在服用汤药的同时采用针刺、砭石的方法内外兼治。

病情很重，针刺、砭石也失去效果。

色脉诊察法

黄帝说：很好。我想在诊断疾病的时候，能准确地判断疾病预后的好坏，辨清疾病的疑惑之处，做到心中像日月光辉照耀一样清楚明白，你能把这样的诊断方法说给我听吗？

岐伯回答说：色诊和脉诊的方法，是上古帝王非常重视的，这些方法是我的老师传授给我的。在上古的时候，有位名医叫作僦贷季，帝王委托他研究望色和切脉的原理。僦贷季便将其与五行、四时、八风、六合联系起来，从它们的变化中观察其中的奥妙，进而掌握其要领。所以，要想预测疾病的发生，辨别病情的疑似，就必须研究色、脉的理论。气色的明暗与日的阴晴相应，脉象的虚实与月的盈亏相应。经常探求色、脉的变化，掌握其要领，正是诊断疾病的关键。气色的变化与四季的脉象是相应的，这些内容是上古时候的帝王十分重视的，是顺从自然规律的，所以可以用来指导养生，使人们健康长寿，远离死亡。因而，上古帝王被推崇为"圣王"。

阴阳是自然界的根本

《内经》认为，阴阳是自然界的基本规律，它与天地、人体、疾病的关系非常密切。只有阴阳平衡，事物才能正常发展。所以，养生要顺应春生、夏长、秋收、冬藏的规律。医生在面对病人时，必须根据四时阴阳消长，考虑疾病产生的原因，进行辨证施治。

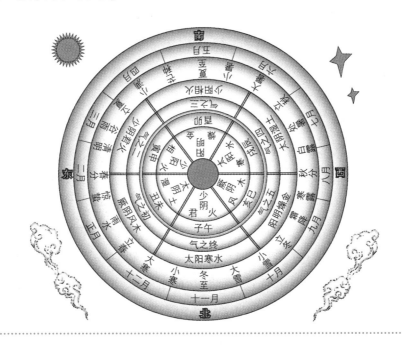

中古时候的医生治病，疾病一发生就开始治疗，先服五谷制成的清酒一类的汤液，服用十天，用来治疗"八风""五痹"等病邪。如

果十天以后病还没好，再用草药来治疗。因医生能掌握病情，处理得当，所以病也会痊愈。

后来的医生治病就不是这样了，他们诊断和治疗疾病，不根据四时的阴阳消长，不掌握自然的寒温、月亮的盈亏对疾病色脉的影响，又不懂得辨别病情的轻重和主次，等到疾病已经发展到严重的程度，才想到用针刺的方法从外治疗，用口服汤液的方法从内治疗。医术浅薄、粗心的医生常莽撞行事，盲目使用攻邪的方法治疗，结果旧病没好，又添新病。

诊治疾病的要领

黄帝说：我希望听听诊治疾病的要领。岐伯回答说：治疗的要领，在于不要忘记色诊、脉诊，弄清了色诊、脉诊的内容，在诊断疾病时才不会产生迷惑，这是治病的重要原则。若不遵循这个法则，在诊断疾病时不审察顺逆，那对疾病的治疗也必然与病情不符。像这样倒行逆施，必然会损害病人的精气。只有去除粗浅的认识，不断积累新的知识，才会像上古的医家一样达到很高的水平。

黄帝说：我从你这里听到了诊病的关键，你的言谈总是不离望色和切脉，这一点我现在明白了。岐伯说：治病的要领归根结底只有一个。黄帝问：是哪一个？岐伯说：就是"神"，通过问诊掌握病人是"得神"还是"失神"。

黄帝问道：应当如何问？岐伯说：关好门窗，保持安静的环境，医生精神集中，细致地询问与疾病有关的一切情况。另外，在问诊时务必使病人没有顾虑，顺从病人的心意，让他们尽情畅谈，而不要强硬地制止，也不能加以诱导，同时观察病人的气色。经过问诊以后，再结合气色和脉象，如果病人能清楚准确地诉说病情，面色润泽，脉象和平，这是得神，病情轻，病人就预后良好；如果病人语无伦次，甚至答非所问，不能诉说病情，面色枯暗没有光泽，脉象与四时不协调，这就是失神，病情重，病人就预后不佳。黄帝说：说得真好！

诊要经终论篇 （节选）

本篇论述了诊断和治疗疾病时要掌握天、地、人之间的相互关系。外界环境的变化会导致人体内阴阳之气的变化，导致人体气血的变化。所以，治疗疾病时，要根据季节的不同，选用不同的针刺方法。

诊断疾病的关键

黄帝问道：诊断疾病的关键是什么？

岐伯回答说：关键在于掌握天、地、人三者的相互关系。正月、二月的天气开始生发，地气开始萌发，这时与之相应的是肝脏之气。三月、四月的天气正盛，地气上升，这时与之相应的是脾脏之气。五月、六月天气盛极，地气上升到极点，这时与之相应的是头脑之气。七月、八月阴气开始上升，呈现肃杀的现象，这时与之相应的是肺脏之气。九月、十月阴气慢慢转盛，地气闭藏，这时与之相应的是心脏之气。十一月、十二月的阴气盛极，阳气伏藏，地气闭合，这时与之相应的是肾脏之气。

因为人体之气与天地之气的升降相应，所以在进行针刺治疗的时候，春季应针刺散布在各经的腧穴，需深达肌肉腠理，出血后停针。病情较重的话，留针的时间应当久些，等到经气传布后，再将针拔出。病情较轻的话，针刺之后留针时间相对较短，经气在体内循环一周就可拔针。夏季应针刺各络脉的腧穴，看到有血渗出就拔针，等到邪气散尽后用手按压住腧穴的针孔处，病痛也就消失了。秋季应当用浅刺，针刺皮肤，顺着肌肉的纹理针刺，不论手、足经都采用这样的方法，等到病人的神色有变化就应停止。冬季刺腧穴应深达肌肉腠理。病重的，可以深刺直入；病较轻的，可向上、下、左、右散刺，且进针要稍缓慢些。

针刺的角度和方向

　　针刺是中医治病过程中的一项重要内容。针刺的角度有直刺、斜刺和横刺，三种角度分别用于针刺不同的部位，能够达到不同的效果。随气和迎气是横刺的具体应用。

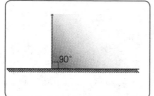

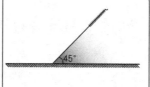

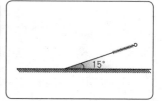

直刺

　　针体与皮肤呈90°刺入。全身多数腧穴都可以直刺。

斜刺

　　针体与皮肤呈45°左右刺入。用于某些肌肉较薄，或深部有重要脏器的腧穴。

横刺

　　又名"平刺"。针体与皮肤呈15°左右刺入。用于肌肤浅薄的腧穴。一般以有针感而又不伤及重要脏器为原则。

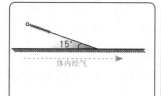

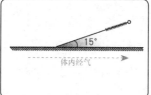

随气

　　针体顺着经气运行方向刺入，用于补气。

迎气

　　针体逆着经气运行方向刺入，用于泻气。

针刺的一般原则

　　针刺要避开五脏，一定要知道逆从。所谓从，就是了解五脏的位置，在针刺时避开。如果不了解五脏的位置，难免会刺伤内脏，那就是逆。为避免刺伤内脏，用针刺胸、腹时，要先用布缠裹胸、腹部位，然后再从布上刺针，如果针刺一次疾病不能痊愈，就再刺一次。针刺时必须要肃静，以候其气。针刺痈肿时可以摇大针孔，以出脓血，泻其邪气，但刺经脉时不要摇针。这是针刺的原则。

脉要精微论篇（节选）

本篇主要是对脉诊的论述。脉象与天体运转相适应，所以四时阴阳变化会在脉象上表现出来。诊脉时要注意时间的选择，注意与察色相结合。本篇还讲述了疾病的形成与演变、对于疾病新旧的判断、诊脉的方法，以及各种脉象与所主疾病。

诊脉的要点

黄帝问道：怎样进行脉诊呢？

岐伯回答说：在早晨进行脉诊最好。因为在早晨，人还没有活动，阴气还没有被扰动，阳气刚开始运行，也还没有进食，经脉中气血尚未充盛，甚至细小脉络的气血也调和均匀，全身的气血没有被扰乱，所以容易诊断出病脉。诊脉时，不但要观察脉搏的动静变化，还要观察病人眼中神气的盛衰，面部五色的变化，五脏之气是有余还是不足，六腑功能是强还是弱，形体是强壮还是衰败。综合考察这几个方面，以此来判断病情的轻重，以及预后的好坏。

经脉是血液汇聚的地方。脉长表明气血调和，气的活动正常。脉短表明有病，气不足。脉快为体内有热邪，热则心烦。脉大表明邪气盛，病势进展。身体上部脉盛，表明邪气壅滞于上部，可见喘息的症状。身体下部脉盛，表明邪气壅滞于下部，可见腹胀等症状。代脉表明正气衰弱。细脉表明气血虚少。涩脉表明气滞血瘀，可见心痛。脉来时汹涌而急速如泉水上涌，可见面容憔悴，表明病情在加重，并且很危险。脉乱不畅，脉来似有似无，脉去如断弦一般摸不到，必死。

脉诊的要点

诊脉是中医治疗疾病过程中的一项重要内容。古人对脉诊的时间选择很重视，并且诊脉要与望色、观察人的外在形体等结合起来综合考察，以确保对疾病做出正确的判断。

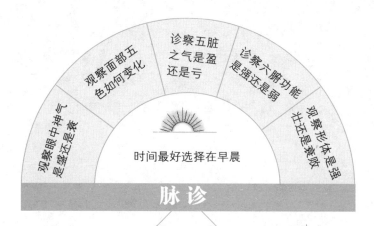

观察眼中神气是盛还是衰

观察面部五色如何变化

诊察五脏之气是盈还是亏

诊察六腑功能是强还是弱

观察形体是强壮还是衰败

时间最好选择在早晨

脉诊

诊脉时必须综合考察以上几个方面，确保准确判断病情的轻重和治疗的效果，以更好地控制病情的发展。

名词解释

代 脉

中医诊断学中讲的"不能自还"这种间歇的代脉是王叔和之后才提出来的，《内经》中的代脉不完全是这个意思，而是指脉忽大忽小，时多时少，阵浮阵沉，代是"更代"之意，是从脉搏动的形式来讲的。代脉一般属于脾胃问题，故曰"气衰"，是指脾胃之气虚衰，是脾胃水谷之气不稳定的表现。

从神色与面色看五脏精气

眼睛的神采和面部的五色，是五脏精气的外在表现。面部的五色，赤色应像用白色缎子裹着朱砂一样白里透红、鲜艳明润，而不应像赭石那样，赤而带紫，无明润光泽；白色应像白而有光泽的鹅毛，而不应像白而灰暗的食盐；青色应像青而莹润的碧玉，而不应像青而沉暗的靛青；黄色应像用丝绸包裹的雄黄那样黄而明润，而不应像黄而焦枯无华的黄土；黑色应像黑而光润的重漆，不应像黑而枯暗的炭。如果五脏真色暴露于外，且无光泽，那是五脏真气外脱的表现，人的寿命也就不长了。人的眼睛是用来观看万事万物，辨别各种颜色，审察物体长短的。如果长短不分、黑白颠倒，这就表明五脏精气已经完全衰败了。

五脏的功能是藏精守内，使精气不外泄。如果脏腑邪实而出现腹脘胀满，气喘气急，无端惊恐，说话声音重而混浊，就像从密室中发出的一样，这是由于脾胃中有湿邪之气滞留。说话声音微弱，总是重复，或说话断断续续，这是中气虚弱的表现，说明肺脏的功能失常。不知收拾衣被，言语不分好坏，不避亲疏远近，是心神错乱的表现，说明心脏的功能失常。脾胃不能贮藏水谷，腹泻不止，是肛门不能约束之故，说明肾脏的功能失常。小便失禁，是由于膀胱不能藏津液，失去了约束。总之，五脏精气强盛并能内守的为生，五脏精气衰弱而不能内守的则死。

五脏精气充足，是身体强健的根本。头是精气神会聚的地方，如果低垂着头不能抬举，两眼凹陷无光，就说明精神即将衰败。背，称为胸中之府，一旦背弯曲，两肩抬不起来，则表明胸中脏气将要衰败。肾脏附于腰部，一旦腰部不能随意左右转动，则说明肾脏的精气将要衰败。膝部是宗筋会聚的地方，一旦膝关节不能屈伸自如，行走时又躬腰俯身，还要拄着拐杖行走，则表明肝之精气衰，筋膜之气失养。骨藏髓，为髓之府，一旦不能长久站立，行走时摇摇晃晃，则表明肾之精气衰，骨骼失养。五脏的精气没有衰败，则疾病预后良好；五脏的精气如果衰败，就会死亡。

阴阳变化在脉象上的表现

岐伯说：见到脉象变化与四时阴阳的变化相反的，主要看是在有余方面还是不足方面，有余是因为邪气盛，不足是因为正气衰。如春夏阳气盛时，本该表现出洪大的脉象却出现虚弱不足的脉象，是由于邪气胜于正气，正气不足是主要矛盾；如秋冬季节阳气下降，本该表现出微弱沉细的脉象却出现洪大的脉象，是由于邪气削弱正气，邪气猖獗是主要矛盾。人体内环境与自然四时阴阳变化不相适应，出现阴阳阻格的病变，叫作"关格"。

黄帝问道：依四时的变化，脉搏有怎样的变动？怎样从脉象上判断疾病所在的部位？怎样从脉象上判断病情的变化？怎样从脉象上判断疾病发生在内？怎样从脉象上判断疾病发生在外？请你谈谈这五个问题。

阴阳变化在脉象上的表现

阴阳之气随四时而上下，人的脉象也与之相应，呈现春规、夏矩、秋衡、冬权的浮沉变化，如图所示：

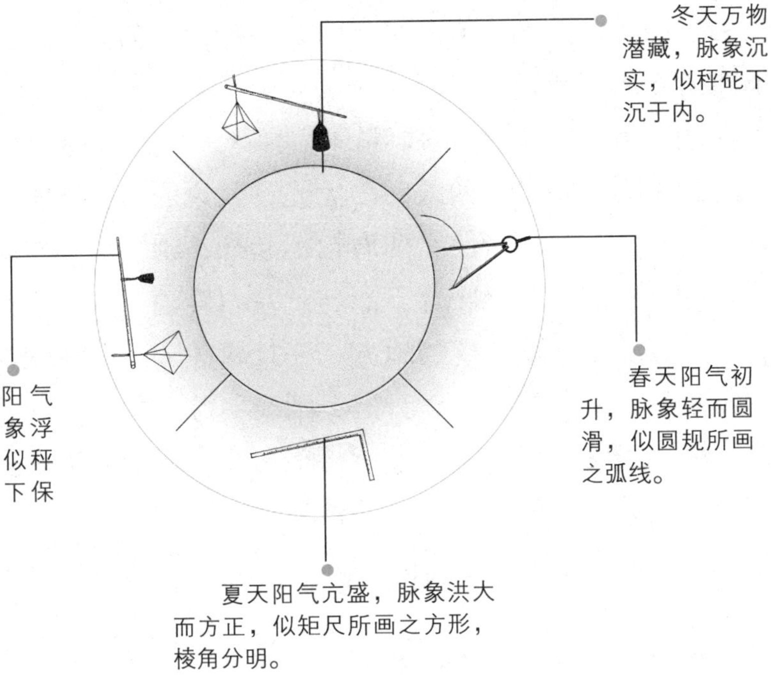

冬天万物潜藏，脉象沉实，似秤砣下沉于内。

春天阳气初升，脉象轻而圆滑，似圆规所画之弧线。

秋天阳气乍衰，脉象浮而微涩，似秤杆不上不下保持平衡状。

夏天阳气亢盛，脉象洪大而方正，似矩尺所画之方形，棱角分明。

岐伯回答说：我先说说脉象变化与天体运转相适应的情况吧！世界上的万事万物，天地之间所有的变化，都是与阴阳的变化相适应的。比如，一年之内，从春的温暖到夏的炎热，从秋的凉风劲疾到冬的寒风呼啸，这种四时阴阳的变化规律，使得脉象也随之发生变化。在春季，阳气升发，脉象弦而圆滑，就像用圆规所画的弧线那样；在夏季，阳气兴盛，脉象显得洪大强盛，就像用矩所画的有棱角的方形那样；在秋季，阳气下降，脉象浮而不盛，趋于平和；在冬季，阳气内藏，脉象沉实，似秤砣伏于内。

因此，到了冬至四十五日，阳气逐渐上升，阴气逐渐下降；而到了夏至四十五日，阴气逐渐上升，阳气逐渐下降。时令的寒热和昼夜的长短呈现出阴阳变化的规律，这与脉搏的变化也相一致。如果脉搏的变化与四时阴阳的变化不相一致，就可分辨四季的脉象中哪些与季节不合，从而判断病情的轻重、顺逆和预后。四时阴阳的变化微妙地反映在脉象上，因此要认真地审察脉象。审察脉象是有规律的，要从自然界的阴阳变化来体察人体的阴阳变化。四季的规律变化是遵循了五行相生的顺序产生的，四时的变化可以将这种规律具体反映出来，补泻都是为了纠正阴阳不足与有余，对补法和泻法的应用应当正确，并与自然界阴阳变化相统一，掌握了人身阴阳盛衰与自然界阴阳相互统一协调的道理，就可以判断病情的轻重、顺逆和转归了。总起来说，人的声音与宫、商、角、徵、羽这五个音相应和，人面部的青、黄、赤、白、黑这五种颜色与五行相应和，而脉象的变化与四时阴阳的变化相应和，这些都可作为诊断疾病的依据，从而达到"与天地如一"。

诊脉的原理

诊脉有一诀窍，那就是作为医生首先应心平气和，客观而专注。春季的脉象应浮一些，犹如鱼游在水面，柔润有神；而在夏季，脉象充盈在皮下，浮泛而大，犹如万事万物有余；秋天，脉象沉于皮肤之下，犹如蛰虫即将潜伏；冬季，脉象沉于骨下，犹如蛰虫潜藏得很深，或像人们深居室内。因此说，要想了解脏腑之内的精气是旺是衰，必须通过切脉得其要领；要想了解脏腑之外的经脉，就要知道十二经的走行、终始。春、夏、秋、冬、内、外这六个方面的知识就是诊脉大法的理论支持。

心脉弦而有力坚硬，此为邪气太盛，会出现舌上卷、不能说话等症状；如果心脉软弱散漫，此只是正气不足，短时间内自己就会好了。肺脉搏击有力而长，会出现咳唾血液等症状；如果肺脉软弱散漫，会出汗较多，这时就不可再用发散之法治疗。肝脉搏击有力而长，面部颜色当青而不青，属于坠伤或击伤，瘀血积在胁下，会使人出现咳喘气逆等症状；如果肝脉软弱散漫，面色因水湿浸润而肤薄亮泽，这是溢饮病，患此病就会突然饮水过多，水液泛溢于肠胃之外和肌肤之中。胃脉搏击有力而长，面色鲜红，大腿就像被折断了一样疼痛；胃脉软弱散漫，会出现食后腹部胀满不通的症状。脾脉搏击有力而长，面色是黄的，会出现少气的症状；脾脉软弱散漫，脾虚而肿，则脾胃之气不达四肢而膝以下虚肿，色不亮泽。肾脉搏击有力而长，面色黄中透着红色，腰部会像被折断一样疼痛；肾脉软弱散漫，会出现血少的症状，不容易恢复健康。

黄帝问：如果诊出心脉紧，是什么病？会有什么样的临床表现？岐伯回答说：这病名叫"心疝"（紧脉主寒，寒邪凝聚则痛，疼痛即"疝/寒疝"的特征表现），小腹部会出现有形的肿块。黄帝说道：怎么会这样？岐伯回答说：心脏为阳脏，心脉紧说明寒邪太盛无法克制，小肠与心为表里，小肠位于小腹部，小肠没有心阳的温煦，因此小腹会出现有形的肿块（寒邪凝聚而成肿块）。黄帝问道：如果诊得胃脉有病，会有一些什么症状？岐伯回答说：如果胃脉实就会脘腹胀满，如果胃脉虚就会腹泻。

疾病的形成与演变

黄帝问道：疾病的病因及其演变是怎样的？岐伯回答说：感受风邪会形成寒病或热病；瘅热日久会形成消耗于内的疾病；气厥逆而上

会产生头部疾病；风邪久侵则内伤肝脾，就会严重腹泻；如果风邪长期客于经脉，就会导致麻风病等传染病。疾病的变化多种多样，是数不胜数的。

黄帝问道：痈肿、筋挛、骨痛这三种病是由什么引起的？岐伯回答说：是寒邪的聚集、八方风邪伤害人体所导致的。黄帝说道：该怎样治疗呢？岐伯回答说：这是四时邪气伤害人体所致，可用寒者热之等规律以胜气法治疗，就能治好。

旧病和新病的判断

黄帝问道：人有旧疾，又因五脏感触外邪而发新病，影响了脉色，那么怎样从颜色、脉象的变化上来判断旧病和新病呢？岐伯回答说：您问得好详细啊！如果只是诊察到脉象细小稳定，而气色没有发生变化，就是新病；但是诊察到脉象没有发生大的变化，而气色发生的变化很大，就是久病；同时诊察到脉象与气色都发生了变化，这也是久病；如果诊察到脉象与五色均没有发生变化，这就是新病。如果肝脏和肾脏的弦脉、沉脉同时出现，并出现面色青红，这是由于邪热伤于阴精，或由于外伤筋脉气血凝滞，无论有无出血，都会在受损局部出现肿胀。

尺肤诊脉法

前臂从寸口到肘窝这段皮肤叫尺肤。尺肤分为三段，且有左、右手的不同，还分为外侧和内侧。接近肘部的是尺肤的下段，主要用来诊断两侧胁肋部的疾病，外侧是诊断肾脏疾病的，内侧是诊断腹部疾病的。尺肤的中段，左手外侧是诊断肝脏疾病的，左手内侧是诊断膈的疾病的；右手外侧是诊断胃部疾病的，右手内侧是诊断脾脏疾病的。接近腕部的是尺肤的上段，右手外侧是诊断肺脏疾病的，右手内侧是诊断胸部疾病的；左手寸脉的外侧是诊断心脏疾病的，左手内侧是诊断膻中疾病的。总体上，尺肤部的前面，是诊断身体前面的疾病的；尺肤部的后面，是诊断身体后面的疾病的；上部超过腕横纹接近鱼际的部位，是诊断胸部和咽喉疾病的；下部接近肘横纹的部位，是诊断小腹、腰股及膝胫部疾病的。

六部定位脉诊法

《内经》中将腕至肘的皮肤分为三部分，加上内侧和外侧，左手和右手，共十二部分。这十二部分分别对应体内不同的位置，通过切各部分的脉可以诊断疾病所在的部位。

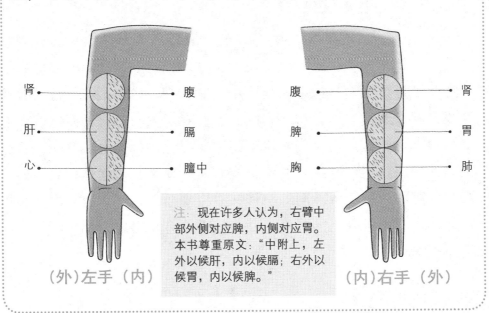

肾 —— 腹
肝 —— 膈
心 —— 膻中

腹 —— 肾
脾 —— 胃
胸 —— 肺

注：现在许多人认为，右臂中部外侧对应脾，内侧对应胃。本书尊重原文："中附上，左外以候肝，内以候膈；右外以候胃，内以候脾。"

（外）左手（内）

（内）右手（外）

平人气象论篇 (节选)

　　本篇主要从脉象的角度论述了一般人的表现，并讲述了如何通过脉象与呼吸的对比来判断人的健康程度，如何从四季脉象中了解胃气的变化，如何从寸口脉的表现判断疾病。

从脉象和呼吸看人的健康程度

　　黄帝问道：正常人的脉象是什么样的？岐伯回答说：人呼气时脉搏跳动两次，吸气时脉搏跳动两次，呼气与吸气之间脉搏跳动一次，这样呼吸一次脉搏一共跳动五次，这就是正常人的脉象。正常人是指没有疾病的人。诊脉一般以没病的人为标准去测病人的脉搏，因此没病的医生一般靠调匀自己的呼吸，去测病人的脉搏。

　　人呼气时，脉搏跳动一次，吸气时，脉搏也跳动一次，这是脉缓，脉缓是因为气不足。人呼气时，脉搏跳动三次，吸气时脉搏也跳动三次，并且躁动、上肢的内侧发热，这是温热性疾病的表现。如果上肢的内侧不发热，脉象兼滑就是风病，脉象兼涩就是痹病。病情严重时，若人呼气一次脉搏跳动四次及以上是阳气欲脱的征兆，病人就会死亡；如果脉象断绝且没有了迹象，病人也会死亡；如果脉搏忽快忽慢无法计数，病人也会死亡。

脉象与胃气的关系

　　健康人的脉气来自胃。胃气的功能表现正常，这是人体健康的根本。如果人没有了胃气，就会出现各种逆象，同时就会导致死亡。

　　春季时，脉搏应当从容、柔和、滑利中又有微弦象，这是胃气正常的脉象。如果弦象比较突出，从容、柔和、滑利之象不充足，就是肝脏发生了病变；如果弦象强劲、急促，并且没有从容、滑利、柔和的现象，就是"没有胃气的脉象"，这样就会死亡。春季的脉搏从容、柔和、滑利，并且微弦在浮部出现且无力，到了秋季就容易生病，如果轻浮之象特别突出，不到秋季就会生病。胃气供养肝脏，其精华不仅存在于肝内且散布到肝脏之外，以滋养维系肝脏所主管的筋膜。

夏季时，脉搏应当从容、柔和、滑利中又有洪象，这是有胃气的正常脉象；如果洪象比较突出，而从容、柔和、滑利之象不明显，就是心脏有病变；如果洪而急促，却失去从容、柔和、滑利之象，就是"没有胃气的脉象"，这样就会死亡。夏季时，脉搏从容、柔和、滑利，同时洪中又有沉象，到了冬季时就很容易生病，如果沉象特别突出，不到冬季就会生病。胃气供养心脏，其精华不仅存在于心内且通达到心脏之外，以滋养维系心脏所主管的血脉。

长夏季节时，脉搏应当从容、柔和、滑利而又平缓，这是有胃气的正常脉象；如果软弱之象比较突出，而从容、柔和、滑利之象不明显，就是脾脏有病变；如果脉象时大时小，特别不稳定，甚至失去了从容、柔和、滑利之象，就是"没有胃气的脉象"，这样就会死亡。长夏季节时，脉搏从容、柔和、滑利，并且软弱中又有沉象，到了冬季时就容易生病，如果沉象特别弱，不到冬季时就会生病。胃气供养脾脏，其精华不仅存于脾内且散布脾脏之外，以滋养维系脾脏所主管的肌肉。

秋季时，脉搏应当从容、柔和、滑利中又有轻浮之象，这是有胃气的正常脉象；如果轻浮之象比较突出，而从容、柔和、滑利不足，就是肺脏有病变；如果只是轻浮而失去从容、柔和、滑利之象，就叫作"没有胃气的脉象"，这样就会死亡。秋季时，脉搏从容、柔和、滑利，且轻浮中又有弦象，到了春季时就容易生病，如果弦象特别突出，不到春季时就会发病。胃气供养肺脏，其精华不仅存于肺内且散布在肺脏之

名词解释

胃 气

脉学名词。指脾胃功能在脉象的反映，即和缓流利的脉象。

常脉

　　《内经》认为，胃是人体营卫气血之源，人之死生，取决于胃气的有无，即所谓"有胃气则生，无胃气则死"。脉有胃气就是常脉，表现在以下几个方面：

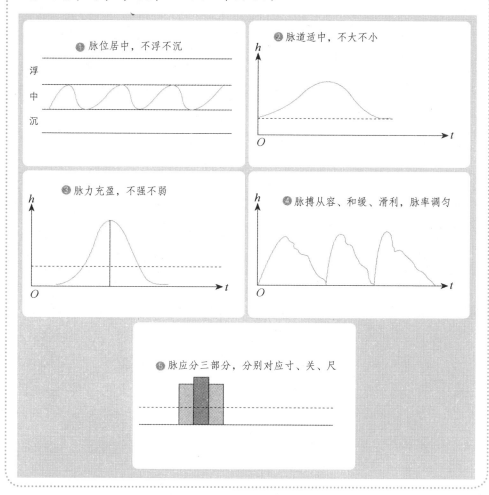

　　外，以运行营卫阴阳之气。

　　冬季时，脉搏应当从容、柔和、滑利中又有沉象，这是有胃气的正常脉象；如果沉象比较突出，而从容、柔和、滑利不足，就是肾脏有病变；如果只见沉，但失去从容、柔和、滑利之象，就叫作"没有胃气的脉象"，这样就会死亡。冬季时，脉搏从容、柔和、滑利，且沉中又有洪象，到了夏季时就容易生病，如果洪象非常突出，不到夏季就会生病。胃气供养肾脏，其精华不仅存于肾内而且散布在肾脏之外，以滋养肾脏所主管的骨髓。

胃的大络脉，贯穿膈，络于肺脏，外出于左乳内，叫作"虚里"。搏动时，用手可微微感觉到，是用来诊断宗气盛衰的。如果其搏动没有节律，好像喘一样，急促而又躁动，就是胃气大伤的表现。如果其搏动无常数，又时而停止，阻滞不顺畅，就是内有痰饮瘀血等积滞。如果其断绝且没有了迹象，是宗气败竭，病人就会死亡。如果虚里搏动剧烈，隔着衣服都能察觉，就叫作"宗气外泄"。

寸口脉与疾病

黄帝问：寸口脉太过或不及会引起什么疾病？岐伯回答说：寸口脉应指而短的，是阳不足，有头痛的症状；寸口脉应指而长的，是阳有余，有足痛、腿胫痛的症状；寸口脉应指短促而有力上击的，是阳气盛，有肩背痛的症状；寸口脉沉实的，是里实证；寸口脉浮而有力盛大的，是表实证；寸口脉沉而软弱，是阳气不足，可见寒热、疝气、积聚、小腹疼痛等阴寒积聚的病证；寸口脉沉且急数有力，而阻滞不顺畅，为胁下及腹中邪气积聚的里实证；寸口脉沉且脉象躁动不安的，是寒热病；脉象强有力而紧的，是实邪在表；脉小实而紧的，是实邪在里；脉小弱而涩的，提示得病时间较长；脉浮滑而快的，提示刚刚得病；脉沉而紧急，提示疝气、积聚、小腹疼痛等寒实邪气积聚于里的疾病；脉滑是风热；脉涩是阴血不足，可见痹症；脉弛缓有力，是热邪中里；脉盛而紧，是邪气实，邪气积聚在内，可见腹胀。

如果脉搏变化与病证变化相一致，疾病就容易治愈；如果脉搏变化与病证变化相反，疾病就难以治愈。如果脉搏变化与四时之脉相一致，病就不会太重；如果脉搏变化与四时之脉相违逆，或为相克之脏传变，疾病就很难治愈。

如果上肢内侧腕关节到肘关节的部位多青脉，就是失血的征象；如果尺肤干涩且脉缓弱，就会有肢体疲倦、少气懒言、喜卧的症状；如果脉有力，就是火热炽盛的征象，火热逼迫血液，导致出血；如果尺肤部皮肤粗糙滞涩且脉滑，就是阳热盛而出汗过多，使津液流失；如果尺肤寒凉且脉细，就是腹泻；如果尺肤热且脉象粗而洪大，就是体内有热。

尺肤的八纲诊断法

脉象	病证	病因
尺肤缓	其征主热、气虚，多见于温热病及久病虚损	热性开泄，气虚不能充养肌肤
尺肤急	其征主寒、主痛，属实，多见于外感风寒及寒痹、诸痛	寒性收引、凝涩，寒束于肌肤与经脉，则尺肤拘紧；寒凝血脉，不通则痛
尺肤滑	其征属阳，主阳气绰泽，多见于风病，亦可为正常之象	阳气充盛则外泽温煦肌肤，以使尺肤润泽而滑；风为阳邪，外风袭于肌表，卫气为之激荡，可使尺肤洋溢光泽，亦显滑利
尺肤枯	其征属阴，主阴血亏虚或气血瘀阻，多见于血痹、虚痨之病	阴血不足，肌肤失于濡养滋润，或气血凝滞，经脉失畅，肌肤供养失调，以致尺肤部之肌肤失荣而枯涩、粗糙，严重者则出现肌肤甲错
尺肤浮	其征主表，属实，多见于诸病初起，外感风湿、湿温病等	邪气入侵肌腠，正气奋起抗御，正邪斗争，故为实证、表证
尺肤沉	其征主气血亏虚，津液耗损，多见于久病、虚劳，以及大吐大泻	肌肤失于充养及濡润，以致尺肤形损而减，肌肤不丰
尺肤冷	其征主寒，主阳虚，多见于外感、虚劳	风寒袭于肌表，或寒邪直中太阴，或阳气亏虚，以致肌肤为寒邪所束，阳气不能达外，或阳气不足，失于温养，则出现尺肤冷感或触之有不温或发凉之感
尺肤热	其征主热，主阳盛阴虚，多见于外感热病、中暑、肺热咳嗽等病	阳明实热内盛，或暑热外袭，或热邪蕴肺等，均可使肌肤炎灼，而出现尺肤部灼热烫手，或自觉温热难受

名词解释

真脏脉

是在疾病危重期出现的无胃、无神、无根的脉象。是病邪深重、元气衰竭、胃气已败的征象，故又称"败脉""绝脉""死脉""怪脉"。

四时五脏脉象常异的对照

人体脉象会随着不同季节气候冷暖的变化而变化，所以，每个季节都有其对应的常脉，与之不相应的脉则是病脉或死脉。

夏季：气在心

❶ 常脉　像滚动的圆珠，圆滑往来。

❷ 病脉　脉搏急促相连，就像喘气一样，并有微曲之象。

❸ 死脉　脉搏前曲后居，如同手持带钩。

秋季：气在肺

❶ 常脉　脉搏轻虚而浮，像榆叶飘落。

❷ 病脉　脉搏不上不下，就像鸡的羽毛漂浮空中一样。

❸ 死脉　脉搏轻浮，就像风吹细毛一样。

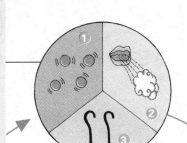

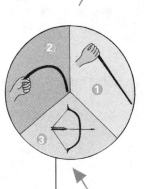
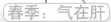

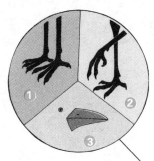
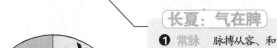

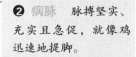

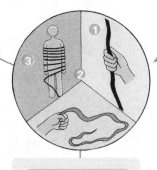

春季：气在肝

❶ 常脉　像手握长竹竿的末梢，软弱而长。

❷ 病脉　脉搏充盈滑利，就像高举一根长竹竿的末梢。

❸ 死脉　脉搏弦硬劲急，就像张开的弓弦。

长夏：气在脾

❶ 常脉　脉搏从容、和缓、均匀，像鸡脚踏地。

❷ 病脉　脉搏坚实、充实且急促，就像鸡迅速地提脚。

❸ 死脉　脉搏尖锐而硬，就像乌鸦的嘴，像鸟的爪子，像屋漏时水滴落，像水流逝。

冬季：气在肾

❶ 常脉　脉搏圆滑流利又有回曲之象，按时有种坚实之感。

❷ 病脉　脉搏像牵引葛藤一样，脉体坚硬。

❸ 死脉　脉搏如绳索突然脱落或如手指弹石那样坚硬。

脏气法时论篇

本篇主要论述了利用五脏与四时、五行的对应关系，来指导养生和对疾病的治疗。我们可以根据这种对应推测病人病情的变化，并根据五脏疾病的变化选择用药，根据五脏、五色、五味之间的对应及自己的具体情况来调节饮食。

五脏和四时、五行的关系

黄帝说道：结合人的形体并按照四时五行的变化来治疗疾病，怎样做才是顺从了自然界的规律？怎么做算是逆？什么是得？什么是失？希望听您讲讲这方面的情况。岐伯回答说：五行是指金、木、水、火、土。病人的生死是根据五行的旺衰推测的，并据此确定治疗是否成功，以及五脏之气的盛衰、疾病减轻或加重的时间、死生的日期。

黄帝说：希望您全面地讲讲。岐伯回答说：肝脏属木，旺于春季，在经是足厥阴肝经和足少阳胆经，旺日是甲日、乙日，肝最怕筋脉拘急，当筋脉拘急时，要立刻服用甘味的药缓和拘急。心脏属火，旺于夏季，在经是手少阴心经和手太阳小肠经，旺日是丙日、丁日，心气最怕弛缓，当心气涣散时，要立刻服用酸味药收敛涣散之气。脾脏属土，旺于长夏季节，在经是足太阴经和足阳明经，旺日是戊日、己日，脾最怕湿气，当脾为湿困时，要立刻服用苦味药祛除湿气。肺脏属金，旺于秋季，在经是手太阴经和手阳明经，旺日是庚日、辛日，肺最怕气机上逆，当气机上逆时，要立刻服用苦味药泄其气。肾脏属水，旺于冬季，在经是足少阴经和足太阳经，旺日是壬日、癸日，肾脏最怕干燥，当肾干燥时，要立刻服用辛味药濡润，因为辛味能宣通肌肤腠理，畅达气血并促使津液产生。

古文欣赏

　　黄帝问曰：合人形以法四时五行而治，何如而从？何如而逆？得失之意，愿闻其事。岐伯对曰：五行者，金木水火土也，更贵更贱，以知死生，以决成败，而定五脏之气，间甚之时，死生之期也。帝曰：愿卒闻之。岐伯曰：肝主春，足厥阴少阳主治，其日甲乙；肝苦急，急食甘以缓之。心主夏，手少阴太阳主治，其日丙丁；心苦缓，急食酸以收之。脾主长夏，足太阴阳明主治，其日戊己；脾苦湿，急食苦以燥之。肺主秋，手太阴阳明主治，其日庚辛，肺苦气上逆，急食苦以泄之。肾主冬，足少阴太阳主治，其日壬癸，肾苦燥，急食辛以润之，开腠理，致津液，通气也。

五脏病变在时间上的变化

　　肝脏的病变，一般到夏季就能痊愈，如果夏季不能痊愈，到了秋季就会加重，如果秋季不死，冬季疾病就会处于相持阶段，到了第二年春季才有起色。肝病要防止再感受风邪。肝脏疾病遇到丙日、丁日就可痊愈，如果丙日、丁日没有痊愈，到了庚日、辛日时就会加重，如果庚日、辛日没有死亡，壬日、癸日时就会处于相持阶段，再到甲日、乙日时病情才会有起色。肝脏病变一般在早晨时轻爽，日西时加重，夜半时平静。肝气喜疏泄，应立即服用辛味药物促其疏泄，用辛味药补，用酸味药泻。

　　心脏的病变，一般到长夏季节就能痊愈，如果长夏季节不能痊愈，到冬季就会加重，如果冬季不死，第二年春季时疾病就会处于相持阶段，到了夏季才有起色。心病禁温热饮食和穿过厚衣服。心脏疾病一般遇到戊日、己日时就能痊愈，如果戊日、己日不愈，到壬日、癸日就会加重，倘若壬日、癸日不死，甲日、乙日就会处于相持阶段，到了丙日、丁日疾病就会有起色。心病一般在中午轻爽，夜半加重，早晨平静。心适宜安静，

王叔和六甲旺脉图

　　王叔和，魏晋年间著名医学家，精研医学，对脉诊尤为重视。他所著的《脉经》十卷，是现存最早的脉学专著。该图就是他创作的六甲旺脉图，从这幅图可以看出，人体每个月都有一旺脉，所以脉象的表现在每个时段也不一样，我们可以以此作为诊断和治疗疾病的依据。

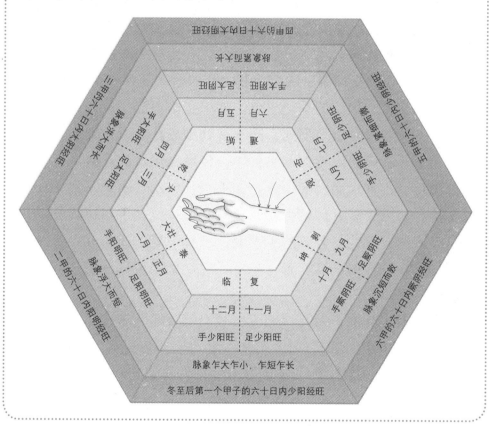

不宜亢奋，亢奋时应立即服咸味药使其静，用咸味药补，用甘味药泻。

　　脾脏的病变，一般到秋季就能痊愈，如果秋季不能痊愈，到第二年春季就会加重，如果春季不死，到夏季就处于相持阶段，到了长夏季节才有起色。脾脏病要忌温热饮食，不能吃得过饱，不能生活在水湿之地，也不能穿湿衣服。脾脏病一般遇到庚日、辛日就能痊愈，如果庚日、辛日不能痊愈，到甲日、乙日就会加重，如果甲日、乙日不死，丙日、丁日就会处于相持阶段，到了戊日、己日疾病就有起色。脾脏病下午轻爽，日出时加重，日西时平静。脾喜冲和，应立即服甘味药使其维系冲和，用苦味药泻，用甘味药补。

肺脏病变，一般到冬季就可痊愈，如果冬季不能痊愈，到第二年夏季就会加重，如果夏季不死，长夏季节疾病就会处于相持阶段，到了秋季疾病才有起色。肺病忌寒冷饮食、衣服穿得过薄。肺脏病一般遇到壬日、癸日疾病可痊愈，壬日、癸日不愈，到丙日、丁日就加重，如果丙日、丁日不死，戊日、己日就会处于相持阶段，到了庚日、辛日疾病就有起色。肺病日西时轻爽，日中时加重，半夜时平静。肺喜肃降，要立即服酸味药使其收，用酸味药补，用辛味药泻。

肾脏病变，一般到春季能痊愈，如果春季不能痊愈，到长夏季节就会加重，倘若长夏季节不死，秋季就处于相持阶段，到了冬季疾病才有起色。肾脏病忌吃煎炸的热食物，穿经火烘烤的衣服。肾脏病一般遇到甲日、乙日疾病就能痊愈，如果甲日、乙日不愈，到戊日、己日就加重，如果戊日、己日不死，庚日、辛日就处于相持阶段，到壬日、癸日疾病有起色。肾脏病半夜轻，一日中辰、戌、丑、未四个时辰病情加重，日西时平静。肾喜藏精，应立刻服苦味药使其坚实，用苦味药补，用咸味药泻。

邪气侵袭人体时，总是按照五行相克的规律伤害人体。每脏的疾病，当遇到五行所生的时日时，病就痊愈，遇到所不胜的时日时，病就加重；遇到生己的时日时，病就处于相持阶段；遇到本脏所主时日时，病就有起色。只有先熟悉五脏正常的脉象，才可能根据异常脉象，判断疾病加重或减轻、生或死的日期。

五脏病变的症状与治疗

肝脏病的表现为两胁下疼痛，甚至疼痛牵引小腹部，病人常常易发脾气，这是肝实证。肝虚证表现为两眼视物不清，两耳失聪，非常害怕，总是疑心有人要抓他。取足厥阴肝经或足少阳胆经的穴位进行

五味与五脏疾病的治疗

中医认为，五脏与五味有一一对应的关系，当某一脏发生病变时，就要根据五脏所喜之味采取或补或泻的方法。

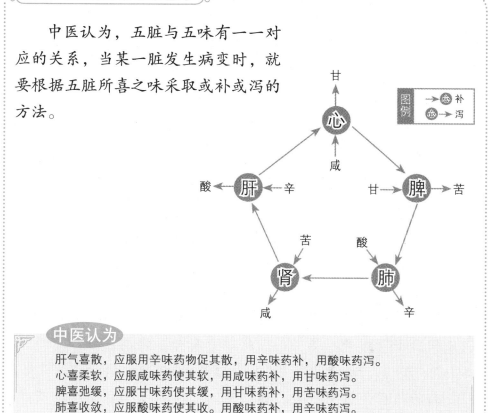

图例 →心 补
心→ 泻

中医认为

肝气喜散，应服用辛味药物促其散，用辛味药补，用酸味药泻。
心喜柔软，应服咸味药使其软，用咸味药补，用甘味药泻。
脾喜弛缓，应服甘味药使其缓，用甘味药补，用苦味药泻。
肺喜收敛，应服酸味药使其收。用酸味药补，用辛味药泻。
肾喜坚实，应立刻服苦味药使其坚实，用苦味药补，用咸味药泻。

治疗。肝经气机上逆，出现头痛，耳聋听不清声音，两颊部肿大，应针刺厥阴经和少阳经的穴位出血。

心病的表现为胸中疼痛，两胁下支撑胀满、疼痛，胸背部、肩胛间、两臂内侧疼痛，这是心实证。心虚证表现为胸腹胀大，胁下与腰部牵引疼痛。取手少阴心经及手太阳小肠经穴位针刺，并针刺舌下出血；如果疾病发生变化，就取阴郄穴针刺出血。

脾脏病的表现为身体沉重，常感饥饿，肌肉痿软，两足弛缓不收，走路时脚抽筋，脚底疼痛，这是脾实证。脾虚证表现为腹部胀满，肠鸣，不容易消化，腹泻，便中夹有未消化食物。取足太阴脾经、足阳明胃经及足少阴肾经的穴位，刺其出血。

肺脏病的表现为喘息，咳嗽，气上逆，肩背疼痛，出汗，尾椎部、大腿内侧、大腿外侧上部、膝、小腿前后、脚等处痛，这是肺实证。肺虚证表现为气少短促，呼吸困难，耳聋，咽喉干燥。取手太阴肺经的穴位针刺，刺足太阳经外侧、足厥阴经内侧，刺其出血。

肾脏病的表现为腹部胀大，足胫肿，喘息，咳嗽，身体沉重，睡眠出汗，怕风，这是肾实证。肾虚证表现为胸中疼痛，大腹、小腹部疼痛，脚冷，心中不乐。取足少阴经和足太阳经穴位针刺出血。

古文欣赏

肝病者，两胁下痛引少腹，令人善怒；虚则目䀮䀮无所见，耳无所闻，善恐如人将捕之。取其经，厥阴与少阳，气逆，则头痛，耳聋不聪，颊肿，取血者。心病者，胸中痛，胁支满，胁下痛，膺背肩甲间痛，两臂内痛；虚则胸腹大，胁下与腰相引而痛。取其经，少阴太阳，舌下血者。其变病，刺郄中血者。脾病者，身重善肌，肉痿，足不收，行善瘈，脚下痛；虚则腹满肠鸣，飧泄食不化。取其经，太阴阳明，少阴血者。肺病者，喘咳逆气，肩背痛，汗出，尻、阴股、膝、髀、腨、胻、足皆痛；虚则少气，不能报息，耳聋嗌干。取其经，太阴足太阳之外，厥阴内，血者。肾病者，腹大胫肿，喘咳身重，寝汗出，憎风；虚则胸中痛，大腹小腹痛，清厥，意不乐。取其经，少阴太阳血者。

五脏、五色、五味

肝与青色相合，肝病宜吃甘味食物，粳米、牛肉、大枣、葵菜都是甘味食物。心与红色相合，心病宜吃酸物，小豆、犬肉、李子、韭菜都是酸的。肺与白色相合，肺病宜吃苦食，麦、羊肉、杏、薤都是苦味的。脾与黄色相合，脾病宜吃咸食，大豆、猪肉、板栗、藿香都是咸味的。肾与黑色相合，肾病宜吃辛食，黄黍、鸡肉、桃、葱都是辛味的。

辛味有发散作用，酸味有收敛作用，甘味有弛缓作用，苦味有坚燥作用，咸味有软坚作用。用毒药攻伐邪气，以五谷为滋养，五果为辅助，五畜肉为补益，五菜为补充。用谷、肉、果、菜气味调和服食，可以补益精气。五谷、五畜、五果、五菜，都有辛酸甘苦咸味，五味各有作用，有的可发散，有的可收敛，有的可舒缓，有的可燥湿，有的可软坚，治病时应根据四时五脏的具体情况，适当选用五味。

古文欣赏

肝色青，宜食甘，粳米、牛肉、枣、葵，皆甘。心色赤，宜食酸，小豆、犬肉、李、韭，皆酸。肺色白，宜食苦，麦、羊肉、杏、薤，皆苦。脾色黄，宜食咸，大豆、豕肉、栗、藿，皆咸。肾色黑，宜食辛，黄黍、鸡肉、桃、葱，皆辛。辛散，酸收，甘缓，苦坚，咸软。毒药攻邪，五谷为养，五果为助，五畜为益，五菜为充，气味合而服之，以补精益气。此五者，有辛酸甘苦咸，各有所利，或散或收，或缓或急，或坚或软，四时五脏，病随五味所宜也。

宣明五气篇

　　本篇是对五行的归纳小结，讲述了五脏之气对人的影响。其内容包括五味所入、五气所病、五精所并、五脏所恶、五脏化液、五味所禁、五劳所伤，以及五脏脉象等。

五气对人的影响

　　五味入胃后，先入所喜脏腑，酸味入肝脏，辛味入肺脏，苦味入心脏，咸味入肾脏，甘味入脾脏。这就是五味所入。

　　五脏气的病证，心气失常表现为嗳气，肺气失常表现为咳嗽，肝气失常表现为自言自语，脾气失常表现为吞酸，肾气失常表现为哈欠、喷嚏。六腑气的病证，胃气失常时气机上逆，表现为呕吐或恐惧；大肠、小肠功能失常则泄泻；下焦水气泛溢形成水肿病；膀胱气化不利则小便不通，膀胱失去约束则遗尿；胆气失常表现为发火。这些就是五脏之气功能失调的疾病。

　　五脏虚而被所不胜之气加之形成的疾病：肺虚而心之气加之则喜，肝虚而肺之气加之则悲，脾虚而肝之气加之则忧，肾虚而脾之气加之则畏，心虚而肾之气加之则恐。这就是五并。脏气不足则邪气加之。

　　五脏各有厌恶：心恶热，肺恶寒，肝恶风，脾恶湿，肾恶燥。这是五恶。

　　五脏化生五液：心脏津液为汗，肺脏津液为涕，肝脏津液为泪，脾脏津液为涎，肾脏津液为唾。这是五液。

　　五味各有所禁：辛味走气，患气虚病时不要多吃辛味食物；咸味走血，患血虚病时不要多吃过咸的食物；苦味走骨，患肾虚骨病时不要多吃苦味药物；甘味走肉，患脾虚湿病时不要多吃甘味食物；酸味

五行合身图

中国古代医学先驱一开始就将五行学说引入了医学领域，将其与人体的五脏、人的五神、社会的五常、自然界的五声等一一对应，并以此来解释医学中的一些现象，并根据五行相生相克的原理来寻找治疗疾病的方法。

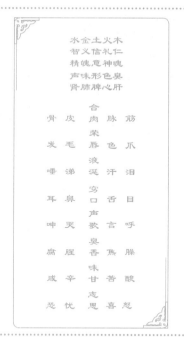

走筋，患肝阴虚筋病时不要多吃酸味食物。这些是五禁，让病人不要多吃与五病对应的五味。

五脏疾病发生：肾为阴中之至阴，病发于骨；心为阳中之太阳，病发于血；脾为太阴之脏，病发于肉；阳虚之病，病发于冬；阴虚之病，病发于夏。这是五病所发。

五邪伤人的病证：邪气入于阳分出现狂证，邪气入于阴分出现痹证；邪气内搏阳分出现癫痫；邪气内搏阴分出现声音嘶哑；邪气由阳分进入阴分病人安静；邪气由阴分出于阳分病人多怒。这是五乱。

五邪所见的脉象：春季见秋季脉象，夏季见冬季脉象，长夏见春季脉象，秋季见夏季脉象，冬季见长夏季节脉象。这是五邪脉，都是不治之症。

五脏各有所藏：心藏神，肺藏魄，肝藏魂，脾藏意，肾藏志。这是五脏所藏。

五脏各有主宰：心主血脉，肺主皮毛，肝主筋膜，脾主肌肉，肾主骨髓。这是五脏所主。

五种过度劳累有所伤：久视伤血，久卧伤气，久坐伤肉，久立伤骨，久行伤筋。这是五劳所伤。

五脏脉与四时的对应关系：肝脉与春季相应是弦脉，心脉与夏季相应是钩脉，脾脉与长夏相应是代脉，肺脉与秋季相应是毛脉，肾脉与冬季相应是石脉。这些是五脏正常的脉象。

古文欣赏

五味所入：酸入肝，辛入肺，苦入心，咸入肾，甘入脾，是谓五入。

五气所病：心为噫，肺为咳，肝为语，脾为吞，肾为欠、为嚏，胃为气逆、为哕、为恐，大肠、小肠为泄，下焦溢为水，膀胱不利为癃，不约为遗溺，胆为怒，是谓五病。

五精所并：精气并于心则喜；并于肺则悲；并于肝则忧；并于脾则畏；并于肾则恐。是谓五并，虚而相并者也。

五脏所恶：心恶热，肺恶寒，肝恶风，脾恶湿，肾恶燥，是谓五恶。

五脏化液：心主汗，肺主涕，肝主泪，脾主涎，肾主唾，是谓五液。

五味所禁：辛走气，气病无多食辛；咸走血，血病无多食咸；苦走骨，骨病无多食苦；甘走肉，肉病无多食甘；酸走筋，筋病无多食酸。是谓五禁，无令多食。

五病所发：阴病发于骨，阳病发于血，阴病发于肉，阳病发于冬，阴病发于夏，是谓五发。

五邪所乱：邪入于阳则狂，邪入于阴则痹，搏阳则为巅疾，搏阴则为瘖，阳入之阴则静，阴出之阳则怒，是谓五乱。

五邪所见：春得秋脉，夏得冬脉，长夏得春脉，秋得夏脉，冬得长夏脉，名曰阴出之阳，病善怒，不治，是谓五邪，皆同命，死不治。

五脏所藏：心藏神，肺藏魄，肝藏魂，脾藏意，肾藏志，是谓五脏所藏。

五脏所主：心主脉，肺主皮，肝主筋，脾主肉，肾主骨，是谓五主。

五劳所伤：久视伤血，久卧伤气，久坐伤肉，久立伤骨，久行伤筋，是谓五劳所伤。

五脉应象：肝脉弦，心脉钩，脾脉代，肺脉毛，肾脉石，是谓五脏之脉。

血气形志篇

本篇主要讲述了三阴三阳经脉中的气血分布及经脉的表里关系，介绍了五脏腧穴的位置与取穴方法，以及形志疾病的治疗方法与注意事项。

三阴三阳经脉的气血分布和表里关系

人体各经脉气血的多少，是有定数的。太阳经脉常多血少气，少阳经脉常少血多气，阳明经脉常多气多血，少阴经脉常少血多气，厥阴经脉常多血少气，太阴经脉常多气少血，这是人体中的自然定数。

足三阴经与足三阳经的表里关系：足太阳膀胱经和足少阴肾经为表里，足少阳胆经和足厥阴肝经为表里，足阳明胃经和足太阴脾经为表里。手三阴经与手三阳经的表里关系：手太阳小肠经和手少阴心经为表里，手少阳三焦经和手厥阴心包经为表里，手阳明大肠经和手太阴肺经为表里。治疗疾病要先在病变经脉上气血壅滞的地方针刺出血，才能除去病人的痛苦。再根据疾病虚实泻其有余，补其不足。

五脏腧穴的位置

想弄清背部五脏腧穴的具体位置，先找根草，取与两乳房之间距离相等的一段，从正中折弯，再取与前草等长的草，折掉其二分之一，然后使草的两端支撑前草的两端，形成一等腰三角形，作为量具。将顶角的顶点与大椎穴对齐，下边两个角的顶点所在位置是肺俞穴，做记号；再将三角形沿脊柱下移，使顶角的顶点置于两肺俞穴连线的中点，三角形两个底角的顶点位置是心俞穴，做记号；和前面的方法一样继续向下移，三角形两底角中右角的位置是脾俞穴，左角位置是肝俞穴；和前面的方法一样再向下移，三角形两底角位置是肾俞穴。这就是五脏腧穴，也是灸刺取穴的准则。

五脏腧穴

　　按照上文中的方法，用稻草做量具，量取五脏腧穴的位置，有的取穴位置与后世所述的不完全一致。现代常采用数脊椎的取穴方法，各脏腑腧穴在相应的脊椎棘突下，后正中线旁开1.5寸处，例如，肺俞在背部第3胸椎棘突下，后正中线旁开1.5寸。

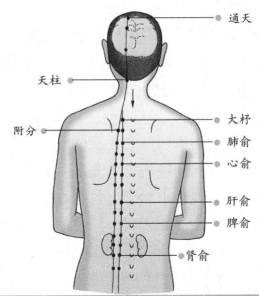

脏腑	背俞	所在椎数	脏腑	背俞	所在椎数
肺	肺俞	胸3	胃	胃俞	胸12
心包	厥阴俞	胸4	三焦	三焦俞	腰1
心	心俞	胸5	肾	肾俞	腰2
肝	肝俞	胸9	大肠	大肠俞	腰4
胆	胆俞	胸10	小肠	小肠俞	骶1
脾	脾俞	胸11	膀胱	膀胱俞	骶2

形志疾病与针刺

形体安逸但精神苦闷的人，易产生经络病变，采用艾灸或针刺的方法治疗；形体安逸且精神舒畅的人，易产生肌肉病变，采用针刺或砭石治疗；形体劳累但心情舒畅的人，易产生筋的病变，采用熨法或导引之法治疗；形体劳累且心情也苦闷的人，易产生咽喉疾病，采用药物治疗；经常受到惊恐、经脉气血不通的人，易产生肌肉麻痹的病变，采用按摩或药酒治疗。这就是五种形志病。

针刺阳明经既出血又出气，针刺太阳经只宜出血不宜出气，针刺少阳经宜出气不宜出血，针刺太阴经宜出气不宜出血，针刺少阴经宜出气但不宜出血，针刺厥阴经宜出血但不宜出气。

太阴阳明论篇

本篇主要论述了太阴、阳明两条经脉的表里关系，并论述了脾的重要作用。

太阴经和阳明经的循行路线对疾病的影响

黄帝问道：足太阴脾经与足阳明胃经互为表里，但两经所引起的疾病并不相同，这是什么原因？岐伯回答说：脾经属阴，胃经属阳，循行的线路不同，或虚或实，或顺或逆。其病或从内生，或从外来。因为有这些不同，所以产生的疾病也就各不相同。

黄帝说：希望听您谈一谈不同的情况。岐伯回答说：阳气相当于天气，主护卫于外，阴气相当于地气，主营养于内。邪气亢盛常见实证，精血不足常见虚证。所以，外界邪气伤人，易引起阳邪亢盛的实证；饮食不节制，起居作息无常，易引起精血不足的虚证。邪气亢盛则内传六腑，精血不足则累及五脏。邪气侵袭六腑则全身发热，不能安卧，气喘；邪气侵入五脏则腹部胀满，急性泻利，病久形成慢性腹泻。喉主管呼吸自然界的清气，主天气；咽主管吞咽食物，主地气。阳经易受风邪之气，阴经易受湿邪之气。足三阴经从脚上行到头部，手三阴经从胸沿上肢下行到手指指端，手三阳经从手指指端上行到头部，足三阳经从头部下行到脚。因此，阳经的病先向上行，行到极点转向下行；阴经的病先向下行，行到极点转向上行。因此，感受风邪之气，首先伤及人体上部；感受湿邪之气，首先伤及人体下部。

脾的作用

黄帝问道：脾发生了病变，四肢功能会失常，这是什么原因？岐伯回答说：四肢功能正常必须依赖胃中水谷精气的滋养，但胃中的水谷精气必须靠脾脏的传输才能到达四肢。现在脾脏发生了病变，不能替胃传输水谷精气，四肢得不到水谷精气的滋养，经气日渐衰弱，脉道不畅，筋骨肌肉都得不到滋养，久而久之，四肢便会失去正常的功能。

黄帝问道：脾脏不主时，不与四季直接对应，这是什么原因？岐伯回答说：脾脏在五行属土，位于四方的中央，分别于春夏秋冬四时长养肝心肺肾四脏，即通过其他四脏来实现其主管时令的功能，每个季节的后十八天都为脾所主，因而脾脏不单独主管某个具体的季节。脾脏为胃传输散布水谷精气，脾胃阴阳相合，在身体中的作用犹如天地生养万物，传输精气到全身各处，每时每刻都不可缺少，因而不独立主管某个具体季节。

黄帝问道：脾与胃仅以一膜相连，为什么脾能替胃传输散布水谷精气呢？岐伯回答说：足太阴脾经属三阴，贯穿于胃，隶属于脾，上络于咽喉，所以足太阴经能替胃将水谷精气传输到五脏。足阳明胃经与足太阴脾经为表里，是五脏六腑营养的来源，能够将脾经之气传输到六腑。五脏六腑都依靠脾经的输送以获得胃的水谷精气，如果脾脏病了，四肢得不到水谷精气的滋养，经气日渐衰弱，脉道不畅，筋骨肌肉都得不到滋养，时间久了，四肢就会失去正常的功能。

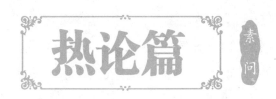

热论篇

感受外邪所引起的热性疾病，实际都属于伤寒。本篇详细讲述了伤寒在六经的传变，以及其表现与治疗，并介绍了表里两经脉同时受寒邪所出现的症状。

黄帝说道：凡是外感发热性疾病，都属于伤寒一类疾病，但是有的可以痊愈，有的却导致死亡。死亡大都在起病后的六七日之内，而痊愈的多数要到起病的十天以后。这是为什么呢？我不知道其中的缘故，希望听您谈一谈。岐伯回答说：足太阳膀胱经统属各阳经，它的经脉与风府穴相连，通过风府穴与督脉、阳维脉相会，循行于人体背部，所以统率一身的阳气。人受了寒邪后，首伤太阳经，就会出现发热症状。一般情况下，热度虽然很高，但不会引起死亡。如果是表里两条经脉同时受寒邪而发热，在阳虚基础上又受外邪，就容易导致死亡。

▆ 伤寒在六经的传变

黄帝说：我想听您讲一讲伤寒的临床表现。岐伯说：人体被寒邪伤害，第一天是太阳经受邪气侵袭而发病，症状为头颈部疼痛，腰背僵硬不舒服。第二天，病邪从太阳经传入阳明经，阳明经主管全身肌肉，它的经脉挟鼻，络于目。阳明经气不利，病人可出现身体发热、眼睛疼痛、鼻孔干燥、不能安睡等症状。第三天病邪由阳明经传入少阳经，少阳主胆，它的经脉沿着两胁行走，向上络于耳。邪气沿着经脉向上侵袭就会出现胸胁疼痛、耳聋等症状。三阳经脉均受到病邪的侵袭，但邪气还没有内传至脏腑时，可以用发汗的方法治疗。第四天病邪由少阳经传入太阴经，太阴经脉分布在胃中，向上与咽喉部位相连。太阴经病变会出现腹中胀满、咽喉干燥等症状。第五天，病邪由太阴经传入少阴经，少阴经贯通肾脏，络于肺，向上连属舌根部。少阴经病变，病人会有口舌干燥、口渴等症状。第六天病邪由少阴经传入厥阴经，厥阴经脉环绕阴器，络于肝。厥阴经病变，病人会出现烦闷不安、阴囊收缩等症状。如果三阴经、三阳经及五脏六腑均受到邪气的侵袭，致使全身营卫气血不能正常运行，五脏精气闭阻不通，便会死亡。如果不是表里经脉同时感受寒邪而发病，那么到第七天，太阳经脉的病邪开始衰退，正气开始恢复，头痛症状就会稍微减轻。到第八天阳明经的病邪减退，身体热度逐渐退下来。到第九天，少阳经脉的病邪开始衰退，听力渐渐恢复。到第十天，太阴经脉的病邪开始

伤寒病的发展与治疗

寒邪在体内的传播有一定的顺序和规律，如图所示。需要注意的是，如果疾病刚有好转就开始进食难消化的食物，就会在体内郁积生热，两热相交，造成余热不退的现象。

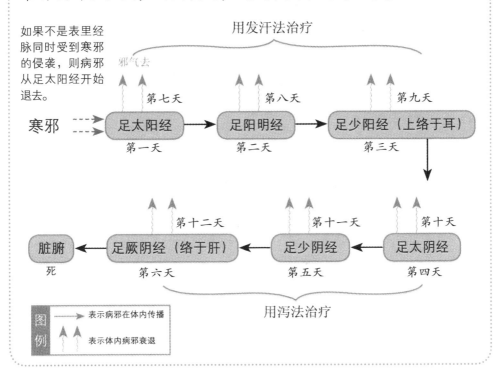

衰退，腹部胀满症状逐渐减轻，食欲好转。到第十一天，少阴经的病邪开始衰退，口不渴了，舌不干了，还会打喷嚏。到第十二天，厥阴经脉的病邪开始衰退，阴囊舒缓，小腹也微微舒缓。邪气消退，疾病便一天天好转。

古文欣赏

帝曰：愿闻其状。岐伯曰：伤寒一日，巨阳受之，故头项痛，腰脊强。二日，阳明受之，阳明主肉，其脉挟鼻络于目，故身热，目疼而鼻干，不得卧也。三日，少阳受之，少阳主胆，其脉循胁络于耳，故胸胁痛而耳聋。三阳经络皆受其病，而未入于脏者，故可汗而已；四日，太阴受之，太阴脉布胃中，络于嗌，故腹满而嗌干。五日，少阴受之，少阴脉贯肾络于肺，系舌本，故口燥舌干而渴。六日，厥阴受之，厥阴脉循阴器而络于肝，故烦满而囊缩。三阴三阳，五脏六腑皆受病，荣卫不行，五脏不通，则死矣。其不两感于寒者，七日，巨阳病衰，头痛少愈。八日，阳明病衰，身热少愈。九日，少阳病衰，耳聋微闻。十日，太阴病衰，腹减如故，则思饮食。十一日，少阴病衰，渴止不满，舌干已而嚏。十二日，厥阴病衰，囊纵，少腹微下，大气皆去，病日已矣。

伤寒病的治疗

黄帝问道：该如何治疗呢？岐伯回答说：治疗时要根据症状判断病邪所在的经脉，分别给予治疗，疾病便会一天天衰退。一般发病不超过三天的，病邪还在三阳经，可以用发汗法治疗；发病时间已超过三天的，病邪已入三阴经，可以用泻法治疗。

黄帝问：有时热病已经基本上好了，但常常有余热难退的现象，这是为什么呢？岐伯回答道：病人余热难退，大多是由于在发热严重时强进饮食或吃的食物不易消化。像这样的情况，病势虽已减轻，但余邪未尽，不消化的食物在体内郁积生热，与余邪交结，两热相合，造成余热不退。黄帝问：很好，那又该如何治疗余热不退呢？岐伯说：要观察疾病的虚实，调其顺逆，就能治愈。黄帝说道：热病有什么应当禁忌的吗？岐伯说：在热病稍有好转时，食用肉类会导致热病复发，过量饮食会造成余热难退，不恰当不适量的饮食都是热病的禁忌。

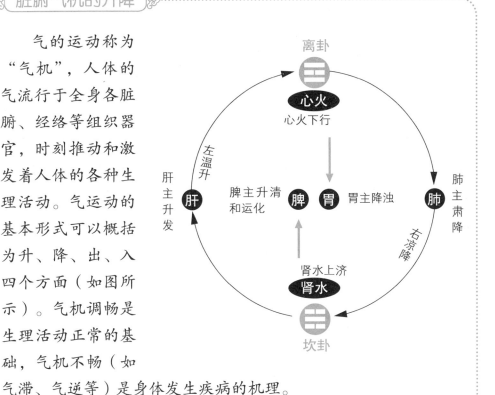

脏腑气机的升降

气的运动称为"气机"，人体的气流行于全身各脏腑、经络等组织器官，时刻推动和激发着人体的各种生理活动。气运动的基本形式可以概括为升、降、出、入四个方面（如图所示）。气机调畅是生理活动正常的基础，气机不畅（如气滞、气逆等）是身体发生疾病的机理。

表里经脉同时受寒邪的症状

黄帝问道：如果作为表里的两条经脉同时受寒邪侵袭而发病，又会出现什么症状呢？岐伯说：表里两经同时受寒邪侵袭，第一天是太阳和少阴两经同时发病，所以不仅有太阳病的头痛症状，还有少阴病的口干、烦闷症状。第二天是阳明经和太阴经同时发病，所以不仅有太阴病的腹部胀满、不想吃东西等症状，还有阳明病的身体发热、神志昏迷、说胡话等症状。第三天是少阳和厥阴两经同时发病，所以不仅有少阳病的耳聋症状，还有厥阴病的阴囊收缩和手足冰冷等症状。此时，病情已经很严重了。如果继续发展到水浆不能下咽、神志不清的程度，这样到第六天就会死亡。

黄帝问道：疾病发展到五脏均受到损伤、六腑气机不通、营卫血气运行不流畅的地步，像这样三天以后才死亡，这是什么原因呢？岐伯说：阳明经为十二经脉之长，气血最盛，虽然病邪已经传遍三阳三阴六经，又出现水浆不下、神志昏迷的症状，但阳明经尚存的气血还能维持一段时间，三天以后阳明经经气尽竭，病人便死亡。

大凡受寒邪侵袭而得的温热病，在夏至日以前发病的，称为"温病"；在夏至日以后发病的，称为"暑温"。在治疗暑病的初期，应当运用发汗的方法，使暑热邪气随同汗液一同外泄，而不应当运用收敛止汗的方法进行治疗。

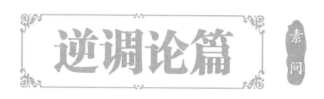

本篇主要论述了体内阴阳之气失调所引起的一些疾病，包括热病、寒病、心肾不交所致的骨痹、气逆病影响睡卧等，并分析了各种病证的致病机理，强调了调和阴阳在养生中的重要性。

▌ 从症状看疾病

黄帝问道：有的病人身体发热，不是穿衣服过多造成的，而且感到烦闷，这是什么原因？**岐伯回答说：**这是因为人体阴气虚少而阳气相对偏盛，所以病人感到身体发热，烦闷。

黄帝问道：有的病人身体发冷，不是因为衣服穿得单薄，也不是由于感受外来寒邪，却感到寒冷从身体内部产生出来，这又是什么原因？**岐伯回答说：**这种人体内经脉之气痹着不能宣通，阳气少而阴气相对偏盛，所以身体像从冷水中出来一样寒冷。

黄帝问道：有人四肢发热，遇到了风寒就如同在火中烧烤一样，这是为什么呢？**岐伯回答说：**这类人体内阴气虚阳气盛，四肢属阳，两阳相合，阴气愈加亏少，阴虚不能灭掉亢盛的火邪，因而阳气独旺。阳气独旺，有阳无阴，生机不全，因而一遇到风，四肢就像在火中炙烤一样。这样的人，肌肉会慢慢消耗而枯瘦。

黄帝问：有的病人全身发冷，即使用热水温暖或是烤火，也不能使他感到热，穿再厚的衣服，身体也不温暖，然而病人并没有冻得战栗发抖，这是一种什么病呢？**岐伯说：**这种人从体质上看是肾气虚而水寒之邪气过盛，常被水湿邪气所困，这是因为太阳经气虚衰，肾中的阴精得不到阳气的温暖而枯竭不长，肾为水脏，肾藏精生骨髓，当肾不能生养骨髓时，骨髓空虚，所以寒冷深达骨髓。病人并不表现出

101

冻得战栗发抖的原因是，肝是一阳为少阳相火，心是二阳为厥阴君火，肾是孤脏为太阳寒水，一个属水的肾脏无法制约两个属火的脏腑，所以这种病人虽然寒冷，但不发抖。这种病叫作"骨痹"，还应见到经脉拘挛的症状。

黄帝问道：有一种疾病，病人肌肤麻木，即使穿上衣服，盖上被子，也没有减轻症状，这是一种什么病呢？岐伯说：这是营卫之气虚弱造成的。营气虚弱，就会使皮肤麻木；卫气虚弱，身体便失去正常活动功能；如果营卫都虚了，则既表现出肌肉麻木，又表现出肢体失去正常活动能力。如果病情发展到人的意识不能支配肢体感觉，身体

心肾不交

　　心属火，藏神；肾属水，藏精。正常情况下，心火与肾水互相作用，互相制约，以维持正常的生理活动。肾中真阳上升，能温养心火；心火能制约肾水泛滥而助真阳；肾水又能制约心火，使其不致过亢而益心阴。如果肾阴不足或心火扰动，两者失去协调关系，称为心肾不交，主要表现为心烦，失眠，多梦，怔忡，心悸，遗精等。

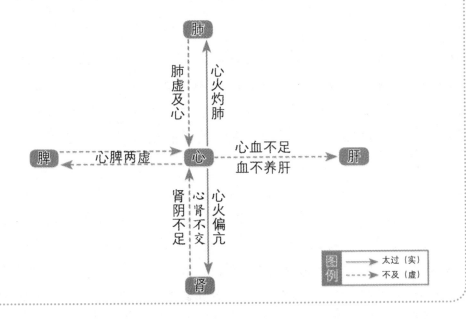

上的刺激也无法引起人的意识上的反应，身体和神志不相配合适应，人的肌肤感觉就会消失。

肾的功能

　　肾藏精纳气，主管人体内的津液，以其阴制约心火，并通过气化作用将体内多余的水分排出体表，肾阴肾阳在体内相互制约，相互依存，共同维持着人体的生理平衡。如果这一平衡状态被打破，人体就会发生疾病，当人的肾精大虚时，就会出现气喘、不能平卧的现象。

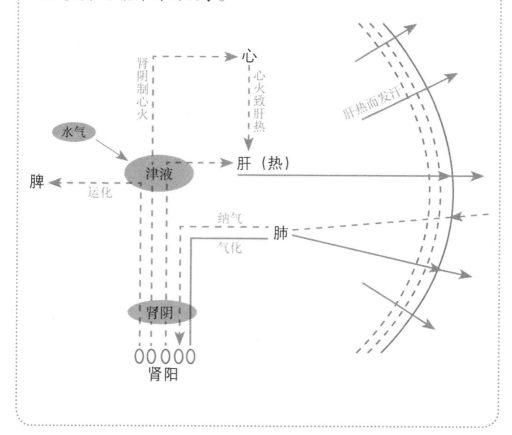

心

肾阴制心火

心火致肝热

肝热而发汗

水气

津液

脾

运化

肝（热）

纳气

气化

肺

肾阴

○○○○○

肾阳

气逆病的表现和成因

　　黄帝问：患气逆病的人有不同的表现，有的不能平卧，喘息有声音；有的不能平卧，但喘息无声；有的起居正常而喘息有声；有的能够平卧，但行走即出现气喘；有的不能平卧，不能行走，且气喘；有的不能平卧，平卧即气喘。这些表现都是哪些脏腑的病变引起的？我希望了解其中的原因。岐伯回答说：不能平卧而喘息有声音的，是足阳明经气上逆所致，足三阳经脉之气以下行为顺，现在反逆而上行，所以呼吸有声音。足阳明经是胃的经脉，胃是五脏六腑气血的来源，胃气下行是其正常生理功能的表现，现在病人胃气上逆，不沿着正常的通道运行，所以病人不能平卧。《下经》说："胃不和，则卧不安。"说的就是这种情况。如果病人生活起居正常，但呼吸有声音，这是由于肺经之气上逆，络脉之气不能跟随经脉之气正常上下运行，宗气留滞于经脉而不行。络脉的病变轻微，所以起居有常而呼吸有声音。如果病人不能平卧，平卧则喘，是由水湿停留于体内，向上压迫肺造成的。津液在人体内不断循行流动，肾是主水的脏器，主管人身的津液调节，肾阳亏则水邪泛滥，人就不得卧，肾不纳气而喘。黄帝说：讲得好。

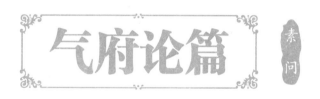

本篇主要介绍了人体经脉穴位的分布情况，包括足三阳经、手三阳经、督脉、任脉、冲脉各条经脉的穴位数目和大体分布位置，并介绍了其中一些主要穴位。

足三阳经穴位分布

足太阳经脉之气通达、灌注于七十八个穴位当中。两眉头间的攒竹穴左右各一穴。从攒竹穴上行至头发中的前顶穴，共长三寸半，前顶穴居于中间一行，其左右各有两行，共计五行，从中间一行到左右外行的距离均为三寸。足太阳经脉之气浮于头部皮肤中，运行于头皮之中，共计五行，每行各有五个穴位，共五五二十五个穴位。后颈中大筋两侧的天柱穴，左右各一。风府两侧的风池穴，左右各一。从大椎至尾骨共有二十一节，其中有十五个脊椎骨间两旁各有一个穴位。五脏腧穴左右各有五个穴位，六腑腧穴左右各有六个穴位。从委中向下到脚小趾旁，左右各有六个穴位。

足少阳经脉之气通达、灌注于六十二个穴位当中。两头角左右各二穴，共计四个穴位。从瞳孔直上的发际内左右各五穴，共计十个穴位。耳前角上左右各一穴。耳前角下左右各一穴。耳前鬓发下左右各一穴。上关穴左右各一穴。耳后凹陷中左右各一穴。下关穴左右各一穴。耳下颊车骨后左右各一穴。缺盆穴左右各一穴。腋下三寸之处左右各有三穴位，共计六个穴位。从胁下到季肋，左右各六个穴，共计十二个穴位。髀枢中左右各一穴。从膝关节以下到脚小趾、次趾，左右各六个穴，共计十二个穴位。

足阳明经脉之气通达、灌注于六十八个穴位当中。额颅发际旁左右各有三个穴位，共计六个穴位。颧骨骨空中左右各一穴。下颌角前凹陷中的大迎穴，左右各一穴。人迎穴左右各一穴。缺盆外骨空凹陷中左右各一穴。胸膺部每根肋骨间各有一穴，共计十二个穴位。夹鸠尾穴之外，乳房下三寸，夹胃脘左右各有五个穴位，共计十个穴位。夹脐旁开三寸左右各有三个穴位，共计六个穴位。脐下二寸，夹脐左右各有三个穴位。气街穴左右各一穴。伏兔穴上的髀关穴左右各一穴。从左右足三里穴向下到脚中趾外侧各有八个穴位，共计十六个穴位。这些就是足阳明经分布于各处的穴位。

▌手三阳经穴位分布

手太阳经脉之气通达、灌注于三十六个穴位当中。两眼内角左右各一穴。两眼外角左右各一穴。颧骨下左右各一穴。耳郭上左右各一穴。耳中左右各一穴。巨骨穴左右各一穴。曲掖上左右各一穴。柱骨上凹陷中左右各一穴。天窗穴及其上四寸处的窍阴穴左右各二穴。肩解部左右各一穴。肩解部下三寸处左右各一穴。从肘关节以下到手小指外侧，左右各有六个穴位，共计十二个穴位。

手阳明经脉之气通达、灌注于二十二个穴位当中。鼻孔外侧的迎香穴左右各一穴。颈项外侧的扶突穴左右各一穴。大迎穴在下颌骨空间，左右各一穴。颈项与肩交会处的天鼎穴，左右各一穴。肩与臂交会处的肩髃穴，左右各一穴。从肘关节以下到手大指侧的次指间，左右各有六个穴位，共计十二个穴位。

手少阳经脉之气通达、灌注于三十二个穴位当中。颧骨下两侧各一穴。眉毛后的丝竹空穴左右各一穴。头角上方左右各一穴。完骨后下方的天牖穴，左右各一穴。项中足太阳膀胱经之前左右各一穴。夹在扶突穴外侧左右各一穴。肩贞穴左右各一穴。肩贞穴之下三寸左右各有三个穴位，共计六个穴位。自肘关节向下到手小指侧次指端左右各有六个穴位，共计十二个穴位。

督脉、任脉、冲脉穴位分布

督脉之脉气通达、灌注于二十八个穴位当中。后颈中央有两个穴位。前后发际线之间共有八个穴位。面部正中有三个穴位。从大椎向下至尾骨及旁线上共有十五个穴位，从大椎到尾骶骨共有二十一个骨节，这是计算脊椎骨以确定穴位数目的方法。

任脉之脉气通达、灌注于二十八个穴位当中。喉部正中有两个穴位。胸部正中骨的凹陷处共有六个穴位。鸠尾下三寸有三个穴位，从中脘穴到脐中五寸共有五个穴位，从脐中到横骨六寸半共有六个穴位，任脉在腹部共有十四个穴位。下部前阴与后阴中间有会阴穴。双眼之下各有一承泣穴。下唇有一承浆穴，还有一龈交穴。

督脉

督脉属于人体奇经八脉之一，总督一身之阳经，有调节阳经气血的作用，故称为"阳脉之海"。主生殖功能，特别是男性生殖功能。督脉起于会阴，然后分两支，一支从少腹往上走，一支从长强往上走。

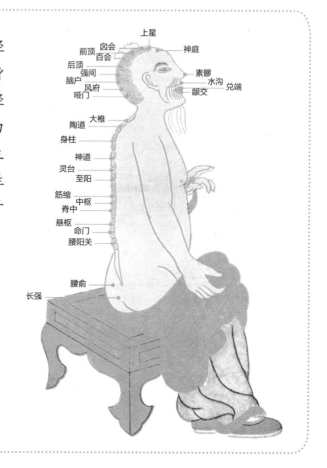

冲脉之脉气通达、灌注于二十二个穴位当中。从鸠尾两旁各横开半寸向下到脐，左右各有六个穴位，共计十二个穴位。从脐两旁各横开半寸向下到横骨，左右各有五个穴位，共计十个穴位。这些是冲脉在腹部经脉的取穴方法。

足少阴经脉之气通达、灌注的穴位在舌下部有两个。足厥阴经在阴毛中左右各有一个急脉穴。手少阴经在腕后左右各有一个穴位。阴跻、阳跻脉各有一个穴位。手足鱼际皆为经脉之脉气通达的部位。以上共计三百六十五个穴位。

针刺时体位的选择

针刺体位的选择主要从方便医生取穴和使患者自然舒适的角度考虑。大体说来，针刺的体位主要有以下几种：

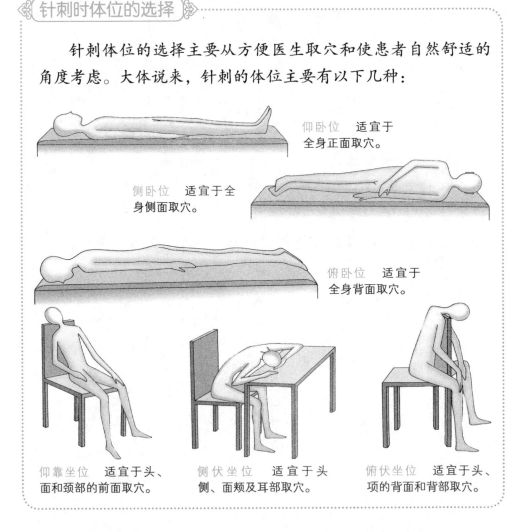

仰卧位　适宜于全身正面取穴。

侧卧位　适宜于全身侧面取穴。

俯卧位　适宜于全身背面取穴。

仰靠坐位　适宜于头、面和颈部的前面取穴。

侧伏坐位　适宜于头侧、面颊及耳部取穴。

俯伏坐位　适宜于头、项的背面和背部取穴。

调经论篇

本篇主要论述神、气、血、形、志的有余和不足，分析了十种情况的表现、形成原因与治疗方法。这十种情况都产生于人体五脏，靠经脉来运输至全身，所以诊断和治疗应以经脉为依据。气血逆乱会对经脉造成影响，经脉中阴阳之气的变化也会使人产生虚实病变，本篇还介绍了虚实病变的补泻原则和用针方法。

▌有余和不足

黄帝问道：我看到刺法上说，有余的病应当用泻法进行治疗，不足的病应当用补法进行治疗。什么叫作"有余"？什么叫作"不足"呢？岐伯回答说：有余的病证有五种情况，不足的病证也有五种情况。您想问的是哪一种呢？黄帝说：我很想听您详尽地谈一谈所有的情况。岐伯回答说：神既有有余，又有不足；气既有有余，又有不足；血既有有余，又有不足；形既有有余，又有不足；志既有有余，又有不足。这十个方面的病理情况和表现各异。

黄帝问道：人体有精、气、津、液、四肢、九窍、五脏、十六部、三百六十五节，这些部位都可能感染邪气而产生许多不同的疾病，产生的这些疾病又分别有虚实两种情况，现在先生却说，有余的病证有五种情况，不足的病证也有五种情况，这十种情况都是如何产生的呢？岐伯回答说：这十种情况均产生于人体五脏。五脏中的心脏主藏人体的神，肺脏主藏人体的气，肝脏主藏人体的血，脾脏主藏人体的肉，肾脏主藏人体的志，五脏分工不同，从而形成人体。人外在身体上的功能活动，与体内的骨髓等深在部位相联系，于是形成了一个身心皆健康的机体。五脏的活动规律乃人体的核心，五脏六腑之间的相互联系是通过经脉这个通道来完成的，经脉的作用是运行气血至身体各部。人体内的气血不和，就会诱发许多疾病，所以诊断治疗都应当以经脉为依据。

古文欣赏

　　黄帝问曰：余闻刺法言，有余泻之，不足补之，何谓有余？何谓不足？岐伯对曰：有余有五，不足亦有五，帝欲何问？帝曰：愿尽闻之。岐伯曰：神有余有不足，气有余有不足，血有余有不足，形有余有不足，志有余有不足。凡此十者，其气不等也。帝曰：人有精气津液，四支九窍，五脏十六部，三百六十五节，乃生百病，百病之生，皆有虚实。今夫子乃言有余有五，不足亦有五，何以生之乎？岐伯曰：皆生于五脏也。夫心藏神，肺藏气，肝藏血，脾藏肉，肾藏志，而此成形。志意通，内连骨髓，而成身形五脏。五脏之道，皆出于经隧，以行血气。血气不和，百病乃变化而生，是故守经隧焉。

神的有余和不足

　　黄帝问道：神有余和神不足各有什么样的表现呢？岐伯回答说：心主神志，神有余时，心火亢盛，病人表现为常笑而不停；神不足时，心阳衰微，病人就出现悲伤的情感。当邪气还没有伤及经脉的血气时，五脏还未受到邪气侵扰而出现病变，病邪仅伤及人的外在体表，使人战栗怕冷。病邪刚侵入手少阴心经所主的皮部，尚未内侵至经络当中，这种情况下外邪对少阴心经的伤害很轻。黄帝说道：治疗神的病变时，如何采取适当的补法或泻法呢？岐伯回答说：神有余时，就应当针刺体内较小的络脉至出血，注意不要刺得太深，也不要摇大针孔，照此方法施行，神气就可平和了。神不足时，要仔细观察手少阴心经的循行路线里空虚的络脉，先用手按摩使经气到达虚络，再针刺以疏通经脉，调和血气。针刺时不要出血，也不要使血气外泄，经脉得到疏通，神气自然就可平复了。

　　黄帝又问道：如何用针刺治疗外邪轻度伤及手少阴心经的情况呢？

神的有余和不足

神有余时，要泻，针刺体内较小的络脉；神不足时，要补，以调和气血。

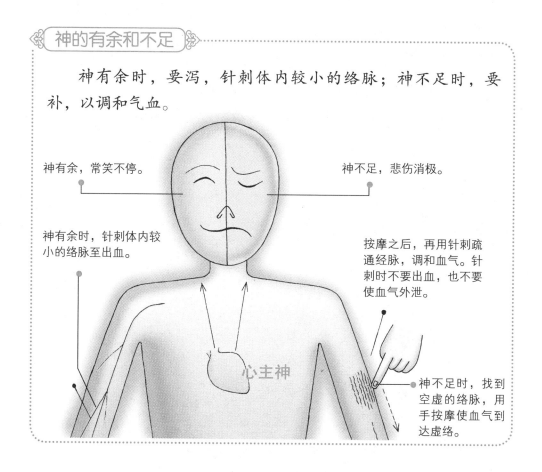

神有余，常笑不停。

神不足，悲伤消极。

神有余时，针刺体内较小的络脉至出血。

按摩之后，再用针刺疏通经脉，调和血气。针刺时不要出血，也不要使血气外泄。

心主神

神不足时，找到空虚的络脉，用手按摩使血气到达虚络。

岐伯回答说：花较长的时间去按摩病处，进针时不要开大针孔或刺得太深，使正气振奋起来，这样少阴心经之气就可恢复了。

气的有余和不足

黄帝说：讲得好。气有余和气不足各有什么样的表现呢？岐伯回答说：气有余时，病人表现为气喘、咳嗽、邪气上逆；气不足时，病人表现为鼻塞、呼吸不畅、气短且少。当邪气还没有与体内气血充分并合时，五脏还未受到邪气侵扰，病变只在肺卫，这种情况称为"肺气微虚"。黄帝说道：治疗气的病变时，如何采取适当的补法或泻法呢？岐伯回答说：邪气有余时，就采用泻法针刺它的经脉，但进针时不要太深而伤损其经脉，不要出血，也不要在祛邪时误泄肺气。气不足时，就采用补法针刺它的经脉，同样进针时不要在补气时伤其经脉之气。黄帝问

心理暗示与中医结合治疗肺气微虚

　　人们很早就注意到了心理暗示的重要作用，并将其应用到医学治疗当中。图中所示为医生利用心理暗示会使患者身体发生反应的原理对其进行针刺治疗的情景。

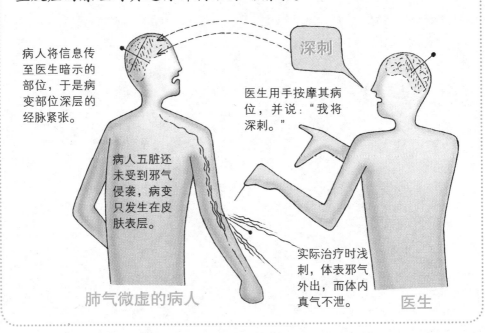

病人将信息传至医生暗示的部位，于是病变部位深层的经脉紧张。

深刺

医生用手按摩其病位，并说："我将深刺。"

病人五脏还未受到邪气侵袭，病变只发生在皮肤表层。

实际治疗时浅刺，体表邪气外出，而体内真气不泄。

肺气微虚的病人

医生

道：如何针刺治疗肺气微虚呢？岐伯回答说：不间断地按摩手太阴肺经，再拿出针注视着病人说，即将深刺，刺入时却改为浅刺。这样才能使病人的精气深藏于体内，邪气外散于体外，在体内无留身之处，邪气从腠理排泄出去，人体的真气就能恢复正常。

▮ 血的有余和不足

　　黄帝说：讲得好。血有余和血不足各有什么样的表现呢？岐伯回答说：肝藏血，血有余时肝气亢盛，病人表现为易发怒；肝血不足时，肝之升发之气不够，病人容易出现恐惧的情绪。当邪气还没有与体内的气血充分并合时，五脏还未受邪气侵扰而出现病变，只是肝的细小血管有满溢的现象，这说明经脉中有留滞之血。黄帝问道：治疗血的病变时，如何采取适当的补法或泻法呢？岐伯回答说：肝之邪气有余时，就采用泻法泄去充盛经脉中的邪气，并使经脉出血；血不足时，就仔细观察气血空虚的经脉，采用补法进行针刺，进针后留针，等待经脉之正气聚于针下，直到有得气感，当得气后脉搏跳动洪大有力时，应快速出针，不要让病人出血。黄帝问道：怎样对有留滞之血的络脉进行针刺治疗呢？岐伯回答说：观察到有留滞之血的络脉时，针刺清除其留滞之血，不要让留滞之血侵入大的经脉，而演化成其他更为严重的疾病。

▮ 形的有余和不足

黄帝说：讲得好。形有余和形不足各有什么样的表现呢？岐伯回答说：肌肉是脾之合，形有余时，是脾胃实证，病人表现为腹部胀大，大小便不畅；形不足时，是脾胃虚证，病人表现为四肢酸软无力，失去正常的活动功能。当邪气还没有与体内的气血充分并合时，五脏还未受到邪气侵扰而出现病变，只是肌肉不自主抽动。这种情况称为"微风"，是风邪克制脾土的现象。黄帝问道：治疗形的病变时，如何采取适当的补法或泻法呢？岐伯回答说：形有余时，就采用泻法针刺足阳明胃经的经脉，以泻邪气；形不足时，就采用补法针刺足阳明胃经的络脉，以补正气。黄帝问道：怎样对"微风"进行针刺治疗呢？岐伯回答说：针刺到分肉之间，既不要刺中经脉，也不要刺伤络脉，卫气得以恢复之后，邪气自然就消散了。

▮ 志的有余和不足

黄帝说：讲得好。志有余和志不足各有什么样的表现呢？岐伯回答说：肾藏志，志有余时，是肾阳虚而阴寒邪盛，病人表现为腹部胀大，伴有腹泻，且腹泻物中有未消化的食物；志不足时，是肾阳不足，病人表现为手脚冰冷。当邪气还没有与体内的气血充分并合时，五脏还未受邪气的侵扰而出现病变，只是骨节有酸痛软弱的感觉。黄帝问：治疗志的病变时，如何采取适当的补法或泻法呢？岐伯回答说：志有余时，采用泻法针刺然谷穴使其出血；志不足时，采用补法针刺复溜穴。黄帝问道：如何用针刺治疗骨节有酸痛软弱的感觉？岐伯回答说：只需针刺少阴经脉之穴，不要伤及经脉之气，邪气很快就会消散。

气血逆乱与疾病的形成

黄帝说：很好！我已听您讲了虚实病变的各种情形，但我还不知道它们是如何产生的。岐伯回答说：形成一虚一实的现象是因为气血偏盛或偏衰，导致气血阴阳失调，卫气不行于经脉之外，营血不行于经脉之内，血和气都离开它们所应在的位置。如血盛于阴经，阴邪盛在阴经，肝受影响而发惊；气盛于阳分，阳邪盛于阳经，心受影响则发为狂；阴

气血的逆乱与疾病的形成

虚实的发生是由于邪气与气血相并，导致阴阳失调，气血离开它们所应在的位置，逆行于经络。

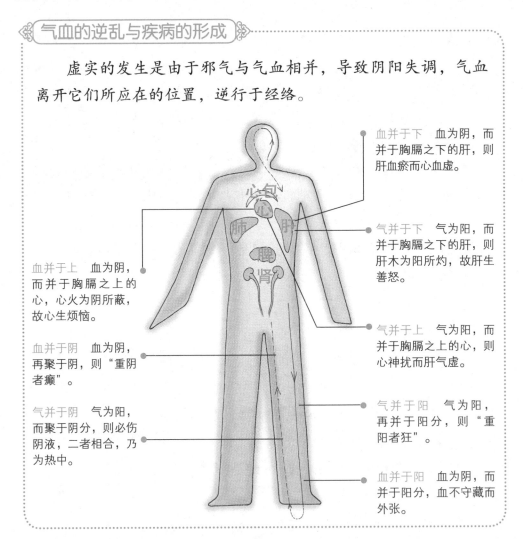

血并于下 血为阴，而并于胸膈之下的肝，则肝血瘀而心血虚。

气并于下 气为阳，而并于胸膈之下的肝，则肝木为阳所灼，故肝生善怒。

血并于上 血为阴，而并于胸膈之上的心，心火为阴所蔽，故心生烦恼。

气并于上 气为阳，而并于胸膈之上的心，则心神扰而肝气虚。

血并于阴 血为阴，再聚于阴，则"重阴者癫"。

气并于阴 气为阳，而聚于阴分，则必伤阴液，二者相合，乃为热中。

气并于阳 气为阳，再并于阳分，则"重阳者狂"。

血并于阳 血为阴，而并于阳分，血不守藏而外张。

邪盛于阳分，阳邪盛于阴分，于是形成内热的症状；阴邪侵犯上焦，心火妄动则会出现心中烦闷，阳邪偏盛于下焦，肝气亢盛则出现易怒的症状；阴气盛于下而不升，气盛于上而不降，阴阳离散，便形成精神错乱、健忘的毛病。黄帝问道：血并于阴分，气并于阳分，像这样气血阴阳平衡失常，哪种情况为实？哪种情况为虚呢？岐伯回答说：气与血，皆喜欢温暖而讨厌寒冷，遇冷它们便凝滞而不流动，遇暖则可使已凝滞的血气逐渐疏散而正常流通。气盛（阳盛）则血虚（阴虚），血盛（阴盛）则气虚（阳虚）。黄帝问道：人身体所具有的最宝贵的东西就是血和气，现在先生您却说气盛（阳盛）则血虚（阴虚），血盛（阴盛）则气虚（阳虚），这样说来，不就是没有实的情况了吗？岐伯回答说：亢盛有余的就为邪实，缺少不足的就为正虚。所以气分邪气盛则伤血（阴虚），血分邪气盛则伤气（阳虚），血与气相对平衡的状态被破坏，所以就形成了虚实之证。身体中络脉和孙脉的血气在正常情况下都灌注于经脉，若血与气中的邪气均盛（阴阳俱盛），就会形成实证。若血与气均逆行于身体上部，就会出现严重的厥病，厥病可使病人突然昏厥，不省人事，好像死了一样。如果气血能及时从上逆而下降，病人就会苏醒，否则便会有死亡的危险。

虚证和实证的形成

黄帝问道：实证是怎样形成的？虚证又是如何消除的呢？很想听您讲讲虚证和实证形成的关键各是什么？岐伯回答说：阴经和阳经，因气血灌注而分别形成输入和会合的腧穴，二者通过穴位交会沟通，发生病变后，外来邪气可从阳经进入阴经，入于阴的病邪也可外出到阳经，阴阳经脉中的血气需要保持协调平衡。阴阳之气均衡了，人的形体就会充实，九候脉象的表现就会一致，这样就是健康正常之人。邪气入侵人体发生病变，有的从体表而入，有的从内而生。从表而入的病变，多数是受了外界风雨寒湿等外邪所导致的；从内而生的病变，多数是饮食无规律，居所环境失宜，行房事过度及喜怒无常等内因所引起的。黄帝问道：风雨邪气是怎样伤人的呢？岐伯回答说：风雨之邪入侵人体时，首

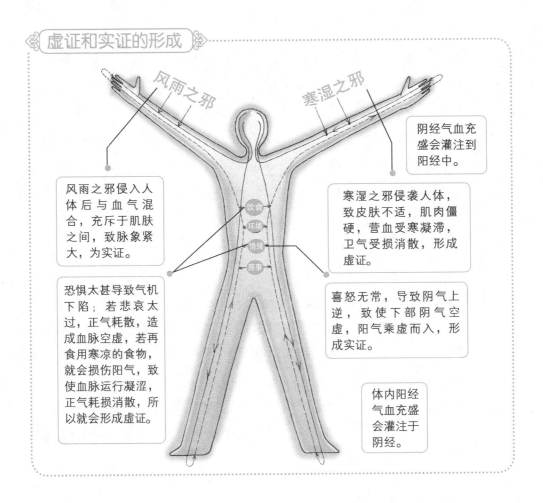

虚证和实证的形成

风雨之邪

寒湿之邪

阴经气血充盛会灌注到阳经中。

风雨之邪侵入人体后与血气混合，充斥于肌肤之间，致脉象紧大，为实证。

寒湿之邪侵袭人体，致皮肤不适，肌肉僵硬，营血受寒凝滞，卫气受损消散，形成虚证。

恐惧太甚导致气机下陷；若悲哀太过，正气耗散，造成血脉空虚，若再食用寒凉的食物，就会损伤阳气，致使血脉运行凝涩，正气耗损消散，所以就会形成虚证。

喜怒无常，导致阴气上逆，致使下部阴气空虚，阳气乘虚而入，形成实证。

体内阳经气血充盛会灌注于阴经。

饮食
环境
情绪
房事

先侵袭皮肤，接着由皮肤内渗到孙脉，若孙脉邪气盛满后，就会进一步渗透到络脉中，待络脉邪气盛满后，会更进一步侵入大的经脉中。经脉之气与病邪混合停留在肌肉和皮肤之间，此时，病人的脉象表现为紧而大，所以就引起了实证。实证的病变外部表现为脉象坚实，不可按压，按压就会感到疼痛。黄帝问道：寒湿邪气是怎样伤人的呢？岐伯回答说：寒湿之邪侵入人体后，表现为皮肤腠理不适，肌肉僵硬，营血受寒凝滞，卫气受损消散，所以就引起了虚证。虚证慢慢加重而卫气不足，按摩后，气血通行，卫气充足，肌肤得到滋养，所以病人感觉舒适温暖且无疼痛感。

　　黄帝问道：内伤的实证是怎样产生的呢？岐伯回答说：如果喜怒没有节制，就会导致下部的脏腑之气上逆而行，致使下部脏腑之气空虚，于是下焦之阳虚，所以就会形成上实下虚之证。

黄帝又问道：内伤的虚证是怎样产生的呢？岐伯回答说：若恐惧太甚就会导致气机下陷，若悲哀太过，则会使正气耗散，造成经脉空虚，若再食用寒凉的食物，就会损伤阳气，于是血脉运行凝涩，正气耗损消散，所以就会形成虚证。

黄帝说：古代关于医学的经书上曾说，阳气虚弱就产生外寒，阴气虚弱就产生内热，阳气充盛就产生外热，阴气充盛就产生内寒。这些理论我已经听说过了，但不知道为什么会是这样的。岐伯回答说：人身的卫阳之气皆受于上焦，这些卫阳之气有温养肌肉和皮肤的功能。现在寒邪之气侵入体表，上焦失去通畅，肺之宗气不能推动卫阳之气运行至体表，寒邪之气独留于体表，于是就出现了寒冷战栗的症状。

黄帝问道：太阴脾虚是如何产生内热的呢？岐伯回答说：如果劳累过度，脾气不足，脾主肌肉，脾气虚则不能充实形气，不能运化水谷精微之气，水谷之气衰弱不能正常运送到上焦，人体代谢物不能从下部排出而停留于胃中，胃气郁结而生热，热气充满于胸中，于是就出现了内热的症状。

黄帝问道：外邪引起卫气闭郁是如何产生外热的呢？岐伯回答说：上焦不利，肺气不宣发，就使肌肤腠理闭塞，汗孔也被阻塞，邪气阻遏卫阳不能外散，于是产生了外热的症状。

黄帝问道：阴气充盛是如何产生内寒的呢？岐伯回答说：由于下焦阳气虚少，阴寒之气向上逆行，蓄积于胸中而不得外泄，使胸中的阴气积聚，阳气被耗损而减少，寒独留于体内，引起经脉中的血液运行凝涩，进而脉不通畅，脉搏跳动盛大而涩，于是就出现了内寒的症状。

虚证实证的补泻原则

黄帝问道：阴与阳、气与血的偏盛偏衰不平衡，就形成了虚实的病变，如何用针刺的方法治疗这些疾病呢？岐伯回答说：治疗这些疾病，应当取经脉上的穴位进行针刺。如果病变发生于阴血，便采用深刺法针刺营分；如果病变在阳气，便采用浅刺法针刺卫分。并根据病人形体的胖瘦、高矮和四季的寒热、温凉来确定针刺的深浅、部位和针刺的次数。

黄帝问道：气血阴阳失去平衡，或偏盛或偏衰，造成了虚实的病变，这时应该如何采用补法或泻法呢？岐伯回答说：用泻法治疗实证的方法是，乘邪气盛时进针，即当病人正在吸气时进针，针与气一起进入体内，并开大针孔，从而打开邪气外出的门户。当病人在呼气时出针，使邪气随同针一起泄出，如此，正气就不会受到损伤，邪气也会泄出于体外。出针后不要用手指按摩针处，以便邪气尽快外泄，也可摇大针孔，使邪气外出的道路更加畅通。取经选穴位及针法得当，这样亢盛的邪气才能衰退。

黄帝问道：采用补法治疗虚证应如何用针呢？岐伯回答说：医生手持针具，需要全神贯注在针上，认真定夺如何进针，决定后迅速针刺。当病人呼气时进针，针随气的呼出而刺入体内，进针迅速且针眼小，针孔四周密闭不留空隙，正气无法外泄。当正气来到针下有充实感时迅速出针，保证在病人吸气时出针，使正气充斥在当前的穴位上，并按摩针孔。如此就可调动体内正气，而使邪气散去，保存精气。针刺后必须耐心等待针感，使已到之气不散失，还未到之气才能到来，这样就称为补法。

黄帝问道：先生所说的虚证和实证共有十种情况，它们都始发于五脏。五脏只有五条经脉，但人身体的十二经脉皆能发生病变，而先生现在却只谈五脏。十二经脉连着人体的三百六十五节，每一节又都可能发生病变，它们发生疾病必然会波及经脉，经脉的病变有虚证，也有实证，那么经脉的虚证、实证与五脏的虚证、实证各有怎样的关系呢？

岐伯回答说：人体五脏和六腑本来互为表里，联系紧密。经脉、络脉、四肢和关节都会产生虚实的病变，在治疗时，应根据病变所发生的部位进行适当的调理。如果病变发生在脉，治疗时就可以调治其血；病变发生在血，治疗时就可以调治其络脉；病变发生在气分，治疗时就可以调治其卫气；病变发生在肌肉，治疗时就可以调治其分肉；病变发生在筋，治疗时就可以调治其筋；病变发生在骨，治疗时就可以调治其骨。阴寒邪气盛，病情迅猛时，用温针灸且深刺的方法。如果病变发生在骨，可用火针深刺，并用药温熨病处。如果疾病产生后，病人说不清疼痛的部位，则最好针刺阴跷和阳跷两条经脉。如果病人感到身体疼痛，但九候脉象却正常，则应该用刺络法左右交叉针刺的方法即"缪刺法"进行治疗。如果病人疼痛部位在左侧，而右脉出现了病象，则可以用刺经法左右交叉针刺的方法即"巨刺法"进行治疗。一定要认真审察九候的脉象变化和症状，然后进行针刺，这样就可完备地掌握针刺的理论和技术了。

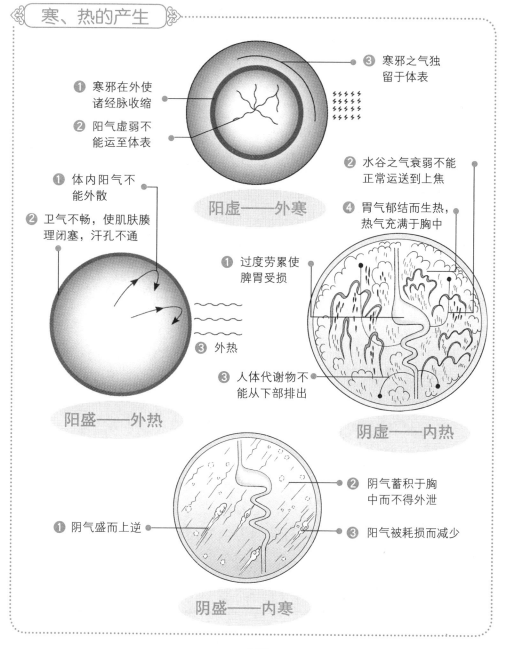

寒、热的产生

❸ 寒邪之气独留于体表

❶ 寒邪在外使诸经脉收缩

❷ 阳气虚弱不能运至体表

阳虚——外寒

❶ 体内阳气不能外散

❷ 卫气不畅，使肌肤腠理闭塞，汗孔不通

❸ 外热

阳盛——外热

❷ 水谷之气衰弱不能正常运送到上焦

❹ 胃气郁结而生热，热气充满于胸中

❶ 过度劳累使脾胃受损

❸ 人体代谢物不能从下部排出

阴虚——内热

❷ 阴气蓄积于胸中而不得外泄

❶ 阴气盛而上逆

❸ 阳气被耗损而减少

阴盛——内寒

天元纪大论篇

本篇主要论述自然气候变化发生的原因及其一般规律，提出了五运六气的一些基本概念和测算法则。

五运与三阴三阳的关系

黄帝问道：自然界的"东南西北中"五方以及"寒暑燥湿风"的五种气候变化，可以用"木火土金水"五行进行归属并联系起来，如东方属木风，南方属火偏热，西方属金偏燥，北方属水偏冷，中央属土偏湿。人有心、肝、脾、肺、肾五脏，五脏有五种与气候中"风、火、湿、燥、寒"相似的生理功能。与"喜、怒、忧、思、恐"五种精神活动相对应。《六节藏象论》中曾说过，自然界中或人体生理活动中的五类现象，是相互联系，相互转化，循环不已的。分别主管着一定的时令，一年为一个周期，一年过去又重新开始，这些内容我已经知道了，自然界和人体生理病理各种现象，又如何以三阴三阳概念进行归纳总结？

鬼臾区叩头连拜了两次后回答说：您问得真高明啊！五运的运转和阴阳的对立统一是天地间的普遍规律，是一切事物的根本法则，是事物变化的起源、生灭的根本，是事物发生神奇变化的关键所在，怎么能不掌握这些道理呢？所以，把万物的发生、成长称为"化"，把事物生长、发展到极点转向另外的方向发展称为"变"，把阴阳变化莫测称为"神"，把能够把握自然规律并顺应自然的称为"圣"。自然界阴阳变化的作用，在上天表现为玄远，在人体表现为道化，在大地表现为造化，造化产生五味，规律产生才智，玄远产生神明。神明

120

五运与三阴三阳

五运指的是木、火、土、金、水。五运与三阴三阳的关系如图所示。五运的运转和阴阳的对立统一是天地万物的普遍规律和根本法则。

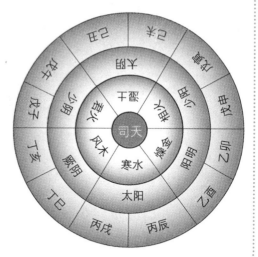

五运主管四时

运气学说是《内经》中的重要学说。五运即五行木、火、土、金、水，分别对应初运、二运、三运、四运、终运。也可以大运来代表全年的总体态势（即用一行代表一年），推测该年的气候、物候等的变化趋势。

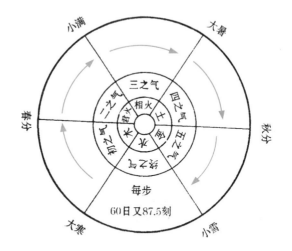

在天成为风，在地成为木；在天成为热，在地成为火；在天成为湿，在地成为土；在天成为燥，在地成为金；在天成为寒，在地成为水。总的说来，在天为风、热、湿、燥、寒无形的五气，在地则成为木、火、土、金、水有形的五行。气与形相互感应，便产生了世间万物。这样看来，天地是自然万物产生的基础，自然环境与物质变化是一个整体，从无到有、由盛及衰、由热转寒不停地运动变化，万物的生长收藏也是基于此。

五运主管四时

黄帝说道：很想听您谈谈五运是如何主管四时的。鬼臾区回答说：风火湿燥寒等气候的变迁，各有一定的时限。黄帝说：很想听您讲讲其中的道理。鬼臾区回答说：我长期研究《太始天元册》这本古书，空旷无边的太空，是物质化生的基础和本源，是万物生成的开始，风火湿燥寒在太空中往返运行，敷布真灵之气，统管万物生长的根源。日月星辰的运转，使天道产生了阴阳的变化。天地有刚柔的区别，昼夜有幽暗与明朗的交替，四时有寒暑交替的次序，这样生化不息，自然万物就都繁荣昌盛。传习斯文，至鬼臾区，十世于兹，不敢遗失。

古文欣赏

黄帝问曰：天有五行，御五位，以生寒、暑、燥、湿、风。人有五脏，化五气，以生喜、怒、思、忧、恐。论言五运相袭而皆治之，终期之日，周而复始。余已知之矣，愿闻其与三阴三阳之候奈何合之？鬼臾区稽首再拜对曰：昭乎哉问也。夫五运阴阳者，天地之道也，万物之纲纪，变化之父母，生杀之本始，神明之府也，可不通乎！故物生谓之化，物极谓之变，阴阳不测谓之神，神用无方谓之圣。夫变化之为用也，在天为玄，在人为道，在地为化，化生五味，道生智，玄生神。神在天为风，在地为木；在天为热，在地为火，在天为湿，在地为土；在天为燥，在地为金；在天为寒，在地为水。故在天为气，在地成形，形气相感而化生万物矣。然天地者，万物之上下也；左右者，阴阳之道路也；水火者，阴阳之征兆也；金木者，生成之终始也。气有多少，形有盛衰，上下相召，而损益彰矣。

帝曰：愿闻五运之主时也何如？鬼臾区曰：五气运行，各终期日，非独主时也。帝曰：请闻其所谓也。鬼臾区曰：臣积考《太始天元册》文曰，太虚寥廓，肇基化元，万物资始，五运终天，布气真灵，揔统坤元。九星悬朗，七曜周旋，曰阴曰阳，曰柔曰刚。幽显既位，寒暑弛张。生生化化，品物咸章。臣斯十世，此之谓也。

气的盛衰规律

黄帝说：讲得好。气有多少和形有盛衰又该如何理解呢？鬼臾区说：阴气和阳气各有多少的不同，所以就有了三阴和三阳的区别。所谓形有盛衰，是说五运分主各岁之运，都有太过和不及的情况。盈亏无常，互有胜负。气候变化，盛与衰总是交替进行的。年大运的五行属性与司天之气的五行属性相同，叫作"天符"之年。年大运的五行属性与同年年支的五行属性相同，叫作"岁会"之年。在测算"天符""岁会"时，需要把"大运""司天之年"和年支的五行属性三方面结合起来分析，所以叫作"三合为治"。

天地之气的循环规律

黄帝问道：天气、地气是如何上下相感召的呢？鬼臾区回答说：寒、暑、燥、湿、风、火是阴阳，人身的三阴和三阳与之对应；木、火、土、金、水是阴阳，生、长、化、收、藏与之对应。天凭借它们而阳生阴长，地依靠它们而阳杀阴藏。天有阴有阳，地也有阴有阳。天为阳，阳中有阴；地为阴，阴中有阳。所以，要想弄清楚天地阴阳的内容，应天之气，即与天之六气相对应之气，即木火土金水（五行），年

五运图

五运即土、金、水、木、火。《内经》认为，一年中哪一运主岁，那一年的气候变化和人体脏腑的变化就会表现出与它相应的五行特性。即：甲己之岁，土运统之；乙庚之岁，金运统之；丙辛之岁，水运统之；丁壬之岁，木运统之；戊癸之岁，火运统之。

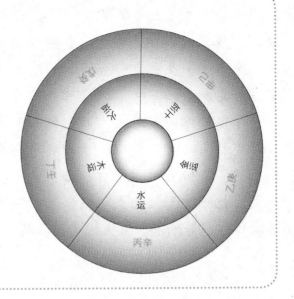

年不同，以六加五，五岁而余一气，故五岁而右迁。应地之气，即"风火燥湿寒热"六气，在一年中，六气各有其所属的季节，春风、夏热、长夏湿、秋燥、冬寒，相对固定，周而复始，以五乘六，六岁则尽备天元之气，故"六期而环会"。天动与地静相互感召，上下相互配合，阴阳相互交错，变化由此而产生。

黄帝问道：五运六气的循环运行规律有没有一定的术数呢？鬼臾区回答说：天之六气循行，以六为常数，地之五运以五为常数，所以司天之六气循环一周需要六年，地之五运循环一周需要五年。君火在前，统率全年变化，相火在后，按排位主其时。五和六的最小公倍数是三十，三十年中共有七百二十个节气，称为一纪。一千四百四十个节气，也就是六十年，这样称为一周，其中的不及和太过都可以显现出来了。

黄帝说：先生的言论，上可终尽天气，下可穷尽地纪，真可以说论述得很全面了，我愿把所听之话珍藏于心里，上用来治疗人民的疾病，下用来保养自己的身体，使老百姓都明白，上下和谐亲密，德泽传于后世，子孙无忧虑，继传于后世，代代相传，没有终了的时候。

您能不能给我讲讲如何运用这个道理来防治疾病呢？鬼臾区回答说：对即将到来的自然气候变化是可以预知的；对已过去的自然现象，可以探索和解释，以掌握其变化规律。遵循它的演变规律的人就会昌盛，违背和无视它的演变规律的人就会灭亡。天道不讲私情，谁违背它必然会遭到天祸。小心地遵循天道吧，现在请让我根据自然变化规律，说一说其中的真谛要旨吧！

黄帝说：善于讲解事物起源的人，必然知道事物的终结，善于谈论眼前的人，必然知道推及将来的发展，这样的人，对五运六气的道理才能深刻理解而不至于迷惑，这样的人才算是真正明白事理的人。希望先生将这个理论依次推演一下，使它更加有条理一些，简单而无遗漏，长久流传而不断绝，既容易运用又难以忘记。对于这些五运六气的纲要，希望您详尽地讲一讲。鬼臾区回答说：您问得真明白呀！运气的理论也是很明了的啊！这个问题对您来说，就好像鼓槌敲鼓立刻就有回响一样，会很快就明白的。我听说是这样的，凡是甲年和己年由土运统管，乙年和庚年由金运统管，丙年和辛年由水运统管，丁年和壬年由木运统管，戊年和癸年由火运统管。

地支与三阴三阳相配

黄帝问道：地支与三阴、三阳又是怎样配合的呢？鬼臾区回答说：子年和午年为少阴司天，丑年和未年为太阴司天，寅年和申年为少阳司天，卯年和酉年为阳明司天，辰年和戌年为太阳司天，巳年和亥年为厥阴司天。年支的阴阳次序，始于少阴而终于厥阴。风为厥阴的本气，热为少阴的本气，湿为太阴的本气，相火为少阳的本气，燥为阳明的本气，寒为太阳的本气。风、热、湿、火、燥、寒为三阴三阳的本气，因它们都是由天元一气所化生，所以又将它们叫作"六元"。黄帝说：这个道理您讲得多么清楚明白啊！我要把它刻在玉版上，把玉版藏于金匮中，并命名为"天元纪"。

五运行大论篇

素问

本篇主要论述五运六气的变化对自然万物的生化所产生的影响，重点阐述了对人类的影响。运气学说的创立是以自然规律为依据的，天地运行的动静规律会在人的脉象上表现出来。根据运气的变化与时令是否一致，可以判断疾病的变化是好转还是恶化。

运气学说的创立

古人在认真观察天体日月星辰的运动变化以及大地上生物的生长变化的基础上，以五行的概念来归类自己的经验和阐述自己对自然气候变化的认识。黄帝请来天师岐伯，问他道：古代有的医书上论述天地的运行变化，是可以通过观察日月星辰作为纲纪的。阴阳的升降，是可以通过寒暑的变化而看到它的征兆的，我从先生那里曾听说过五运的变化规律，而您所说的只是天干化五运的问题，最初甲子配合而确定气运，我曾经同鬼臾区讨论过这个问题，他说土运统主甲年己年，金运统御乙年庚年，水运统主丙年辛年，木运统御丁年壬年，火运统主戊年癸年。子年和午年，是少阴司天；丑年和未年，是太阴司天；寅年和申年，是少阳司天；卯年和酉年，是阳明司天；辰年和戌年，是太阳司天；巳年和亥年，是厥阴司天。这些道理与您所讲的阴阳理论不相符，是什么缘故呢？岐伯回答说：这个道理是显而易见的，我所讲的是五运六气天地的阴阳变化。以前所讲的是人身中的阴阳，但是与之相配合的阴阳变化，就要用类推的数学方法去求得了。阴阳的数量若进一步推演，可以由十推到百，由千推到万，自然界气候变化的阴阳五行属性，不能以一般的干支属性来加以计算，而要根据它们的实际变化重新赋予它们新的阴阳五行属性。

客主加临

客主加临：运气术语。指每年轮值的客气加在固定的主气上，推测气候及疾病变化。方法是以司天客气加临于主气的第三气（三之气）上，其宗五气，自然依次相加，相加后，如客主之气相生，或客主同气，便为相得；如客主之气相克，而又以主气克客气者，为不相得，客气克主气者仍为相得。

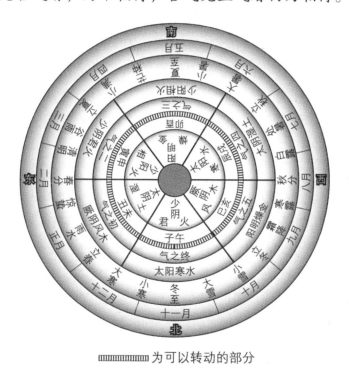

▥▥▥▥▥▥为可以转动的部分

黄帝说：很想听您讲讲运气的学说是如何创立的。岐伯回答说：您提的这个问题很高明啊！我曾阅览过《太始天元册》，文中记载天空中出现红色，横布在牛、女二宿与西北方的戊位中间；黄色，横布在心、尾二宿与东南方的己位中间；青色，横布在危、室二宿与柳、鬼二宿中间；白色，横布在亢、氐二宿与昴、毕二宿中间；黑色，横布在张、翼二宿与娄、胃二宿中间。而戊分和己分，分别正对着奎、壁二宿和角、轸二宿，可以被称为天地阴阳的门户。这就是五色横布天空的理论。这个理论是观察气候变化的开始，是自然规律的基本知识，因此不可以不通晓啊。

黄帝说：讲得好。"天元纪大论"及"阴阳应象大论"说，天和地是一个整体，上为天，下为地，天地相互影响、相互作用，天气总是由右向下，地气总是由左向上，天属阳，地属阴，也就是说，阳由右向下，阴由左向上，阴升阳降，动而不已，周而复始，如环无端。我不理解这是什么意思。岐伯回答说：这里的上下左右是指司天在泉四间气，上为司天之气，下为在泉之气，左右是司天或在泉的左间气、右间气。其运行为上者右行，下者左行，阴升阳降，周而复始。司天的位置见到厥阴时，左间气为少阴，右间气为太阳；司天的位置见到少阴时，左间气为太阴，右间气为厥阴；司天的位置见到太阴时，左间气为少阳，右间气为少阴；司天的位置见到少阳时，左间气为阳明，右间气为太阴；司天的位置见到阳明时，左间气为太阳，右间气为少阳；司天的位置见到太阳时，左间气为厥阴，右间气为阳明。

黄帝问道：下（在泉）指的是什么呢？岐伯回答说：厥阴在上司天，少阳就在泉，左间气为阳明，右间气为太阴；少阴在上司天，阳明就在泉，左间气为太阳，右间气为少阳；太阴在上司天，太阳就在泉，左间气为厥阴，右间气为阳明；少阳在上司天，厥阴就在泉，左间气为少阴，右间气为太阳；阳明在上司天，少阴就在泉，左间气为太阴，右间气为厥阴；太阳在上司天，太阴就在泉，左间气为少阳，右间气为少阴。司天和在泉的左右，不是从同一方位来确定左右的，确定司天之气的左右是从司天之气位面北，即"面北而命其位"，确定在泉之气的左右是从在泉之气位面南，即"面南而命其位"。因为方向相反，所以司天的右间对于在泉来说则是左间，司天的左间对于在泉来说则是右间。司天之气和在泉之气相互交会，寒暑客气、主气相临，如果客气、主气相生，就和平无病，如果客气、主气相克，就会生病。黄帝问道：客气、主气相生而生病，这是为什么呢？岐伯说：这是主气客气相临，但以下临上、位置颠倒所致。

天地运行的动静规律

黄帝问道：天地运行的动、静有什么规律吗？岐伯回答说：在上的司天之气，向右旋转；在下的在泉之气，向左旋转，左右旋转一周为一年，后又复归到原来的位置。黄帝说道：我曾听鬼臾区说过，地之六气多是主静的，而现在先生又说地气向左运行，又该怎样理解呢？希望听您谈谈它是怎样运行的。岐伯回答说：天地阴阳的运行，五行之气的递迁往复，是非常复杂的，鬼臾区虽然祖孙十代研究这个学问，但是仍然没有完全弄明白。在自然变化中，在天表现为高悬的星象，在地表现为万物的形态。日月五星，往来穿梭于天空中，五星之气附着在大地上，而形成各种事物的形体。大地载负着所生成的有形物类，太空悬列着日月五星，是天之精气。大地上的有形物类与天空中的精气的关系，就好像树木的根与枝叶一样，紧密联系。仰观天象，虽然觉得它幽深遥远，但仍是可以了解它的。黄帝问道：地是不是处在天空的最下边呢？岐伯回答说：大地虽是在人的下边，但它仍处在太空之中。黄帝问道：它是依靠什么而立于太空之中的呢？岐伯回答说：因为大气托举着它，它才会动而不坠。其中，燥气的作用是使它干燥，暑气的作用是使它蒸发，风气的作用是使它动摇，湿气的

司天、在泉、左右间气

左右间气、司天、在泉是值年客气在这一年中主事的统称。司天在泉加上左右间气，共为六气。图中心标注了左右间气、司天、在泉，六气分作六步来推移。值年客气逐年推移，因此司天在泉四间气也每年不同。

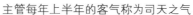

主管每年上半年的客气称为司天之气

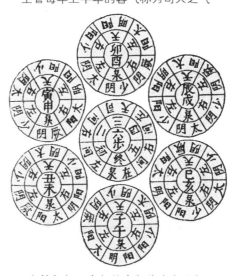

主管每年下半年的客气为在泉之气

作用是使它润泽，寒气的作用是使它坚固，火气的作用是使它温暖。所以说，风寒之气在下面，燥热之气在上面，湿气居于中央，火气游行于诸气之间。一年之中，四时更移，风、暑、湿、燥、寒、火六气分别影响地面，而使地面能生长万物。若燥气太过，大地便干燥；若暑气太过，大地便炎热；若风气太过，大地万物便动荡；若湿气太过，大地便湿润；若寒气太过，大地便冻裂；若火气太过，大地便坚固。

黄帝问道：司天、在泉之气的变化能从人体脉象上诊断出来吗？岐伯回答说：司天、在泉之气以及一气因太过，相反的一气随后报复的征象，不表现在脉诊上。《脉法》上有记载，天地气运的变异，不能从脉象上诊察出来，讲的就是这个道理。

黄帝问道：间气是怎么回事呢？岐伯回答说：根据间气所在位置，诊察左右手的脉象。黄帝又问道：如何进行诊察呢？岐伯回答说：客气和主气一致时，脉象和平常一样，与气相从，变化不大；客气和主气不一致时，脉象就会出现反常而为疾病。每年六气主时中的各个节气，如果脉象出现尺脉寸脉相反，阴脉阳脉易位，都属于反常，预后不良。尺部与寸部的脉象相反的，病人就会死亡。阴阳交错的，病人也会死亡。在诊断脉象时，应首先确立一年司天、在泉之气，才能知道其左右间气，继而才可以推测患者是死还是生，是逆还是顺。

六气的正化、对化

六气即寒、暑、燥、湿、风、火六气。十二地支分主六气，两主一，而正化对化以别两中之异，为阴阳盛衰之意。这种正化对化从不平衡到平衡的变化需要60年，也就是说60年为一个周期（注：正化者，令之实，主有余也。对化者，令之虚，主不足也）。

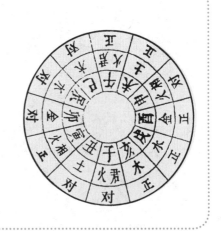

六气变化与万物的生成

黄帝问道：寒、暑、燥、湿、风、火六气是如何与人体的生理和病理相应和的呢？六气与自然万物的生化又有什么联系呢？岐伯回答说：东方产生风气，风能使草木欣欣向荣，木类生酸味，酸味能滋养人体的肝脏，肝脏的气血能滋养筋膜，筋膜精气又滋养心脏。六气的变化，在天为玄冥之象，在人为适应变化之道，在地为生化万物。地有生化，就能化生五味，人能适应变化之道，就能产生智慧，天的玄冥之象能够产生神明，使天地万物运动不息，从而化生五行六气。天的神明，在天是风，在地是木，在人体为筋，在物体生化是柔软，在内脏是肝。风木之气性质温暖，它的德性属于平和，它的功能特点为主动，它的颜色为苍青，它的变化结果是使万物繁荣。和风木之气相对应的动物为毛虫，它的作用是升散，它所主的时令气候特点是宣发。它的异常变动会摧折自然界万物，它所产生的灾害，可以使草木折损败坏。它在五味上为酸，在情志上为怒，大怒会伤肝脏，但悲伤能克制大怒。风气太过会伤肝脏，燥气能克制风气。酸味太过会伤筋，辛味可克制酸味。

南方阳气旺盛而产生热气，热盛则生火，火气能生苦味，苦味可滋养心脏，心脏能生血脉，血脉可滋养脾脏。所以天的神明，在天是热，在地是火，在人体是血脉，在气化为使万物生长，在内脏是心。它的性质为暑热，它的德性属于光华显明，它的功能特点为躁动，它的颜色为红色，它的变化结果是使自然界万物繁茂。和火热之气对应的动物为有羽毛的禽类，它的作用是光明普照，它所主的时令气候特点为蒸腾。它的变动属炎热，它所产生的灾害是大火焚烧。它在五味上为苦，在情志上为喜，过喜会伤心脏，惊恐能克制过喜。大热会耗损正气，寒能克制大热。苦味太过会伤气，咸味可中和苦味。

中央气候多雨而产生湿气，湿气能助长滋养万物的土气，土气能生甘味，甘味可滋养脾脏，脾脏能使肌肉生长旺盛，肌肉可滋养肺脏。所以天的神明，在天是湿，在地是土，在人体是肌肉，在气化能使形体充实，在内脏是脾。它的属性为沉静、兼容，它的品德为濡润，它的功能特点为化生万物，它的颜色为黄色，它的变化结果是使万物盈满。和湿土之气相对应的动物为无羽毛的动物，它的作用是安静，它所主的时令气候特点是布云施雨，它的异常变动为久雨不停，它所产生的灾害为暴雨土崩而洪水泛滥。它在五味上为甘，在情志上为思，过思会伤脾脏，大怒能克制过思。湿气太过会伤肌肉，风能克制湿气。甘味太过会伤脾脏，酸味能中和甘味。

西方产生燥气，燥气能助长清凉的金气，金气能生辛味，辛味能滋养肺脏，肺气能滋养皮肤和须发，肺气可滋养肾水。所以天的神明，在天是燥，在地为金，在人体是皮毛，在气化能使万物成就，在内脏是肺。它的属性为凉爽，它的品德为清静，它的功能特点为坚固，它的颜色为白色，它的生化为收敛。和它相对应的动物为甲壳类动物，它的作用为刚强迅疾，它所主的时令多雾露，它的变化结果是使自然界万物收敛，它所产生的灾害为草木苍老凋零。它在五味上为辛，在情志上为忧，过忧会伤肺脏，喜能克制过忧，热气太过会伤皮肤和须发，寒能克制过热。辛味太过会伤皮肤和须发，苦味能中和辛味。

北方阴气旺盛而产生寒气，寒气能助长水，水能生咸味，咸味能滋养肾脏，肾脏生骨髓，骨髓滋养肝脏。所以天的神明，在天是寒，在地是水，在人体是骨，在气化是使物体坚固，在内脏是肾。它的属性为凛寒，它的品德为寒凉，它的功能特点为闭藏，它的颜色为黑色，它的变化结果是使自然界万物肃静。和寒水之气相对应的动物为有鳞片的动物，它的作用是清冷，它所主的时令气候特点为寒凝，寒水之气的异常变动是寒甚冰冻，它所产生的灾害为冰雹逆时而降。它在五味上为咸，在情志上为恐，恐惧会伤肾脏，思能克制恐惧。寒气太过会伤血脉，燥能克制寒气。咸味太过会伤血脉，甘味能中和咸味。

上面所述的五气，依次交替主时，各有先期而至之气。客气与主气不一致，则为邪气，客气与主气相一致，即为正气。

黄帝问道：五气中的邪气致病发生的变化是怎么样的呢？岐伯回答说：来气与时令之气相一致的，则病轻微；来气与时令之气不相合的，则病严重。黄帝又问道：五气是怎样主岁的呢？岐伯回答说：若五行之气中的某一行的气太过，不仅加重克制它本来所胜的气，而且还反侮本来是克制自己的气；反过来，若五行之气中的某一行的气不足，就使它进一步受到本来能克自己的气的克制，而它本来能胜过的气，又反过来欺侮它。但是，欺侮别行之气的，也往往会受到邪气的侵害，这是由于它肆无忌惮地横行，而削弱了自身的防御力量。黄帝说：讲得好。

❀古文欣赏❀

帝曰：寒暑燥湿风火，在人合之，奈何？其于万物，何以生化？岐伯曰：东方生风，风生木，木生酸，酸生肝，肝生筋，筋生心。其在天为玄，在人为道，在地为化。化生五味，道生智，玄生神，化生气。神在天为风，在地为木，在体为筋，在气为柔，在脏为肝。其性为暄，其德为和，其用为动，其色为苍，其化为荣，其虫毛，其政为散，其令宣发，其变摧拉，其眚为陨，其味为酸，其志为怒。怒伤肝，悲胜怒；风伤肝，燥胜风；酸伤筋，辛胜酸。

南方生热，热生火，火生苦，苦生心，心生血，血生脾。其在天为热，在地为火，在体为脉，在气为息，在脏为心。其性为暑，其德为显，其用为躁，其色为赤，其化为茂，其虫羽，其政为明，其令郁蒸，其变炎烁，其眚燔炳，其味为苦，其志为喜。喜伤心，恐胜喜；热伤气，寒胜热；苦伤气，咸胜苦。

中央生湿，湿生土，土生甘，甘生脾，脾生肉，肉生肺。其在天为湿，在地为土，在体为肉，在气为充，在脏为脾。其性静兼，其德为濡，其用为化，其色为黄，其化为盈，其虫倮，其政为谧，其令云雨，其变动注，其眚淫溃，其味为甘，其志为思。思伤脾，怒胜思；湿伤肉，风胜湿；甘伤脾，酸胜甘。

西方生燥，燥生金，金生辛，辛生肺，肺生皮毛，皮毛生肾。其在天为燥，在地为金，在体为皮毛，在气为成，在脏为肺。其性为凉，其德为清，其用为固，其色为白，其化为敛，其虫介，其政为劲，其令雾露，其变肃杀，其眚苍落，其味为辛，其志为忧。忧伤肺，喜胜忧；热伤皮毛，寒胜热；辛伤皮毛，苦胜辛。

北方生寒，寒生水，水生咸，咸生肾，肾生骨髓，髓生肝。其在天为寒，在地为水，在体为骨，在气为坚，在脏为肾。其性为凛，其德为寒，其用为藏，其色为黑，其化为肃，其虫鳞，其政为静，其令霰雪，其变凝冽，其眚冰雹，其味为咸，其志为恐。恐伤肾，思胜恐；寒伤血，燥胜寒；咸伤血，甘胜咸。五气更立，各有所先，非其位则邪，当其位则正。帝曰：病生之变，何如？岐伯曰：气相得则微，不相得则甚。帝曰：主岁何如？岐伯曰：气有余，则制己所胜而侮所不胜；其不及，则己所不胜侮而乘之，己所胜轻而侮之。侮反受邪，侮而受邪，寡于畏也。帝曰：善。

五气对人的影响

自然界中的风、热、湿、燥、寒五气依次交替主时。客气与主气相一致，则为正气；客气与主气不一致，则为邪气。五气对人的影响如图所示。五气对疾病变化的影响是，如果来气与时令之气相一致的，则病轻微；来气与时令之气不相合的，则病严重。

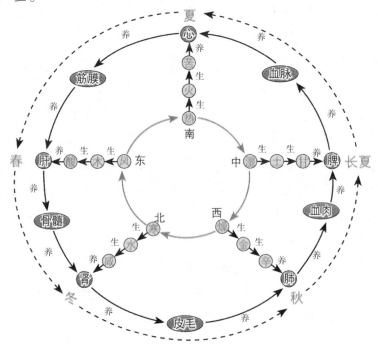

六元正纪大论篇

本篇详细论述了五运六气的变化对养生的影响，分析了司天之气和在泉之气的变化规律，讲述了六气司天之年所出现的现象和养生原则、五运之气运行与主岁之年常数的生成和疾病的治疗、五运六气变化时所出现的现象、六气的相互作用和盈虚变化、治疗疾病时的用药原则等。

司天之气和在泉之气的变化规律

黄帝说道：六气的正常变化和异常变化，胜气、复气、邪气和平气之间的关系，以及甘、苦、辛、咸、酸、淡的生成顺序，我已知道了。岁运，或与司天之气相顺，或与司天之气相逆，或从司天之气而逆在泉之气，或从在泉之气而逆司天之气，或客气与主气相顺应，或客气与主气相克制。我不明白这其中的道理，想知道自然气候即物候的变化规律，从而调和五运的气化，使司天和在泉相互协调，以人力来矫正由岁月的盛衰引起的物化方面的盛衰和人体方面的盛衰现象。这就要根据具体情况，运用五味来调其逆顺，请您详细地谈一谈。岐伯叩头连续跪拜两次说：您问得真高明啊！这是天地之气变化的纲领和运气变化的本源，如果您不是圣帝，怎么能探讨如此高深的道理呢？我虽领会不深，但请让我陈述其中的道理，使其永远不灭绝，长期流传。

黄帝说道：希望先生进一步加以推演，使其更加有条理，根据天干、地支的类别和次序，分析六气、司天、在泉所主的部位，分辨出每年中主岁和各部之气，阐明其相关类别的气候变化特点及物候变化规律。岐伯回答说：必须先确立一年的干支，以明确主岁之气，金、木、水、火、土五行的运行规律，风、火、寒、热、燥、湿六气的主从变化，这样自然规律就会比较清楚地体现出来了，人们就可按照这个规律调理气机，阴阳的消长也浅显易知而不迷惑了。这是能推算的气运之数，请让我详尽地说说！

太阳司天之年所出现的现象

黄帝问道：运气情况在太阳寒水司天之年怎么样？岐伯回答说：年支逢辰、戌的年份是太阳寒水司天之年。太阳寒水司天，太阴湿土

司天之气和在泉之气的规律

司天之气和在泉之气，总是阴阳相对、上下相交的。其规律：阳司天则阴在泉，阴司天则阳在泉。其中少阴与阳明、太阴与太阳、厥阴与少阳，又是相合而轮转的。如厥阴司天，必定是少阳在泉；少阴司天，必定是阳明在泉。司天和在泉的左右方，是司天的左间右间和在泉的左间右间。如此每年有一次转换，六年中就有六个不同的司天在泉之气。

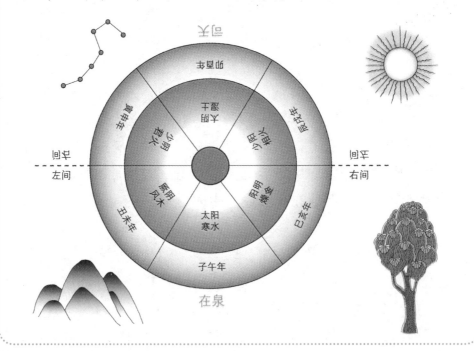

在泉，壬辰年和壬戌年，丁壬化木，壬为阳干，这两岁为木运太过，以五音代表五运即为太角之年，辰、戌为太阳寒水司天，对应太阴湿土在泉。其运风，即风气偏盛。木运主风，正常的气化是风鸣繁盛，萌芽发而地脉开；异常变化是暴风震撼，拔树折木。病变是头晕目眩，视物不明，震颤动摇。因为是木运主岁，所以客运和主运相同，初之运是太角，二之运是少徵，三之运是太宫，四之运是少商，终之运是太羽。

太阳寒水司天，太阴湿土在泉，如果中运是太过的火运，那么便

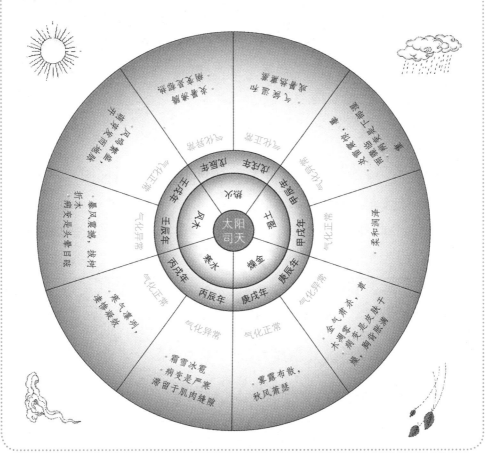

太阳司天之年所出现的现象

太阳寒水司天则太阴湿土在泉，其所主的年份是辰年和戌年，其表现如图所示：

是戊辰年和戊戌年，与正徵相同。火运主热，这两年虽然火运太过，但受司天的寒水制约，所以构成了火运平气之年，正常气化是气候温和或暑热熏蒸，异常变化是炎暑沸腾。病变是郁热。因为是太过的火运主岁，所以客运初之运是太徵，二之运是少宫，三之运是太商，四之运是少羽，终之运是少角；主运初之运是少角，二之运是太徵，三之运是少宫，四之运是太商，终之运是少羽。

太阳寒水司天，太阴湿土在泉，如果中运是太过的土运，那么便是甲辰年和甲戌年，这两年既是"岁会"，又是"同天符"。土运主湿，正常的气化是柔和润泽，异常变化是风雷震惊、暴雨骤临。病变是下部湿重。因为是太过的土运主岁，所以客运初之运是太宫，二之运是少商，三之运是太羽，四之运是人角，终之运是少徵；主运初之运是太角，二之运是少徵，三之运是太宫，四之运是少商，终之运是太羽。

太阳寒水司天，太阴湿土在泉，如果中运为太过的金运，那么便是庚辰年和庚戌年，金运清凉，主燥。正常的气化是雾露布散，秋风萧瑟；异常变化是金气肃杀，草木凋零。病变是皮肤干燥，胸背胀满。因为是太过的金运主岁，所以客运初之运是太商，二之运是少羽，三之运是少角，四之运是太徵，终之运是少宫；主运初之运是少角，二之运是太徵，三之运是少宫，四之运是太商，终之运是少羽。

太阳寒水司天，太阴湿土在泉，如果中运是太过的水运，那么便是丙辰年和丙戌年，这两年均为"天符年"。水运寒冷，主水。正常的气化是寒气凛冽，凄惨凝敛；异常变化为霜雪冰雹。病变是严寒滞留于肌肉缝隙。因为是太过的水运主岁，所以客运初之运是太羽，二之运是太角，三之运是少徵，四之运是太宫，终之运是少商。主运初之运是太角，二之运是少徵，三之运是太宫，四之运是少商，终之运是太羽。

▌太阳司天之年的养生原则

凡是太阳寒水司天的辰戌年，其气都早至，六气的气化及五运的运行都先于天时而到来。天气清肃，地气清静，寒冷之气布满太空，阳气失去了正常作用，寒水与湿土共同主事，与天上的辰星、镇星相应，生长得较好的谷物大多数是黑色或黄色的，征象肃杀，作物生长缓慢，气候寒冷，好像有水无火一样。寒盛则火郁，郁极乃发。到少阳主令时，不会降应时的雨水，到达极点时，云雨四散，于是就回到太阴湿土在泉当令，云向北飘移，土湿之气布达，雨水润泽万物，寒气分布在上，少阴雷火动于下，总的来说，全年气候以寒湿为主。此时人多患寒湿病，发展为肌肉萎缩、双脚萎弱不能立足、水泻、失血等症状。

辰戌纪年，客气初之气是少阳相火，地气迁移，气候十分温暖，草木提前繁荣。这时人们容易感受疫疠之气，温热病流行，出现身体发热、头痛、呕吐、肌肤疮疡等症状。二之气是阳明燥金当令，大凉之气降临，人感凄凉，草木受到寒凉之气的侵袭，火热之气被寒凉之气所遏，人易出现气郁、腹部胀满等症状，寒气开始形成。三之气是司天的太阳寒水当令，寒气流行，雨水下降。人易患外寒病，体内郁热出现痈疽、下利、心中烦热，甚至有神志昏迷、抽搐等症状，如果不及时治疗，会导致死亡。四之气是厥阴风木当令，又因太阴湿土在泉，主司下半年，所以风湿交争，风湿化而为雨，万物因此而长养、变化、成熟。人易有高热、气少、肌肉萎缩、双足萎弱、下利红白黏液等症状。五之气是少阴君火当令，阳气重新发挥气化作用，少阴君火与在泉的太阴湿土合化，这时草木又开始生长、变化、成熟。人感舒畅无病。终之气是在泉的太阴湿土当令，地气发挥作用，湿气流行，阴气凝聚天空，尘埃昏蒙郊野，人感凄凉不乐，寒风来临，妇人即使能怀孕，大多数也会出现胎损。治疗时，如果想减轻被郁之气，应当首先滋养生化的本源，抑制太过的运气，扶助不胜的脏气。不要让气运太过而产生疾病，并食用与岁气相合的青色、黄色的谷类，来保全人体的真气，避开致病的邪气，安定人体的正气，所以本年内多用苦味药以燥化湿，用甘温药以温里。根据气与运所主气的异同、多少来确立制方原则，气与运都是寒湿，用燥热药以化解寒湿，如果寒湿不同，用燥湿药治疗。气运相同就多用燥热药，不同就少用。用寒药时，应避开寒气主令之时；用凉药时，避开凉气主令之时；用温药

太阳司天之年的养生

自然界的变化是客观的，但是人的养生原则可以顺应环境的变化而加以调整，下图所示为太阳司天之年自然界的现象和人的养生要点。

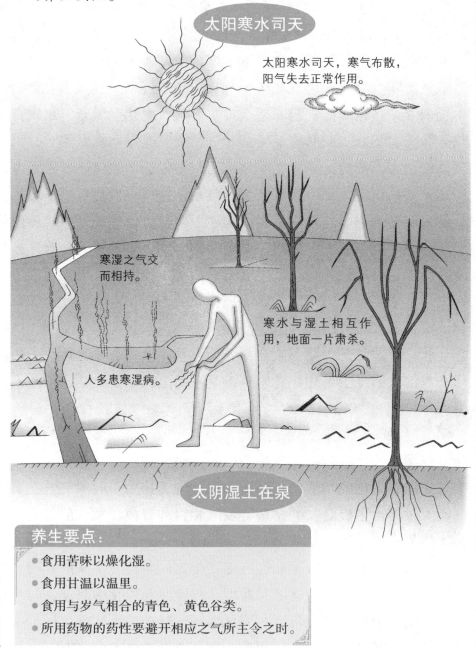

太阳寒水司天

太阳寒水司天，寒气布散，阳气失去正常作用。

寒湿之气交而相持。

寒水与湿土相互作用，地面一片肃杀。

人多患寒湿病。

太阴湿土在泉

养生要点：
- 食用苦味以燥化湿。
- 食用甘温以温里。
- 食用与岁气相合的青色、黄色谷类。
- 所用药物的药性要避开相应之气所主令之时。

140

时，避开温气主令之时；用热药时，避开热气主令之时。饮食方面也要遵循此原则。气候反常时则不用受这个原则的局限。如果不遵守这些规则，人就会产生疾病，所以在确定治法时必须遵循四时之气的具体情况。

阳明司天之年所出现的现象

黄帝说：很好！阳明司天的年份运气情况是怎样的？岐伯回答：阳明司天是卯年和酉年。阳明燥金司天，少阴君火在泉，如果中运是不及的木运，那么便是丁卯（岁会）、丁酉两年，木运不及之年，金来乘木，阳明燥金，司天之年，乘克更盛。由于胜复的影响，火来复之，火又克金。故为清热胜复同，清热之气与风气同其运。这一年的春天就会像金运平气之年的秋天一样，一片清肃，严重反常。木运不

阳明司天中运不及之年所出现的现象

阳明燥金司天，少阴君火在泉，所主年份是卯年和酉年。其在该年的表现如图所示：

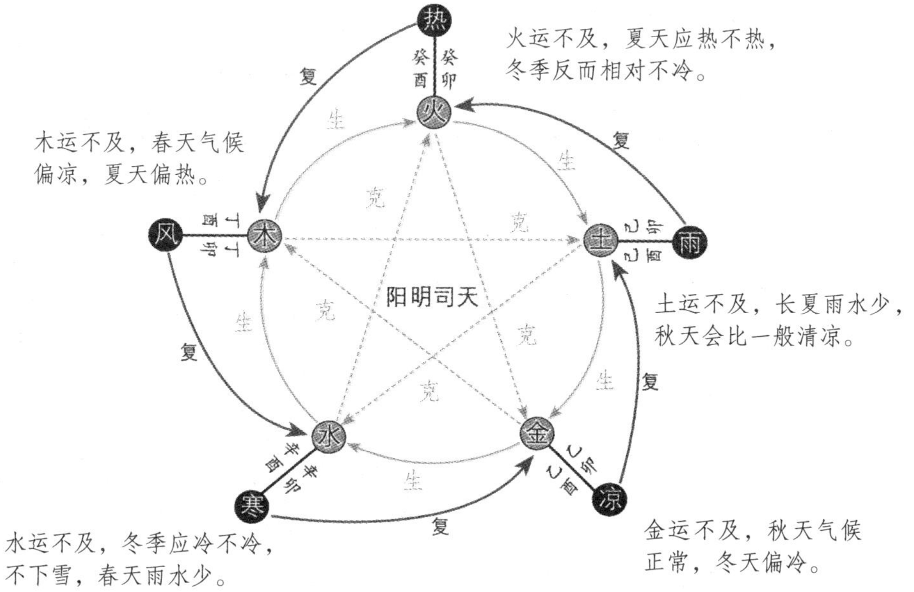

木运不及，春天气候偏凉，夏天偏热。

火运不及，夏天应热不热，冬季反而相对不冷。

土运不及，长夏雨水少，秋天会比一般清凉。

金运不及，秋天气候正常，冬天偏冷。

水运不及，冬季应冷不冷，不下雪，春天雨水少。

热 火 癸酉 癸卯 生 复

风 木 丁卯 丁酉 克 生 复

雨 土 己卯 己酉 生 复

凉 金 乙卯 乙酉 生 复

寒 水 辛酉 辛卯 生 复

阳明司天

及之年，春天里应温不温，气候偏凉，好像秋天一样；到了夏天，火气来复，反而要比一般偏热。因为是不及的木运主岁，所以客运和主运相同，初之运是少角，二之运是太徵，三之运是少宫，四之运是太商，终之运是少羽。

阳明燥金司天，少阴君火在泉，如果中运是不及的火运，那么便是癸卯、癸酉两年，火运不及之年，水来乘火，夏天偏冷，由于胜复的影响，土来克水，冬季反而相对不冷，不下雪而雨湿流行。火运不及之年，火不能克金，加上阳明燥金司天，夏天应热不热，一片肃杀之气，像秋天一样，属于严重反常。因为是不及的火运主岁，所以客运的初之运是少徵，二之运是太宫，三之运是少商，四之运是太羽，终之运是少角。主运的初之运是太角，二之运是少徵，三之运是太宫，四之运是少商，终之运是太羽。

阳明燥金司天，少阴君火在泉，如果中运是不及的土运，那么便是己卯、己酉两年，土运不及之年，木乘土，长夏应湿不湿，雨水少，金气来复，金克木，秋天会比一般清凉。因为是不及的土运主岁，所以客运的初之运是少宫，二之运是太商，三之运是少羽，四之运是少角，终之运是太徵。主运的初之运是少角，二之运是太徵，三之运是少宫，四之运是太商，终之运是少羽。

阳明燥金司天，少阴君火在泉，如果中运是不及的金运，那么便是乙卯、乙酉两年，乙卯年为"天符"，乙酉年是"岁会"，又是"太一天符"。金运不及之年，火克金，秋天应凉不凉，气候偏热；由于胜复的影响，水来克火，冬天会更冷一些。岁运上是金不及，岁气上是阳明燥金司天，运不及而得助，可以构成金运平气之年，这一年的秋天气候可完全正常。因为是不及的金运主岁，所以客运的初之运是少商，二之运是太羽，三之运是太角，四之运是少徵，终之运是

名词解释

宫、商、角、徵、羽

五音的名称。五音有阴和阳，一变而为十，即太宫、少宫、太商、少商、太角、少角、太徵、少徵、太羽、少羽。用在这里是表示运气变化的程度。

太宫。主运的初之运是太角，二之运是少徵，三之运是太宫，四之运是少商，终之运是太羽。

阳明燥金司天，少阴君火在泉，如果中运是不及的水运，那么便是辛卯、辛酉两年，水运不及之年，土克水，冬季应冷不冷，雨湿流行，不下雪，来年春天，木克土，风气偏盛，雨水少。辛卯年在气候和物候变化上与土运不及之年相似。因为是不及的水运主岁，所以客运的初之运是少羽，二之运是少角，三之运是太徵，四之运是少宫，终之运是太商。主运的初之运是少角，二之运是太徵，三之运是少宫，四之运是太商，终之运是少羽。

阳明司天之年的养生原则

只要是阳明燥金司天的卯酉年，其气不及，六气的气化及五运的运行就晚于天时而来临。阳明燥金司天，少阴君火在泉，其气候特点是上半年气候偏凉，下半年气候偏热。阳气专其令，流行炎热酷暑，外壳坚硬的谷物或果类生长良好；厥阴风木主时，气候偏温，风气偏盛时，作物才能较好地生长。风燥之气逆行于岁运，在气交中流行，阳气多，阴气少。云气趋向雨府，土湿之气方可化生敷布，阳明燥金司天，上半年偏燥、偏湿；到了下半年四之气太阴湿土主气之时，气候就会由燥转湿。上半年偏凉，有利于白色谷物生长，下半年偏热，有利于红色谷物生长。运不及，所以谷类成熟受了左右过盛的间气。白色的甲虫类和鸟类受损，长而不孕，司天在泉之气相互影响共同作用，与天上太白星和荧惑星相应。出现蛰藏的虫类，流水不结冰。此时人体易出现咳嗽、咽喉阻塞、恶寒发热、战栗、小便不通等症状。上半年司天的阳明燥金主令，清凉之气先来而且强劲，毛虫死亡。下半年在泉的君火主令，热后而暴，甲壳类昆虫受灾。气温变化急骤，胜气、复气交替发作，在三气四气之间这一段时间中，时凉时热，气候极其不稳定。

卯酉纪年，客气的初之气是太阴湿土，地气迁移，阴气开始凝

阳明司天之年的养生

阳明燥金司天，少阴君火在泉，所主年份是卯年和酉年。其在该年的表现如图所示：

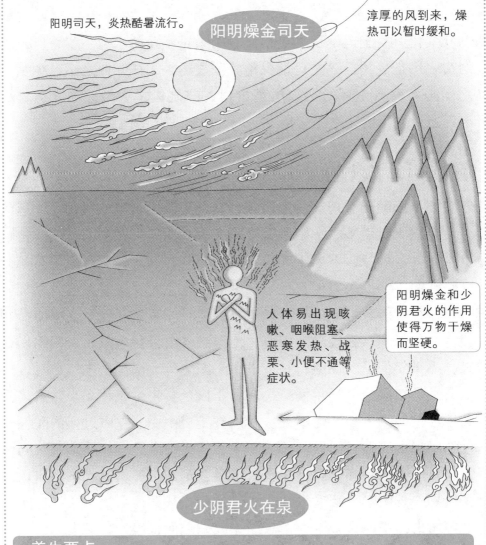

阳明司天，炎热酷暑流行。

阳明燥金司天

淳厚的风到来，燥热可以暂时缓和。

人体易出现咳嗽、咽喉阻塞、恶寒发热、战栗、小便不通等症状。

阳明燥金和少阴君火的作用使得万物干燥而坚硬。

少阴君火在泉

养生要点

● 食用与岁气相合的白、红两色的谷物以安定人的正气。

● 吃与间气相应的谷物可以祛除邪气。

● 用药时应选咸味、苦味、辛味的药物。

● 在治法上用汗法、清法、散法保护运气，折损郁结之气，滋养生化之源。

结，天气开始肃杀，水结冰，寒雨化生，人多出现腹中热、胀满、面目浮肿、嗜睡、流鼻血、喷嚏、哈欠、呕吐、小便黄赤，甚至淋沥等症状。二之气是少阳相火当令，阳气布达，人身心舒畅，万物生长繁荣，流行疠疫。人大多数会突然死亡。三之气是司天的阳明燥金当令，运行清凉之气，燥气、热气相交合，燥气达到极点转湿气到来为润泽。人大多数患寒热病。四之气是太阳寒水当令，时不时降寒雨，人多出现突然仆倒、颤抖、胡言乱语、少气、咽喉干燥、口渴想喝水、心痛、痈肿、疮疡、寒疟、骨软弱、便血等症状。五之气是厥阴风木当令，秋季反而出现春季气候，草木生长繁茂，人气机调和。终之气是在泉的少阴君火当令，阳气布达，气候温和，不潜藏蛰虫，流水不结冰。人安康太平，只是容易患温病。

在上述阳明燥金司天、少阴君火在泉的年份中，应当吃白、红两色的谷物以安定人的正气，吃与间气相应的谷物可以祛除邪气。在用药物治疗时应用咸味、苦味、辛味的药物；在治法上应用汗法、清法、散法以保护运气，不让运气受到邪气的侵袭，折损郁结之气，滋养生化之源。制方的原则是根据临床证候上的寒热轻重的多少来确定的，如果证候与气候都是热的，多采用清凉药物治疗；如果证候与气候都是寒凉的，多采用温热药物治疗。用凉药时，要避开凉气主令之时；用热药时，要避开热气主令之时；用寒药时，要避开寒气主令之时；用温药时，要避开温气主令之时。在饮食方面也要遵循这个原则。如果气候反常，就不必拘泥于这个原则。这是自然的规律，违反了就会扰乱自然法则、阴阳规律。

少阳司天之年所出现的现象

黄帝说：很好！少阳司天的年份运气情况是怎样的？岐伯回答说：少阳司天为寅年和申年。

少阳相火司天，厥阴风木在泉，如果中运是太过的木运，那么便是壬寅、壬申两年。运是风气偏胜，风助火势，正常的气化是风鸣繁

少阳司天之年所出现的现象

少阳相火司天，厥阴风木在泉，所主的年份是寅年和申年。这两年自然界的表现和人类的表现如图所示：

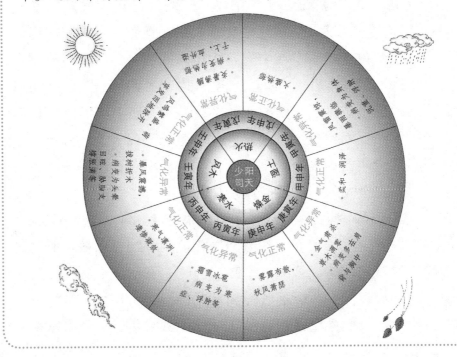

盛，萌芽发而地脉开；异常变化是暴风震撼，拔树折木。病变是震颤动摇、头晕目眩、胁肋支撑胀满、惊恐等。因为是太过的木运主岁，所以客运和主运相同，初之运是太角，二之运是少徵，三之运是太宫，四之运是少商，终之运是太羽。

少阳相火司天，厥阴风木在泉，如果中运是太过的火运，那么便是戊寅、戊申两年，这两年均是"天符"。火运暑热，正常气化是火盛热郁，异常变化是炎暑沸腾，病变是热郁于上、血外溢、血泄、心痛等。因为是太过的火运主岁，所以客运的初之运是太徵，二之运是少宫，三之运是太商，四之运是少羽，终之运是少角。主运的初之运是少角，二之运是太徵，三之运是少宫，四之运是太商，终之运是少羽。

少阳相火司天，厥阴风木在泉，如果中运是太过的土运，那么便是甲寅、甲申两年。运是阴雨，正常的气化是柔和、润泽，异常变化

少阳司天之年的养生

少阳司天之年，气候比较炎热，养生必须以此为出发点。需要注意的是，如果生病需要用药，所用药物的药性要避开所主时令之气，饮食也是如此。

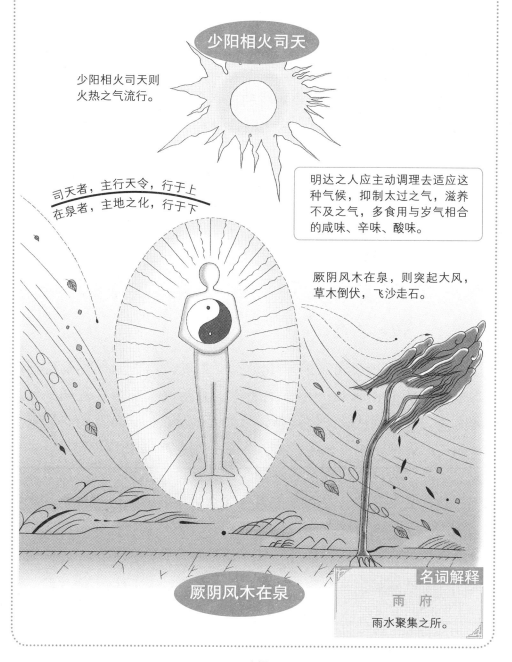

少阳相火司天

少阳相火司天则火热之气流行。

司天者，主行天令，行于上
在泉者，主地之化，行于下

明达之人应主动调理去适应这种气候，抑制太过之气，滋养不及之气，多食用与岁气相合的咸味、辛味、酸味。

厥阴风木在泉，则突起大风，草木倒伏，飞沙走石。

厥阴风木在泉

名词解释

雨 府

雨水聚集之所。

是风雷震惊、暴雨骤临，病变是身体沉重、浮肿、痞满、水饮等。因为是太过的土运主岁，所以客运的初之运是太宫，二之运是少商，三之运是太羽，四之运是太角，终之运是少徵。主运的初之运是太角，二之运是少徵，三之运是太宫，四之运是少商，终之运是太羽。

少阳相火司天，厥阴风木在泉，如果中运是太过的金运，那么便是庚寅、庚申两年。正常的气化是雾露布散、秋风萧瑟，异常变化是金气肃杀、草木凋零，病变多在肩背与胸中。因为是太过的金运主岁，所以客运的初之运是太商，二之运是少羽，三之运是少角，四之运是太徵，终之运是少宫。主运的初之运是少角，二之运是太徵，三之运是少宫，四之运是太商，终之运是少羽。

少阳相火司天，厥阴风木在泉，如果中运是太过的水运，那么便是丙寅、丙申两年。水运寒冷，正常的气化是寒气凛冽、凄惨凝敛，异常变化是霜雪冰雹，病变是寒证、浮肿。因为是太过的水运主岁，所以客运的初之运是太羽，二之运是太角，三之运是少徵，四之运是太宫，终之运是少商。主运的初之运是太角，二之运是少徵，三之运是太宫，四之运是少商，终之运是太羽。

少阳司天之年的养生原则

只要是少阳相火司天的寅申年，气太过，六气的气化及五运的运行就先于天时而来临。得天地之正，厥阴风木在泉，扰动地气，突起大风，草木倒伏，飞沙走石，火热之气流行，阴气运行，阳气施化，雨应时而来，木火相生，协调发挥作用，与天上的荧惑星、岁星相应。生长多为红色、青色的谷物，征象严厉，作用扰动，所以风热之气布达，云飞雾腾，太阴湿土逆行气交之中，寒气时常降临，寒凉雨气随之降落。这时人多出现内寒的疾病，体外多生疮疡，内为腹泻胀满。明达的人遇到这种情况，就主动地加以调理而适应。寒热之气反复发作，人就会出现寒热疟疾、腹泻、耳聋、眼睛看不清东西、呕吐、上部瘀滞肿胀、皮肤颜色改变等症状。

寅申纪年，客气的初之气是少阴君火，地气迁移，风气胜的时候，草木摇动不宁，寒气消散，气候温暖，草木提前繁荣，即使是有寒潮到来，也很难损伤其姿容。这时温热病产生，人多出现上部气郁、出血、目赤、咳嗽气逆、头痛、血崩、胁肋胀满、肌肤生疮等症状。二之气太阴湿土当令，主气的君火被湿土所郁，白色尘埃四起，云气趋向雨府，风气不能胜湿土之气，细雨零落，人安康，热气郁结于上。因此，出现咳嗽气逆、呕吐、胸部生疮、咽喉疼痛、头痛、身体发热、昏聩、脓疮等症状。三之气与司天的少阳相火相合，暑热到来，主客之气都是少阳相火主事，不降雨水。人易患里热病，出现耳聋、目不明、出血、肌肤生脓疮、咳嗽、呕吐、鼻出血、口渴、喷嚏、哈欠、喉中痹阻、目赤等症状，而且容易突然死亡。四之气阳明燥金当令，凉气来临，并且时而有暑热之气相间，下降白露。人平安无事，如果发病，多为腹满身重。五之气为太阳寒水当令，阳气消散，降临寒气，汗孔收闭，高大挺拔的树木枝叶凋零。人避开寒气，富人居于密闭居室之中。终之气为在泉的厥阴风木当令，地气居于正位，风气来临，万物反而发生，流行雾气。人易患闭密不禁而反发泄的病证，出现心痛、阳气不潜藏、咳嗽等症状。治疗时，当抑制太过的运气，滋养不及之气，折损郁结之气，先扶助生化之源，这样运气太过的情况就不会产生，各类疾病就不会形成。本年内适宜于用咸味、辛味、酸味药物治疗，在治疗时应当用渗泄、浴渍、发散的方法，根据气的寒温情况，以调治太过。如果中运与岁气风热相同，多用寒凉药；如果中运与岁气风热不相同，就少用寒凉药。用热药，要避开热气主令之时；用温药，要避开温气主令之时；用寒药，要避开寒气主令之时；用凉药，要避开凉气主令之时。饮食调养也要遵循这个原则，这是一般规律。如气候反常，就不拘泥于这个法则；若违反这个原则，就会导致疾病。

太阴司天之年所出现的现象

黄帝说：很好！太阴司天的年份运气情况是怎样的？岐伯回答说：太阴司天为丑年和未年。

太阴司天中运不及之年所出现的现象

太阴湿土司天，太阳寒水在泉，其所主的年份为丑年和未年。下图所示为太阴湿土司天中运不及之年所出现的现象。

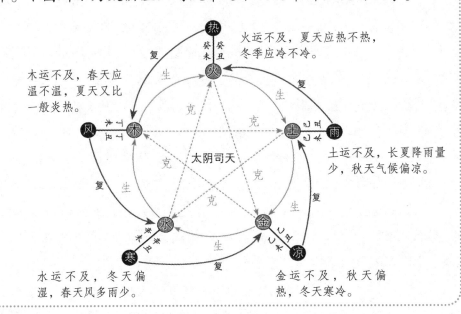

木运不及，春天应温不温，夏天又比一般炎热。

火运不及，夏天应热不热，冬季应冷不冷。

土运不及，长夏降雨量少，秋天气候偏凉。

水运不及，冬天偏湿，春天风多雨少。

金运不及，秋天偏热，冬天寒冷。

太阴司天

太阴湿土司天，太阳寒水在泉，如果中运是不及的木运，那么便是丁丑、丁未两年。木运不及之年，春天应温不温，夏天又比一般炎热。木运是风气，胜气是清气，复气是热气。因为是不及的木运主岁，所以客运和主运相同，初之运是少角，二之运是太徵，三之运是少宫，四之运是太商，终之运是少羽。

太阴湿土司天，太阳寒水在泉，如果中运是不及的火运，那么便是癸丑、癸未两年。火运不及之年，夏天应热不热，冬天应冷不冷。因为是不及的火运主岁，所以客运的初之运为少徵，二之运是太宫，三之运是少商，四之运是太羽，终之运是太角。主运的初之运是太角，二之运是少徵，三之运是太宫，四之运是少商，终之运是太羽。

太阴湿土司天，太阳寒水在泉，如果中运是不及的土运，那么便是己丑、己未两年。这两年都是"太一天符"，土运不及之年，长夏应湿不湿，降雨量少，风气偏胜，秋天气候偏凉。因为是不及的土运主岁，

太阴司天之年的养生

太阴司天之年为气运不及之年，养生要以扶助阳气为原则，在饮食和治疗方法的选择上也要注意与岁气相合。

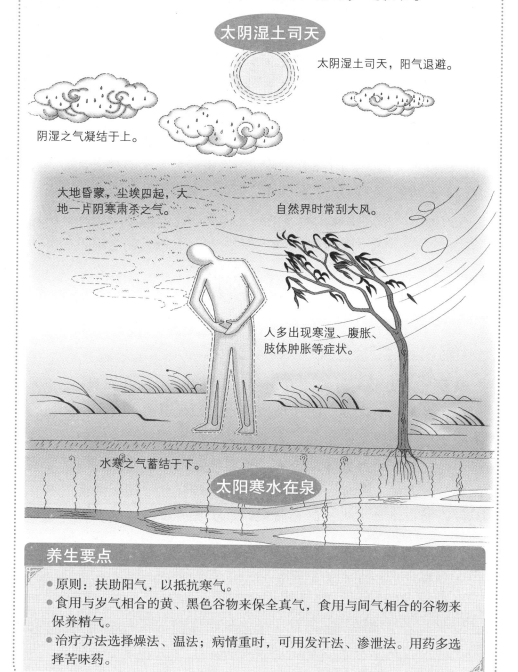

太阴湿土司天

太阴湿土司天，阳气退避。

阴湿之气凝结于上。

大地昏蒙，尘埃四起，大地一片阴寒肃杀之气。

自然界时常刮大风。

人多出现寒湿、腹胀、肢体肿胀等症状。

水寒之气蓄结于下。

太阳寒水在泉

养生要点

- 原则：扶助阳气，以抵抗寒气。
- 食用与岁气相合的黄、黑色谷物来保全真气，食用与间气相合的谷物来保养精气。
- 治疗方法选择燥法、温法；病情重时，可用发汗法、渗泄法。用药多选择苦味药。

所以客运的初之运是少宫，二之运是太商，三之运是少羽，四之运是少角，终之运是太徵。主运的初之运是少角，二之运是太徵，三之运是少宫，四之运是太商，终之运是少羽。

太阴湿土司天，太阳寒水在泉，如果中运是不及的金运，那么便是乙丑、乙未两年。金运不及之年，秋天应凉不凉，气候偏热，冬天又比较寒冷。因为是不及的金运主岁，所以客运的初之运是少商，二之运是太羽，三之运是太角，四之运是少徵，终之运是太宫。主运的初之运是太角，二之运是少徵，三之运是太宫，四之运是少商，终之运是太羽。

太阴湿土司天，太阳寒水在泉，如果中运是不及的水运，那么便是辛丑、辛未两年，这两年都是"同岁会"，水运不及之年，冬天应冷不冷，气候偏湿，第二年春天风多雨少。因为是不及的水运主岁，所以客运的初之运是少羽，二之运是少角，三之运是太徵，四之运是少宫，终之运是太商。主运的初之运是少角，二之运是太徵，三之运是少宫，四之运是太商，终之运是少羽。

太阴司天之年的养生原则

只要是太阴湿土司天的丑未年，其气不及，六气的气化和五运的运行就晚于天时来临。阴气独擅其事，阳气退避，时常刮大风，天气下降于地，地气上腾于天，大地昏蒙，白云四起，云气向南，经常降寒雨，立秋之后万物才能成熟。这时人容易出现寒湿、腹部胀满、肢体肿胀、浮肿、气逆、寒厥、筋脉拘急等症状。司天的湿气和在泉的寒气协同，于是天空飘散着黄黑色的尘埃，天空昏暗，在气交中流动。其与天上的镇星、辰星相应。征象严肃，作用主寂静。多生长成黄色、黑色谷物，上凝结阴湿之气，下积留水寒之气，寒水之气胜过火，就会有冰雹出现，阳气的正常作用不能发挥，阴寒肃杀之气流行。因此运太过的年份，适宜在高处种植作物；运不及的年份，适宜在低处种植谷物。有余的年份适宜晚种；不及的年份适宜早种。种植时不仅要考虑土地的利弊，还要考虑气候的化育。人体内的气也与此相同，间谷的成熟是借助了太过的间气。

丑未纪年，客气的初之气是厥阴风木，地气迁移，寒气消散，春气来临，春风和畅，生气四布，万物欣欣向荣，人心舒畅，风与湿相搏，不能及时降落雨水，人多出现出血、筋脉拘急强直、关节不利、身体沉重、筋骨痿弱无力等症状。二之气是少阴君火，火得以正化，万物得以化育，人安和。容易大肆流行温热和疠疫病，各地患者的病状几乎相同。湿热蒸腾相迫，雨才能降。三之气是司天的太阴湿土，湿气下降，地气上腾，应时的雨水下落，之后寒气来临。因为感受寒湿之气，所以人大多出现身体沉重、浮肿、胸腹胀满等症状。四之气是少阳相火，凌驾于主气的湿土之上，湿热熏蒸，地气上升，地气与天气阻隔不通，早晚寒风吹动，蒸腾的热气与湿气相迫，雾露凝聚于草木之上，水湿之气不流动，白露暗暗四布，于是秋季的气候形成。人大多出现体表发热、突然出血、心腹部发热、胀满，甚至浮肿等症状。五之气是阳明燥金，流行凄惨寒凉之气，寒露下降，提前降大霜，草木枯落凋零，寒气侵袭人体，明达的人居于密闭居室之中。人容易患皮肤肌腠部位疾病。终之气是在泉的太阳寒水，大起寒气，大化湿气，积聚严霜，凝结阴气，水结成坚硬的冰块，阳气不能发挥作用。受了寒气，人容易出现关节僵硬、腰椎疼痛等症状，这些都是寒湿邪气停留在气交之中而导致的疾病。

治疗时必须先损耗郁积之气，取不胜之气的生化之源，增益不足的岁气，不使邪气过盛。为保全真气食用岁气的谷物，为保养精气食用间气的谷物，所以用药时应用苦味的药物。在治疗方法上，应用燥法、温法；病情重时，可用发汗法、渗泄法。如果不用发汗、渗泄等法治疗，湿气会流溢在外，使肌肉溃烂、皮肤伤损，导致血水不断外流。此时要扶助阳气，以抵抗寒气。根据运和气属性的异同，确定药量的轻重。如果运和气同属寒，就用热药治疗；同属湿，就用燥药治疗。运气不同的少用，相同的多用。用凉药时，要避开凉气主令之时；用寒药时，要避开寒气主令之时；用温药时，要避开温气主令之时；用热药时，要避开热气主令之时。饮食调养也要遵循这个原则，如果出现一些反常的气候，就不必拘泥于这个法则了。这是自然规律，违反了就会生病。

▌少阴司天之年所出现的现象

*黄帝说：很好！少阴司天的年份运气的情况是怎样的？*岐伯回答说：少阴司天为子年和午年。

少阴君火司天，阳明燥金在泉，如果中运是太过的木运，那么便是壬子、壬午两年。木运是风气鼓动，正常的气化是风鸣繁盛，萌芽发而地脉开，异常变化是暴风震撼，拔树折木，病变是胸部胀满。因为是太过的木运主岁，所以客运和主运相同，初之运是太角，二之运是少徵，三之运是太宫，四之运是少商，终之运是太羽。

少阴君火司天，阳明燥金在泉，如果中运是太过的火运，那么便是戊子、戊午两年。戊子年是"天符"，戊午年是"太一天符"。火运是暑热，正常气化是炎热郁结，异常变化是炎暑沸腾，病变是上热、血外溢而致的吐血、衄血等。因为是太过的火运主岁，所以客运初之运是太徵，二之运是少宫，三之运是太商，四之运是少羽，终之运是少角。主运的初之运是少角，二之运是少徵，三之运是太宫，四之运是少商，终之运是太羽。

少阴君火司天，阳明燥金在泉，如果中运是太过的土运，那么便是甲子、甲午两年。土运是阴雨，正常气化是柔和润泽，异常变化是风雷震惊，暴雨骤临，病变是腹中胀满、身体沉重。因为是太过的土运主岁，所以客运的初之运是太宫，二之运是少商，三之运是太羽，四之运是太角，终之运是少徵。主运的初之运是太角，二之运是少徵，三之运是太宫，四之运是少商，终之运是太羽。

少阴君火司天，阳明燥金在泉，如果中运是太过的金运，那么便是庚子、庚午两年。这两年都是"同天符"，也和正商同。金运清凉迅疾，正常气化是雾露萧瑟，异常变化是金气肃杀，草木凋零，病变是下部清冷。因为是太过的金运主岁，所以客运的初之运是太商，二之运是少羽，三之运是少角，四之运是太徵，终之运是少宫。主运的初之运是少角，二之运是太徵，三之运是少宫，四之运是太商，终之运是少羽。

少阴君火司天，阳明燥金在泉，如果中运是太过的水运，那么便是丙子、丙午两年。丙子年是"岁会"。水运是寒冷，正常的气化是寒气凛冽，凄惨凝敛，异常变化是霜雪冰雹，病变是中寒下利。因为是太过的水运主岁，所以客运的初之运是太羽，二之运是太角，三之运是少徵，四之运是太宫，终之运是少商。主运的初之运是太角，二之运是少徵，三之运是太宫，四之运是少商，终之运是太羽。

少阴司天之年的养生原则

只要是少阴君火司天的子午年，气太过，六气的气化和五运的

少阴司天之年所出现的现象

少阴司天之年，阳明燥金在泉，其所主年份为子年和午年。在这些年份所出现的现象如图所示：

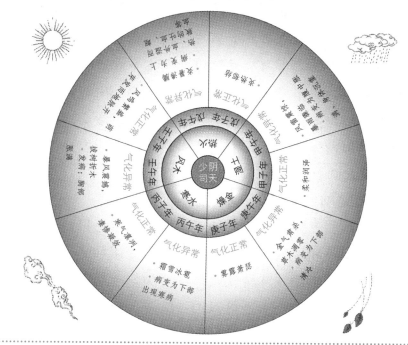

运行就先于天时降临。地气清肃，天气明朗，寒暑相交，燥热相加，金气和火气协调为用，与天上的荧惑星、太白星相应。特征是光亮明耀，作用急切，多生长红色、白色的谷物，水火寒热之气相持在气交中而生病。开始时，热性病发生在上部，寒性病发生在下部，之后寒热二气相互凌犯，争持到中部。人大多出现咳嗽、气喘、吐血、衄血、便血、鼻塞、喷嚏、目赤、眼角生疮、寒气入胃、心痛、腰痛、腹部胀大、咽喉干燥、上部肿胀等病症。

子午纪年，客气初之气是太阳寒水，地气迁移，燥气消散，寒气产生，蛰虫潜藏，水结冰，降寒霜，风气产生，春阳之气被寒所郁，人会居住在密闭的房中避寒。病大多数是关节僵硬，腰、臀部疼痛，当炎热来临时，里外都生疮疡。二之气是厥阴风木，开始布达阳气，风气运行，春气施化，万物繁荣，寒气时常来临，人安和。如果有疾病，多是小便不畅且涩痛、两目红赤、视物不清、气郁结于上而发热。三之气是司天的少阴君火，流行火热之气，万物繁茂艳丽，时而有寒邪侵袭。人容易出现气逆、心痛、寒热交替发作、咳嗽、喘气、目赤等症状。四之气是太阴湿土，暑湿来临，常降大雨，寒热交互产生。人多出现寒热、咽喉干燥、黄疸、鼻衄、水饮等症状。五之气是少阳相火，少阳相火降临，产生暑气，阳气化生，万物复生并生长繁荣，人安康。如果发病，多数是温热性疾病。终之气是在泉的阳明燥金，流行燥气，余热阻塞于内，于是肿现上部，出现咳嗽、气喘，甚至出现吐血、衄血等症状。寒气常兴起，云雾迷漫。这时疾病多生于皮肤肌腠，内停留于胁肋，向下连于小腹部而形成内寒性疾病。到终之气末，在泉之气就要更换了。

治疗时必须抑制太过的运气，滋养岁气所胜之气，折损郁结之气，先开发不胜之气化生的泉源，不要使其突然太过而生病，为保全其真气食用和岁气相应的谷物，为祛除邪气食用和间气相应的谷物。用药方面，为调其上用咸味药软坚，甚至为发泄用苦味药，为安其下用酸味药收敛，甚至为泻下还可以用苦味药。根据运气属性的不同，决定用药的多少。中运和司天之气都热者，用寒凉药清化；中运和

少阴司天之年的养生

少阴司天之年，为气运太过之年，人发病主要在中部。养生要以保全真气为原则，食用与岁气相合的食物，在药物的选择方面主要用泻药。

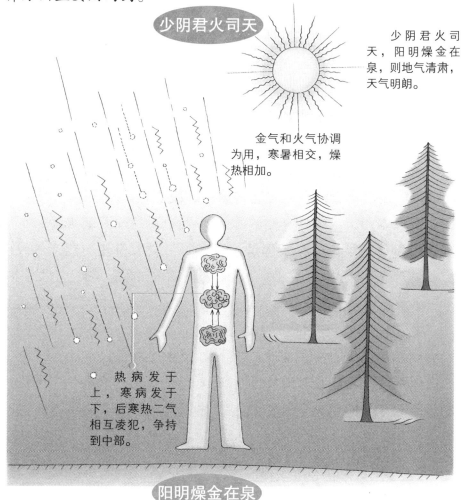

少阴君火司天

少阴君火司天，阳明燥金在泉，则地气清肃，天气明朗。

金气和火气协调为用，寒暑相交，燥热相加。

热病发于上，寒病发于下，后寒热二气相互凌犯，争持到中部。

阳明燥金在泉

养生要点

- 食用与岁气相合的红、白色谷物保全真气。
- 食用与间气相合的谷类祛除邪气。
- 用药方面，为调其上用咸味药软坚，为发泄用苦味药；为安其下用酸味药收敛，为泻下用苦味药。

在泉之气都凉者，用温药热化。用热药，要避开热气主令之时；用凉药，要避开凉气主令之时；用温药，要避开温气主令之时；用寒药，要避开寒气主令之时。饮食调养也要遵循这一原则。气候反常时，就不必拘泥于这个原则，这是自然规律，违反了就会生病。

▮ 厥阴司天之年所出现的现象

黄帝说：很好！厥阴司天年份的运气的情况是怎样的？岐伯回答说：厥阴司天是巳年、亥年。

厥阴风木司天，少阳相火在泉，如果中运是不及的木运，那么便是丁巳年和丁亥年，这两年都是"天符"，春天不温，夏天偏热。因为是不及的木运主岁，所以客运和主运相同，初之运是少角，二之运是太徵，三之运是少宫，四之运是太商，终之运是少羽。

厥阴风木司天，少阳相火在泉，如果中运是不及的火运，那么便是癸巳年和癸亥年。这两年都是"岁会"，夏天应热不热，冬天应冷不冷。因为是不及的火运主岁，所以客运的初之运是少徵，二之运是太宫，三之运是少商，四之运是太羽，终之运是太角。主运的初之运是太角，二之运是少徵，三之运是太宫，四之运是少商，终之运是太羽。

厥阴风木司天，少阳相火在泉，如果中运为不及的土运，那么便是己巳年和己亥年，长夏降雨少，秋天气候偏凉。因为是不及的土运主岁，所以客运的初之运是少宫，二之运是太商，三之运是少羽，四之运是少角，终之运是太徵。主运的初之运是少角，二之运是太徵，三之运是少宫，四之运是太商，终之运是少羽。

厥阴风木司天，少阳相火在泉，如果中运是不及的金运，那么便是乙巳和乙亥两年，秋天偏热，冬天偏冷。因为是不及的金运主岁，所以客运的初之运是少商，二之运是太羽，三之运是太角，四之运是少徵，终之运是太宫。主运的初之运是太角，二之运是少徵，三之运是太宫，四之运是少商，终之运是太羽。

厥阴风木司天，少阳相火在泉，如果中运是不及的水运，那么便是辛巳和辛亥两年，冬天应冷不冷，气候偏湿，来年春天风多雨少。

因为是不及的水运主岁，所以客运的初之运是少羽，二之运是少角，三之运是太徵，四之运是少宫，终之运是太商。主运的初之运是少角，二之运是太徵，三之运是少宫，四之运是太商，终之运是少羽。

▉ 厥阴司天之年的养生原则

只要是厥阴风木司天的巳亥年，气不及，六气的气化和五运的运行就晚于天时而来临。只要属平气之年，气化运行和天时相同。司天之气扰动，在泉之气正化，司天的风气生于高远之上，在泉的炎热之气随从天气，云趋向雨府，湿气敷布流行。风火协同为用，与天上的岁星、荧惑相应。征象是扰动，作用是急速。生长的是青色、红色的谷物，间谷因为得到太过的间气而成熟。出现风、燥、火、热四气交互胜复，蛰虫不潜藏，流水不结冰。人体下部出现热性病，上部出现风病。风气、燥气互为胜复，在中部出现。

厥阴司天之年所出现的现象

厥阴风木司天，少阳相火在泉，其所主的年份为巳年和亥年，在这些年份所出现的现象如图所示：

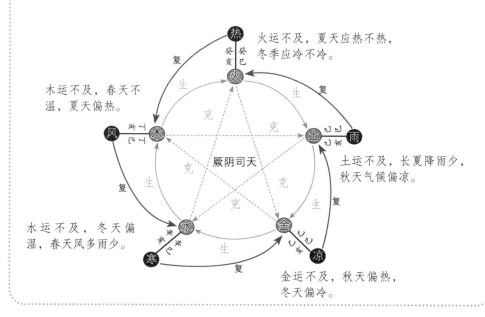

热
癸亥 癸巳
火运不及，夏天应热不热，冬季应冷不冷。

木运不及，春天不温，夏天偏热。

风 丁巳 丁亥 木

复 生

厥阴司天

克 克

土运不及，长夏降雨少，秋天气候偏凉。

雨 己巳 己亥

水运不及，冬天偏湿，春天风多雨少。

水 辛巳 辛亥

寒 复

金运不及，秋天偏热，冬天偏冷。

金 乙巳 乙亥 凉

厥阴司天之年的养生

　　厥阴司天为中运不及之年，疾病多发生在中部。养生要以扶助不足之气、抑制太过之气为原则，食用与岁气相合的食物。

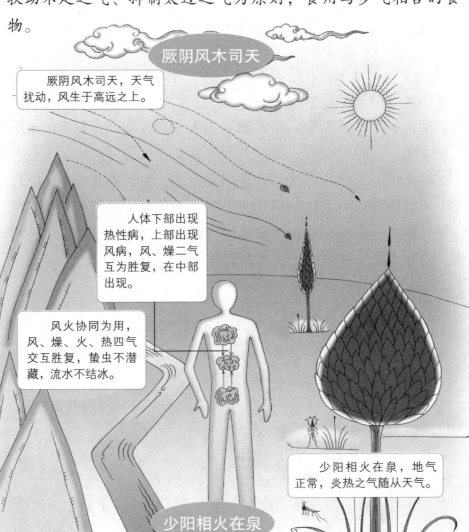

厥阴风木司天

厥阴风木司天，天气扰动，风生于高远之上。

人体下部出现热性病，上部出现风病，风、燥二气互为胜复，在中部出现。

风火协同为用，风、燥、火、热四气交互胜复，蛰虫不潜藏，流水不结冰。

少阳相火在泉，地气正常，炎热之气随从天气。

少阳相火在泉

养生要点

● 原则：滋养生化之源，扶助不足之气，抑制太过之气。

● 食用与岁气相合的青、红色谷物来保养正气。

● 治病时，为调上部应用辛味药，为调下部应用咸味药。

巳亥纪年，客气的初之气是阳明燥金，寒气劲切，肃杀之气方来，人容易患右胁下寒冷性疾病。二之气是太阳寒水，寒气不散，雪花纷飞，水结冰，肃杀之气用事，严霜下降，草木上部焦枯，频繁降寒雨。如果阳气来复，人容易患内热病。三之气是司天的厥阴风木，风气时起，人容易出现迎风流泪、耳鸣、头眩晕等症状。四之气是少阴君火，暑湿来临，湿热相迫，交争于长夏，人容易出现黄疸、浮肿等症状。五之气是太阴湿土，湿气与燥气互为胜复，布化阴沉之气，寒邪伤人体，流行风雨。终之气是在泉的少阳相火，少阳相火当令，阳气施化，蛰虫不潜藏，流水不结冰，地气升发，草木萌生，人感觉舒适。如果生病，那么大多数患温病和疠疫等病。

治疗时必须折损其郁结之气，滋养其不足之气化生的泉源，扶助其不足的运气，不要使邪气过盛。这两年，为调上部应用辛味药，为调下部用咸味药，不能随意触犯相火。用温药，当避开温气主令之时；用热药，当避开热气主令之时；用凉药，当避开凉气主令之时；用寒药，当避开寒气主令之时。饮食调养也要遵循这个原则。气候反常时，就不必拘泥于这个法则，这是自然规律，违反了这一规律就会生病。

六气运行与相应、不相应的判断

黄帝说：很好！先生讲得很详尽，如何证明上述内容是符合实际情况而不是虚构的？岐伯说：您问得真清楚呀！各个年度主气运行的次序为厥阴风木，少阴君火，少阳相火，太阴湿土，阳明燥金，太阳寒水。各个年度客气运行规律为厥阴风木，少阴君火，太阴湿土，少阳相火，阳明燥金，太阳寒水。一年各占六十天多一点。所以观察时要在每年正月初一的早晨，看气位所在，就能看出相应、不相应。中运太过时，气先于时令而来临；中运不及时，气后于时令而来临。这是自然规律，也是正常的六气运行情况。气候与季节相应，不早不晚，这就是"正岁"，这时气的来临恰好和时令相合。

黄帝问道：自然界经常存在胜气和复气，怎样预测灾害的产生？

岐伯回答说：灾害就是不正常的气化。

　　黄帝问道：司天、在泉之气的运行规律是怎样的？岐伯回答说：您问得真全面呀！这才是要真正搞清的道理。司天、在泉之数，是始于司天，终于在泉。上半年，司天主气；下半年，在泉主气。司天、在泉的相交处，为气交所主，这就是一年的气化规律。所以说要清楚每气所主的月份，才能明确司天、在泉的位置，即所说的气的终始。

　　黄帝问道：我主管这项工作，并按照这个原则去推行，但有时不完全符合实际的情况，这是什么原因呢？岐伯回答说：六气的作用有多有少，六气与五运的化合有盛有衰，因为有多少、盛衰的差异，所以就有同化的存在。黄帝问道：同化又是怎样的呢？岐伯回答说：春天的气化与风温相同，夏天的气化与炎热沉闷相同，复气与胜气的同化也相同，秋天的气化与干燥清凉的烟露之气相同，长夏的气化与云

司天、在泉之气的变化

　　这幅图表现了一年内的运气变化规律，具体如何表现还要看这一年内司天、在泉之气是什么气。

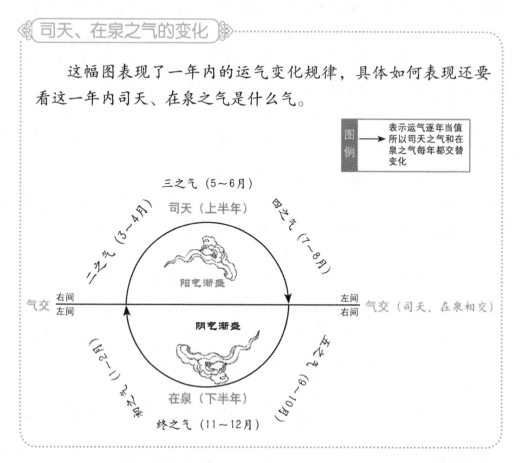

图例 ➡ 表示运气逐年当值所以司天之气和在泉之气每年都交替变化

雨尘埃昏蒙相同，冬季的气化与寒气霜雪冰雹相同。这就是自然界五运六气的气化及相互为用的一般规律。

在泉之气与五运的同化

黄帝说道：我已知道中运与司天之气相一致的就称为"天符"，

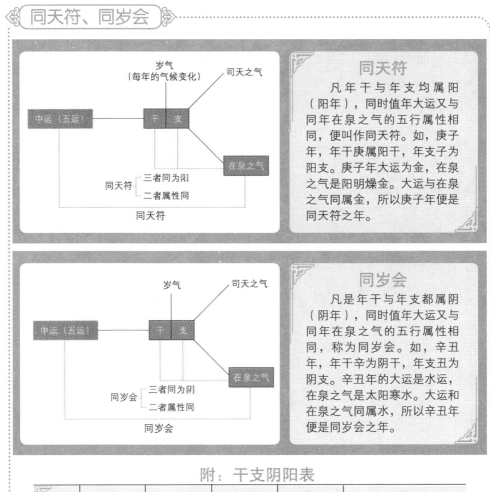

同天符、同岁会

同天符

凡年干与年支均属阳（阳年），同时值年大运又与同年在泉之气的五行属性相同，便叫作同天符。如，庚子年，年干庚属阳干，年支子为阳支。庚子年大运为金，在泉之气是阳明燥金。大运与在泉之气同属金，所以庚子年便是同天符之年。

同岁会

凡是年干与年支都属阴（阴年），同时值年大运又与同年在泉之气的五行属性相同，称为同岁会。如，辛丑年，年干辛为阴干，年支丑为阴支。辛丑年的大运是水运，在泉之气是太阳寒水。大运和在泉之气同属水，所以辛丑年便是同岁会之年。

附：干支阴阳表

阳干	甲	丙	戊	庚	壬	
阴干	乙	丁	己	辛	癸	
阳支	子	寅	辰	午	申	戌
阴支	丑	卯	巳	未	酉	亥

希望听您谈一谈在泉之气与五运的同化。岐伯回答说：中运太过与司天之气同化的有三种情况，中运不及与司天之气同化的也有三种情况；中运太过与在泉之运同化的也有三种情况，中运不及与在泉之气同化的也有三种情况。这共计二十四年。

黄帝说：希望听您具体谈一谈。岐伯回答说：甲辰、甲戌年为土运太过，下加太阴湿土在泉；壬寅、壬申年为木运太过，下加厥阴风木在泉；庚子、庚午年为金运太过，下加阳明燥金在泉。以上就是岁运太过与在泉之气相同的三组干支。癸巳、癸亥年为火运不及，下加少阳相火在泉；辛丑、辛未年为水运不及，下加太阳寒水在泉；癸卯、癸酉年为火运不及，下加少阴君火在泉。以上就是岁运不及而与在泉之气相同的三组干支。戊子、戊午年为火运太过，上临少阴君火司天；戊寅、戊申年为火运太过，上临少阳相火司天；丙辰、丙戌年为水运太过，上临太阳寒水司天。以上就是岁运太过而与司天相同的三组干支。丁巳、丁亥年为木运不及，上临厥阴风木司天；乙卯、乙酉年为金运不及，上临阳明燥金司天；己丑、己未年为土运不及，上临太阴湿土司天。以上就是岁运不及而与司天相同的三组干支。除了这二十四年以外，都没有中运和司天、在泉之气相同的加临了。

黄帝问道：在泉之气与中运相加叫什么？岐伯回答说：在泉之气与太过的中运相加，叫"同天符"，在泉之气与不及的中运相加，叫"同岁会"。黄帝又问道：中运和司天之气相临叫什么？岐伯回答说：司天之气与太过、不及的中运相临，都叫"天符"。只是运气变化有多有少，病情有轻有重，生死有早有晚而已。

▌时令与药性的选择

黄帝又说道：您说用寒药时，要避开寒气所主的时令；用热药，要避开热气所主的时令。为什么要这样？请您谈一谈怎样才算避开。岐伯回答说：用热药不要触犯炎热气候或疾病性质属实热者；用寒药不要触犯寒冷气候或疾病性质属实寒者。顺从这一原则就平和，违背就产生疾病，所以在治疗时，应避开主时之六气，这就是随时序而起的六步之气的方位。

黄帝又问道：温凉之性次于寒热，应怎样运用？岐伯回答说：司天之气为热时，上半年应慎用或少用温热类药物；司天之气为寒时，上半年应慎用或少用寒药；司天之气为凉时，上半年应慎用或少用凉药；司天之气为温时，上半年应慎用或少用温药。间气与主气相同的，在用药时不要触犯；间气与主气略有不同的，在用药时要慎重。这就是所说的"四畏"，诊断时务必慎重考察。

黄帝说：讲得好！如果触犯了会怎么样？岐伯回答说：气候与时令不合时，以主时之气为准则。季节气候严重反常，要按照实际情况处理，以达到平衡协调为准则，不能太过是针对邪气胜过主气而说的。所以要严格按照自然季节气候变化特点和规律处理问题，不能助长偏胜之气，也不能支持过剩的复气。

不同年份疾病的治疗

年份	运气位置	所属运气	疗法
甲子、甲午	司天	少阴君火	咸寒
	中	太宫土运	苦热
	在泉	阳明燥金	酸热
乙丑、乙未	司天	太阴湿土	苦热
	中	少商金运	酸和
	在泉	太阳寒水	甘热
丙寅、丙申	司天	少阳相火	咸寒
	中	太羽水运	咸温
	在泉	厥阴风木	辛温
丁卯、丁酉	司天	阳明燥金	苦微温
	中	少角木运	辛和
	在泉	少阴君火	咸寒
戊辰、戊戌	司天	太阳寒水	苦温
	中	太徵火运	甘和
	在泉	太阴湿土	甘温

五运之气与主岁之年的五行之生成数

黄帝说：很好！五运之气运行和主岁之年有五行之生成数吗？ 岐伯回答说：请让我依次讲一讲吧！

甲子、甲午年

司天是少阴君火，大运是土运太过，在泉是阳明燥金。司天热化数是二，中运雨化数是五，在泉燥化数是四。这两年既没有胜气又没有复气，就叫正化日。司天热化所导致的疾病，用咸寒药物治疗；中土运雨化所导致的疾病，用苦热药物治疗；在泉燥化所导致的疾病，用酸热药物治疗。这是甲子、甲午两年适宜的药食性味。

乙丑、乙未年

司天是太阴湿土，大运是金运不及，在泉为太阳寒水。这两年热化的胜气和寒化的复气相同，因为出现胜气、复气，就叫邪气化日，在西方七宫出现灾害。司天湿化数是五，中运清化数是四，在泉寒化数是六，这是正化日。司天湿化所导致的疾病，用苦热药物治疗；中金运清化所导致的疾病，用酸和药物治疗；在泉寒化所导致的疾病，用甘热药物治疗。这是乙丑、乙未两年适宜的药食性味。

丙寅、丙申年

司天是少阳相火，大运是水运太过，在泉是厥阴风木。司天火化数是二，中运寒化数是六，在泉风化数是三，这是所说的正化日。司天火化所导致的疾病，用咸寒药物治疗；中水运寒化所导致的疾病，用咸温药物治疗；在泉风化所导致的疾病，用辛温药物治疗。这就是丙寅、丙申两年适宜的药食性味。

丁卯、丁酉年

司天是阳明燥金，大运为木运不及，在泉是少阴君火。这两年清化的胜气和热化的复气相同，就是所说的邪气化日，在东方三宫出现灾害。司天燥化数是九，中运风化数是三，在泉热化数是七，就是所说的正化日。司天燥化所导致的疾病，用苦微温药物治疗；中木运风化所导致的疾病，用辛和药物治疗；在泉热化所导致的疾病，用咸寒药物治疗。这就是丁卯、丁酉两年适宜的药食性味。

五行常数的生成

五行生成数的依据可以追溯到河图和洛书。八卦与河图洛书的结合实际上也将五行与河图洛书结合了起来，从而有了五行生成数。

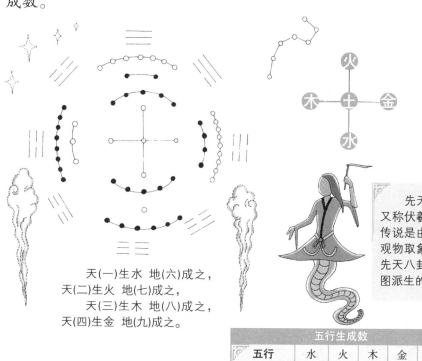

天(一)生水 地(六)成之，
天(二)生火 地(七)成之，
天(三)生木 地(八)成之，
天(四)生金 地(九)成之。

先天八卦，又称伏羲八卦，传说是由伏羲氏观物取象所作。先天八卦是由河图派生的。

五行生成数				
五行	水	火	木	金	土
生数	1	2	3	4	5
成数	6	7	8	9	10
生成数	7	9	11	13	15

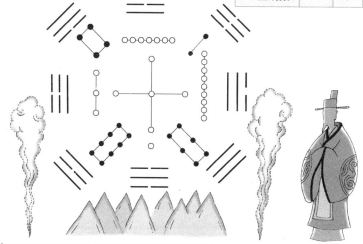

后天八卦是周文王根据先天八卦所作。后天八卦生成后与洛书之数相合，就形成了"九宫八卦"，被应用于各个领域。

戊辰、戊戌年

司天是太阳寒水，大运是火运太过，在泉是太阴湿土。司天寒化数是六，中运热化数是七，在泉湿化数是五，这是正化日。司天寒化所导致的疾病，用苦温药物治疗；中火运热化所导致的疾病，用甘和药物治疗；在泉湿化所导致的疾病，用甘温药治疗。这就是戊辰、戊戌两年适宜的药食性味。

己巳、己亥年

司天是厥阴风木，大运是土运不及，在泉是少阳相火。这两年风化的胜气和清化的复气相同，这是邪气化日，在中央五宫出现灾害。司天的风化数是三，中运湿化数是五，在泉的火化数是七，这是正化日。司天风化所导致的疾病，用辛凉药物治疗；中土运湿化所导致的疾病，用甘和药物治疗；在泉火化所导致的疾病，用咸寒药物治疗。这就是己

不同年份疾病的治疗（续表）

年份	运气位置	所属运气	疗法
己巳、己亥	司天	厥阴风木	辛凉
	大运	少宫土运	甘和
	在泉	少阳相火	咸寒
庚午、庚子	司天	少阴君火	咸寒
	大运	太商金运	辛温
	在泉	阳明燥金	酸温
辛未、辛丑	司天	太阴湿土	苦热
	大运	少羽水运	苦和
	在泉	太阳寒水	苦热
壬申、壬寅	司天	少阳相火	咸寒
	大运	太角木运	酸和
	在泉	厥阴风木	辛凉
癸酉、癸卯	司天	阳明燥金	苦微温
	大运	少徵火运	咸温
	在泉	少阴君火	咸寒

巳、己亥两年适宜的药食性味。

庚午、庚子年

司天是少阴君火，大运是金运太过，在泉是阳明燥金。司天的热化数是七，中运清化数是九，在泉燥化数是九，就是正化日。司天热化所导致的疾病，用咸寒药治疗；中金运清化所导致的疾病，用辛温药物治疗；在泉燥化所导致的疾病，用酸温药物治疗。这是庚午、庚子两年适宜的药食性味。

辛未、辛丑年

司天是太阴湿土，大运是水运不及，在泉是太阳寒水。这两年雨化的胜气和风化的复气相同，就是邪气化日，在北方一宫出现灾害。司天的雨化数是五，中运寒化数是一，就是所说的正化日。司天雨化所导致的疾病，用苦热药物治疗；中水运寒化所导致的疾病，用苦和药物治疗；在泉寒化所导致的疾病，用苦热药物治疗。这是辛未、辛丑两年适宜的药食性味。

壬申、壬寅年

司天是少阳相火，大运是木运太过，在泉是厥阴风木。司天火化数是二，中运风化数是八，就是所说的正化日。司天火化所导致的疾病，用咸寒药物治疗；中木运风化所导致的疾病，用酸和药物治疗；在泉风化所导致的疾病，用辛凉药物治疗。这是壬申、壬寅两年适宜的药食性味。

癸酉、癸卯年

司天是阳明燥金，大运是火运不及，在泉是少阴君火。这两年寒化的胜气和雨化的复气相同，就是所说的邪气化日，在南方九宫出现灾害。司天燥化数是九，中运热化数是二，就是所说的正化日。司天燥化所导致的疾病，用苦微温药物治疗；中火运热化所导致的疾病，用咸温药物治疗；在泉热化所导致的疾病，用咸寒药物治疗。这是癸酉、癸卯两年适宜的药食性味。

甲戌、甲辰年

司天是太阳寒水，大运是土运太过，在泉是太阴湿土。司天寒化数是六，中运湿化数是五，这是所说的正化日。司天寒化所导致的疾病，用苦热药物治疗；中土运湿化所导致的疾病，用苦温药物治疗；在泉湿化所导致的疾病，也用苦温药物治疗。这是甲戌、甲辰两年适宜的药食性味。

乙亥、乙巳年

司天是厥阴风木，大运是金运不及，在泉是少阳相火。这两年热化的胜气和寒化的复气相同，就是所说的邪气化日，在西方七宫出现灾害。司天风化数是八，中运清化数是四，在泉火化数是二，就是所说的正化日。司天风化所导致的疾病，用辛凉药物治疗；中金运清化所导致的疾病，用酸和药物治疗；在泉火化所导致的疾病，用咸寒药物治疗。这是乙亥、乙巳两年适宜的药食性味。

丙子、丙午年

司天是少阴君火，大运是水运太过，在泉是阳明燥金。司天热化

不同年份疾病的治疗（续表）

年份	运气位置	所属运气	疗法
甲戌、甲辰	司天	太阳寒水	苦热
	大运	太宫土运	苦温
	在泉	太阴湿土	苦温
乙亥、乙巳	司天	厥阴风木	辛凉
	大运	少商金运	酸和
	在泉	少阳相火	咸寒
丙子、丙午	司天	少阴君火	咸寒
	大运	太羽水运	咸热
	在泉	阳明燥金	酸温
丁丑、丁未	司天	太阴湿土	苦温
	大运	少角木运	辛温
	在泉	太阳寒水	甘热
戊寅、戊申	司天	少阳相火	咸寒
	大运	太徵火运	甘和
	在泉	厥阴风木	辛凉

数是二，中运寒化数是六，在泉清化数是四，这是正化日。司天热化所导致的疾病，用咸寒药物治疗；中水运寒化所导致的疾病，用咸热药物治疗；在泉清化所导致的疾病，用酸温药物治疗。这是丙子、丙午两年适宜的药食性味。

丁丑、丁未年

司天是太阴湿土，大运是木运不及，在泉是太阳寒水。这两年清化的胜气和热化的复气相同，这是邪气化日，在东方三宫出现灾害。司天的雨化数是五，中运风化数是三，在泉寒化数是一，这是正化日。司天雨化所导致的疾病，用苦温药物治疗；中木运风化所导致的疾病，用辛温药物治疗；在泉寒化所导致的疾病，用甘热药物治疗。这是丁丑、丁未两年适宜的药食性味。

戊寅、戊申年

司天是少阳相火，大运是火运太过，在泉是厥阴风木。司天火化和中运火化数都是七，在泉风化数是三，这是正化日。司天火化所导致的疾病，用咸寒药物治疗；中火运火化所导致的疾病，用甘和药物治疗；在泉风化所导致的疾病，用辛凉药物治疗。这是戊寅、戊申两年适宜的药食性味。

己卯、己酉年

司天是阳明燥金，大运是土运不及，在泉是少阴君火。这两年风化的胜气和清化的复气相同，这是邪气化日，在中央五宫出现灾害。司天清化数是九，中运雨化数是五，在泉热化数是七，这是正化日。司天清化所导致的疾病，用苦微温的药物治疗；中土运雨化所导致的疾病，用甘和药物治疗；在泉热化所导致的疾病，用咸寒药物治疗，这是己卯、己酉两年适宜的药食性味。

庚辰、庚戌年

司天是太阳寒水，大运是金运太过，在泉是太阴湿土。司天寒化数是一，中运清化数是九，在泉雨化数是五，这是正化日。司天寒化所导致的疾病，用苦热药物治疗；中金运清化所导致的疾病，用辛温药物治疗；在泉雨化所导致的疾病，用甘热药物治疗。这是庚辰、庚戌两年适宜的药食性味。

辛巳、辛亥年

司天是厥阴风木，大运是水运不及，在泉是少阳相火。这两年雨化的胜气和风化的复气相同，这是邪气化日，在北方一宫出现灾害。司天风化数是三，中运寒化数是一，在泉火化数是七，这是正化日。司天风化所导致的疾病，用辛凉药物治疗；中水运寒化所导致的疾病，用苦和药物治疗；在泉火化所导致的疾病，用咸寒药物治疗，这是辛巳、辛亥两年适宜的药食性味。

壬午、壬子年

司天是少阴君火，大运是木运太过，在泉是阳明燥金。司天热化数是二，中运风化数是八，在泉清化数是四，这是正化日。司天热化所导致的疾病，用咸寒药物治疗；中木运风化所导致的疾病，用酸凉药物治疗；在泉清化所导致的疾病，用酸温药物治疗。这是壬午、壬

不同年份疾病的治疗（续表）

年份	运气位置	所属运气	疗法
己卯、己酉	司天	阳明燥金	苦微温
	大运	少宫土运	甘和
	在泉	少阴君火	咸寒
庚辰、庚戌	司天	太阳寒水	苦热
	大运	太商金运	辛温
	在泉	太阴湿土	甘热
辛巳、辛亥	司天	厥阴风木	辛凉
	大运	少羽水运	苦和
	在泉	少阳相火	咸寒
壬午、壬子	司天	少阴君火	咸寒
	大运	太角木运	酸凉
	在泉	阳明燥金	酸温
癸未、癸丑	司天	太阴湿土	苦温
	大运	少徵火运	咸温
	在泉	太阳寒水	甘热

子两年适宜的药食性味。

癸未、癸丑年

司天是太阴湿土，大运是火运不及，在泉是太阳寒水。这两年寒化的胜气和雨化的复气相同，这是邪气化日，在南方九宫出现灾害。司天的雨化数是五，中运火化数是二，在泉寒化数是一，这是正化日。司天雨化所导致的疾病，用苦温药物治疗；中火运火化所导致的疾病，用咸温药物治疗；在泉寒化所导致的疾病，用甘热药物治疗。这是癸未、癸丑两年适宜的药食性味。

甲申、甲寅年

司天是少阳相火，大运是土运太过，在泉是厥阴风木。司天火化数是二，中运雨化数是五，在泉风化数是八，这是正化日。司天火化所导致的疾病，用咸寒药物治疗；中土运雨化所导致的疾病，用咸和药物治疗；在泉风化所导致的疾病，用辛凉药物治疗。这是甲申、甲

不同年份疾病的治疗（续表）

年份	运气位置	所属运气	疗法
甲申、甲寅	司天	少阳相火	咸寒
	大运	太宫土运	咸和
	在泉	厥阴风木	辛凉
乙酉、乙卯	司天	阳明燥金	苦微温
	大运	少商金运	苦和
	在泉	少阴君火	咸寒
丙戌、丙辰	司天	太阳寒水	苦热
	大运	太羽水运	咸温
	在泉	太阴湿土	甘热
丁亥、丁巳	司天	厥阴风木	辛凉
	大运	少角木运	辛和
	在泉	少阳相火	咸寒
戊子、戊午	司天	少阴君火	咸寒
	大运	太徵火运	甘寒
	在泉	阳明燥金	酸温

寅两年适宜的药食性味。

乙酉、乙卯年

司天是阳明燥金，大运是金运不及，在泉是少阴君火。这两年热化的胜气和寒化的复气相同，这是邪气化日，在西方七宫出现灾害。司天的燥化数是四，中运的清化数是四，在泉的热化数是二，这是正化日。司天燥化所导致的疾病，用苦微温药物治疗；中金运清化所导致的疾病，用苦和药物治疗；在泉热化所导致的疾病，用咸寒药物治疗。这是乙酉、乙卯两年适宜的药食性味。

丙戌、丙辰年

司天是太阳寒水，大运是水运太过，在泉是太阴湿土。司天寒化数是六，在泉雨化数是五，这是正化日。司天寒化所导致的疾病，用苦热药物治疗；中水运寒化所导致的疾病，用咸温药物治疗；在泉雨化所导致的疾病，用甘热药物治疗。这是丙戌、丙辰两年适宜的药食性味。

丁亥、丁巳年

司天是厥阴风木，大运是木运不及，在泉是少阳相火。这两年清化的胜气和热化的复气相同，这是邪气化日，在东方三宫出现灾害。司天风化数是三，在泉火化数是七，这是正化日。司天风化所导致的疾病，用辛凉药物治疗；中木运风化所导致的疾病，用辛和药物治疗；在泉火化所导致的疾病，用咸寒药物治疗。这是丁亥、丁巳两年适宜的药食性味。

戊子、戊午年

司天是少阴君火，大运是火运太过，在泉是阳明燥金。司天热化数是七，在泉清化数是九，这是正化日。司天热化所导致的疾病，用咸寒药治疗；中火运热化所导致的疾病，用甘寒药物治疗；在泉清化所导致的疾病，用酸温药物治疗。这是戊子、戊午两年适宜的药食性味。

己丑、己未年

司天是太阴湿土，大运是土运不及，在泉是太阳寒水。这两年风

不同年份疾病的治疗（续表）

年份	运气位置	所属运气	疗法
己丑、己未	司天	太阴湿土	苦热
	大运	少宫土运	甘和
	在泉	太阳寒水	甘热
庚寅、庚申	司天	少阳相火	咸寒
	大运	太商金运	辛温
	在泉	厥阴风木	辛凉
辛卯、辛酉	司天	阳明燥金	苦微温
	大运	少羽水运	苦和
	在泉	少阴君火	咸寒
壬辰、壬戌	司天	太阳寒水	苦温
	大运	太角木运	酸和
	在泉	太阴湿土	甘温
癸巳、癸亥	司天	厥阴风木	辛凉
	大运	少徵火运	咸和
	在泉	少阳相火	咸寒

化的胜气和清化的复气相同，此即邪气化日，在中央五宫出现灾害。司天雨化数是五，在泉寒化数是一，这是正化日。司天雨化所导致的疾病，用苦热药物治疗；中土运雨化所导致的疾病，用甘和药物治疗；在泉寒化所导致的疾病，用甘热药物治疗。这是己丑、己未两年适宜的药食性味。

庚寅、庚申年

司天是少阳相火，大运是金运太过，在泉是厥阴风木。司天火化数是七，中金运清化数是九，在泉风化数是三，这是正化日。司天火化所导致的疾病，用咸寒药物治疗；中金运清化所导致的疾病，用辛温药物治疗；在泉风化所导致的疾病，用辛凉药物治疗。这是庚寅、庚申两年适宜的药食性味。

辛卯、辛酉年

司天是阳明燥金，大运是水运不及，在泉是少阴君火。这两年雨化的胜气和风化的复气相同，这是邪气化日，在北方一宫出现灾害。司天的清化数是九，中运寒化数是一，在泉热化数是七，这是正化日。司天清化所导致的疾病，用苦微温药物治疗；中水运寒化所导致的疾病，用苦和药物治疗；在泉热化所导致的疾病，用咸寒药物治疗。这是辛卯、辛酉两年适宜的药食性味。

壬辰、壬戌年

太阳寒水司天，大运是木运太过，在泉是太阴湿土。司天寒化数是六，中运风化数是八，在泉雨化数是五，这是正化日。司天寒化所导致的疾病，用苦温药物治疗；中木运风化所导致的疾病，用酸和药物治疗；在泉雨化所导致的疾病，用甘温药物治疗。这是壬辰、壬戌两年适宜的药食性味。

癸巳、癸亥年

司天是厥阴风木，大运是火运不及，在泉是少阳相火，这两年寒化的胜气和雨化的复气相同，这是邪气化日，在南方九宫出现灾害。司天的风化数是八，在泉的火化数是二，这是正化日。司天风化所导致的疾病，用辛凉药物治疗；中火运火化所导致的疾病，用咸和药物治疗；在泉火化所导致的疾病，用咸寒药物治疗。这是癸巳、癸亥两年适宜的药食性味。

只要是以上定期纪年的，六十年中各个年份气候和物候的正常变化或反常变化，就不外乎太过、不及两种情况，要认真地考察。如果掌握了其中的要领，一句话就可说清楚，如果没有掌握其中的要领，说起来就漫无边际，讲的就是这个道理。

复气发作时的现象和征兆

黄帝说：很好！五运之气也有复气吗？岐伯回答说：五运被郁到了极致，本身就会发生反克现象，比如水克火，火郁到了极致，就可以突破水的约束，火势燎原，这种现象叫作"郁发"，也叫"复气"。黄帝说：请问这是什么道理？岐伯回答说：五运有不同的太过和不及，复气暴发有早有晚。黄帝说：想听您详细地讲讲。岐伯回答说：五运太过，发作急暴，五运不及，发作徐缓。发作急暴，病情严重；发作徐缓，疾病持续。黄帝说道：太过与不及的数又是怎样的？岐伯回答说：太过的是成数，不及的是生数，土总是用生数。

黄帝问道：五气被郁结而发作的情况是怎样的？岐伯回答说：土郁发作的时候，山谷震动，雷声在气交之中轰隆，尘埃昏蒙，天地黑暗。水湿化成白气，高山深谷有暴风骤雨，山石击破，空中飞碎石，暴发漫溢川谷的洪水，大水退后，无数巨石在田野上耸立，就像被牧放的马匹。而后湿土之气敷布，时常降雨，自然万物于是开始生、

复气的产生

五运之气的郁积（太过）和不及都会导致复气的产生，所以复气的暴发有早有晚，有急暴有徐缓。五运太过，发作急暴；五运不及，发作徐缓。发作急暴，则病情严重；发作徐缓，则疾病持续时间长。

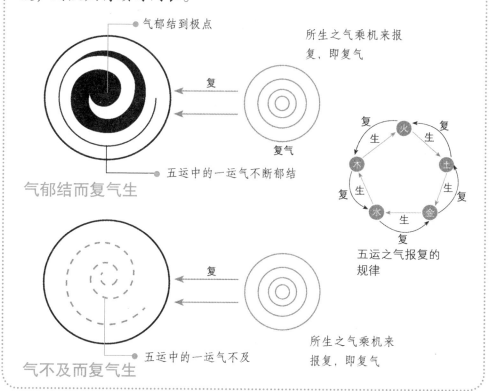

气郁结到极点

所生之气乘机来报复，即复气

复

复气

五运中的一运气不断郁结

气郁结而复气生

复 生 生 复
火
木 土
生 生
复 生 复
水 金
复
五运之气报复的规律

复

五运中的一运气不及

气不及而复气生

所生之气乘机来报复，即复气

五运之气郁结而发作时的征象

复气产生的原因之一是五运之气郁结至极所致，下图所示为五气郁结时自然界所出现的现象。

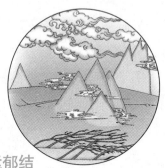

木运郁结

尘埃弥漫，天、山混为一色分辨不清，天上云气变幻无常，草在广阔的原野上倒卧不起，高山谷底松鸣虎啸，这都是木郁将要发作的先兆。
木郁发作时，大风暴气，树木折毁。

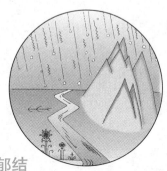

火运郁结

花开时节水反而凝聚成冰，山川出现冰雪，中午时湖泽中出现烟雾，这是火郁发作的先兆。
火郁发作时，天空昏蒙不清。

水运郁结

阴霾之气在空中积满，白色浑浊之气遮蔽天空，这都是水郁将发的现象。
水郁发作时，冰雹霜雪下降。

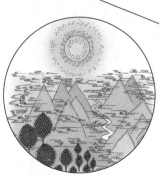

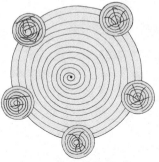

金运郁结

山泽枯竭，夜降白露，森林间会发出凄惨的声音，这些都表明金郁将要暴发。
金郁发作时，天地明净清爽，草木焦枯。

土运郁结

云奔雨府，霞拥朝阳，山泽间尘埃昏蒙，这表明土郁将要暴发。
土郁发作时，常有暴风骤雨。

四时之气的运行

气到来得早、晚、高、低等与季节的变化、地势的高低有关。下图所示为四时之气的运行规律：

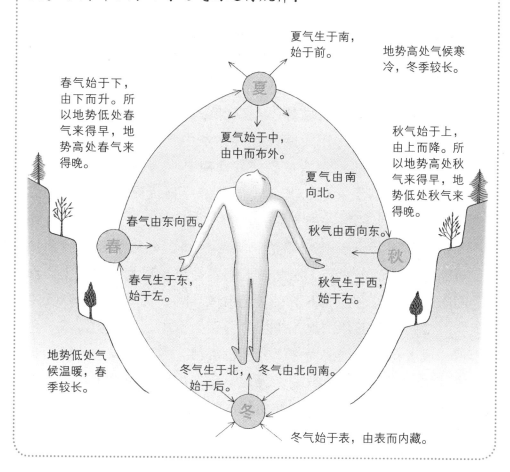

夏气生于南，始于前。

地势高处气候寒冷，冬季较长。

春气始于下，由下而升。所以地势低处春气来得早，地势高处春气来得晚。

夏气始于中，由中而布外。

秋气始于上，由上而降。所以地势高处秋气来得早，地势低处秋气来得晚。

夏气由南向北。

春气由东向西。

秋气由西向东。

春气生于东，始于左。

秋气生于西，始于右。

地势低处气候温暖，春季较长。

冬气生于北，始于后。

冬气由北向南。

冬气始于表，由表而内藏。

长、化、成。因此人易出现腹部胀满、肠鸣、大便次数增多、心痛、胁肋胀满、呕吐、霍乱、痰饮、水泻、浮肿、身重之类的症状。云向雨府奔，霞拥朝阳，山泽间尘埃昏蒙，这表明土郁将要暴发，发作的时间多在四时之气当令之时，浮云在天山横着，飘浮、游动、产生、散失，这都是郁结将要发作的先兆。

金郁发作时，天气清爽，地气明朗，风清气爽，清凉产生，草木上烟雾缭绕，燥气流行，雾气弥漫，肃杀之气降临，草木焦枯，秋声时鸣，因此人会咳嗽、气逆、心胁胀满牵引腹中，经常会突然疼痛、身体不能左右转动、咽喉干燥、尘土蒙面、面色难看。山泽枯竭、地面上凝结像盐霜一样的白霜，这些都表明金郁将要暴发，并多在五气当令之时发作。如果夜间降下白露，森林间会发出凄惨的声音，就是金郁将发的先兆。

　　水郁发作时，阳气退避，阴气暴起，大寒降临，川泽之水凝结成坚冰，寒雾结成霜雪，甚至黄黑昏暗的水气在气交之中流行，形成肃杀之气，水应时变化。因此，人多出现伤寒、心痛、腰痛、臀部疼痛、大关节不灵活、屈伸不利、经常四肢逆冷、腹部痞满坚硬等症状。阳气不发挥作用，阴霾之气在空中积满，白色昏浊之气遮蔽天空，这都是水郁将发的现象，发作时其气经常在君、相二火的前后出现。太空高深玄远，其气象如散麻一样无绪，隐约可见，色黑、微黄，这是水郁将发的先兆。

　　木郁发作时，天空昏蒙不清，云雾扰动，大风暴起，屋顶被掀开，折断树木，草木变异。因此，人们容易出现胃脘疼痛向上支撑两胁、咽喉阻塞不通、吞咽不下，甚至出现耳鸣、头晕目眩、认人不清等症状，常常突然僵仆倒地。尘埃弥漫在天空中，天、山混成一色分辨不清，或者污浊之气混为一团，颜色黄黑，像横亘天空的云但不下雨。木郁将发时，天上云气变幻无常，草在广阔的原野上倒卧不起，柔弱的树叶翻转而背部向上，高山谷底松鸣虎啸，这都是木郁将要发作的先兆。

　　火郁发作时，天空中昏蒙不清，太阳光被遮蔽而不明显，炎热流行，暴暑来临，山泽间如火燎烤，树木因蒸烤流出汁液，房屋上烟雾升腾，地面上凝结出白色如盐的霜，聚积的水逐渐减少，枯萎焦黄的藤草蔓生，风热妄行。因伤及心神，人言语惑乱，随后产生湿的气化。人们常出现呼吸气短，疮疡，痈肿，胁肋、胸腹、背部、面部、四肢胀满不适，生疮疡、痱子，呕逆，筋脉抽搐，骨痛，关节抽动，泻下如注，温疟，腹中突然疼痛，血外流不止，精液减少，目赤，心热，心中烦闷，昏晕，容易猝死。一日百刻将结束之时，气温升高，人们汗流满面。火郁大多在四气之时发作。动到极点转静，阳极转阴，因而湿气乃化乃成。花开时节水反而凝聚成冰，山川出现冰雪，中午时湖泽中出现烟雾，这些是火郁发作的先兆。

复气将发之前，先有征兆，五气被郁积到了极度必然发作出来。五气之中，土郁发生在四之气，金郁发生在五之气，火郁发生在四之气，唯有木郁之发无定时，水郁之发在二气、三气前后。注意观察其发作的时间，就能预测疾病的发生，如果时令气候反常，风火燥湿寒五气失去正常运行，各种物化现象，即生长化收藏，就会受到影响。自然气候并非一成不变，不能完全机械对待。

黄帝问道：冰雹霜雪在水郁发作时出现，暴雨在土郁发作时出现，树木折毁出现在木郁发作时，明净清爽出现在金郁发作时，黄赤昏暗出现在火郁发作时，这些现象是什么气引起的？岐伯回答说：五行之气有太过和不及的不同，郁发现象的微甚及发作时间，除了取决于本气的属性以外，还取决于郁气的多少。

黄帝说：很好！五气不是在所主的时令郁结而发作，这是什么原因？岐伯回答说：是因为时间的差异。黄帝说道：这种差异是否有一定的日数？岐伯回答说：一般是三十天多一些。

黄帝说道：主时之气来临时有先后，这是什么原因？岐伯回答说：如果运太过，主时之气就先于时令来临；运不及，主时之气就后于时令来临。这是气候的一般规律。黄帝又问道：为什么气有在正当时令时来临的？岐伯回答说：这是因为五运既非太过又非不及，所以主时之气正当时令来临，如果不这样，就有灾害出现。黄帝说：很好！为什么气有不是在其所主的时令而化的？岐伯回答说：岁运太过之年，一般来说气候与季节相应，岁运不及之年，气候与季节不相应，出现了己所不胜的气候与物候变化。

气候变化与地势变化的相互关系

黄帝问道：怎样去测知四时气候变化？因为地势有高下，方位有东西，所以气候的至与不至也不完全一样。岐伯说：气的运行有逆、顺，气的到来有迟、速，所以气太过就先于天时来临，气不及就后于天时来临。黄帝说道：想听您谈谈气怎么运行。岐伯回答说：春气的运行由东向西，夏气的运行由南向北，秋气的运行由西向东，冬气的运行由北向南。春气由下而升，因此春气始于下；秋气由上而降，因此秋气始于上；夏气由中而布外，因此夏气始于中；冬气由表而内藏，因此冬气始于表。面南而立，春气生于东，所以说始于左；秋气生于西，所以说始于右；冬气生于北，所以说始于后；夏气生于南，所以说始于前。这是一年四季的正常气化。所以至高的地方气候寒凉，冬季较长；低凹的地方气候温暖，春季较长。要仔细观察。黄帝说：讲得好。

▌五运六气变化呈现出的物象

黄帝问道：五运六气变化会呈现怎样的物象？它的正常气化和异常变化各会怎样？岐伯回答说：六气的正纪，有正化、有变化、有胜气、有复气、有正常的作用、有病气，所有这些的征象都不一样，您想了解哪方面的？黄帝说：希望您全面地讲讲。岐伯回答说：请让我详尽地谈谈六气。初之气的来临是和煦的，二之气的来临是温和的，三之气的到来是炎热的，四之气的到来是湿润的，五之气的到来是清凉迅疾的，终之气的到来是寒冷的，这是正常的四时之气化。

厥阴之气的到来，为风所聚，万物破土萌芽；少阴之气的到来，为火所聚，万物舒展繁荣；太阴之气的到来，为雨所聚，万物周全丰满；少阳之气的到来，为热所聚，气化布达于外；阳明之气的到来，为肃杀所聚，万物更替；太阳之气的到来，为寒气所聚，万物归藏。这是主化的一般规律。厥阴到来时，万物萌生，风摇不定；少阴到来时，万物荣美，形体外现；太阴到来时，万物化育，为云雨；少阳到来时，万物长养，繁茂鲜艳；阳明到来时，万物收获，雾露降临；太阳到来时，万物闭藏，阳气固密。这是六气气化的一般常规。

厥阴之气到来时，风气产生，最终为肃静；少阴之气到来时，热气产生，最终为寒冷；太阴之气到来时，湿气产生，最终为降雨；少阳之气到来时，火气产生，最终为湿热；阳明之气到来时，燥气产

六气循环图

六气的循环变化产生了自然界的阴阳寒暑交替、一年二十四节气的更迭，也就有了春生、夏长、秋收、冬藏的规律。

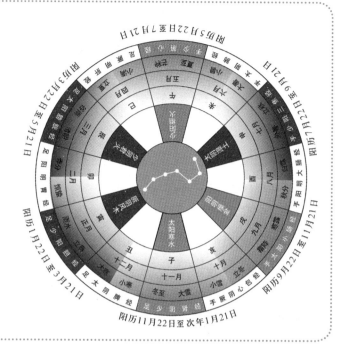

生，最终为清凉；太阳之气到来时，寒气产生，最终为温热。这是六气获得生化的一般规律。

厥阴之气来时，有毛的动物化育；少阴之气来时，有翅的动物化育；太阴之气来时，无毛羽无鳞甲的动物化育；少阳之气来时，有翼的虫类化育；阳明之气来时，有甲的动物化育；太阳之气来时，有鳞的动物化育。这是六气化育虫类的一般规律。

厥阴之气来时，万物生发；少阴之气来时，万物欣欣向荣；太阴之气来时，万物湿润；少阳之气来时，万物繁茂；阳明之气来时，万物坚实；太阳之气来时，万物闭藏。这是六气作用的一般规律。

厥阴之气来时，狂风怒吼，气候大凉；少阴之气来时，大热大寒；太阴之气来时，出现雷霆、暴雨、大风；少阳之气来时，出现旋风、炎热、霜凝；阳明之气来时，草木凋零，气候温和；太阳之气来时，出现寒雪、冰雹，地面出现白色尘埃。这是六气变化的一般规律。

厥阴之气来时，万物扰动，随风飘摇；少阴之气来时，火焰高明，空中出现红、黄两色火光；太阴之气来时，阴气下沉，白色尘埃弥漫，晦暗不明；少阳之气来时，光辉显明，云呈红色，红黄之气在空中出现；阳明之气来时，出现尘埃、严霜，凉风劲急，秋声凄凉；太阳之气来时，刚强坚固，锋芒尖利。这是六气行令的一般规律。

厥阴之气来时，筋脉拘急；少阴之气来时，疡疹，身热；太阴之气来时，水饮积滞，痞阻不通；少阳之气来时，打喷嚏、呕吐、疮疡；阳明之气来时，肌肤肿胀；太阳之气来时，关节屈伸不利。这是六气为病的一般规律。

厥阴之气来时，两胁支撑疼痛；少阴之气来时，惊惧、疑惑、恶寒战栗、说胡话；太阴之气来时，腹部胀满；少阳之气来时，惊恐躁动、昏闷、发病突然；阳明之气来时，鼻、坐骨、大腿、臀部、膝部、小腿肚、胫骨等处发病；太阳之气来时，腰痛。这也是六气为病的一般规律。

厥阴之气来时，筋脉软弱收缩；少阴之气来时，易悲、妄言、衄血；太阴之气来时，腹中胀满、霍乱、吐下；少阳之气来时，喉痹、耳鸣、呕吐；阳明之气来时，皮肤干燥皴裂；太阳之气来时，睡卧出汗。这也是六气为病的一般规律。

厥阴之气来时，胁痛、呕吐、腹泻；少阴之气来时，多语善笑；太阴之气来时，身重浮肿；少阳之气来时，突然腹泻、肌肉跳动、筋脉抽搐；阳明之气来时，鼻塞、打喷嚏；太阳之气来时，二便不通。这也是六气为病的一般规律。

从上面六气的十二种变化可以看出，六气有怎样的变化，万物就有怎样的回报。六气位置高，那么病位高；六气位置低，那么病位低；六气位置在后，那么病位在后；六气位置在前，那么病位在前；六气位置在中，那么病位在中；六气位置在外，那么病位在外。这都是六气致病位置的一般规律。因此，过盛的风气就产生动的病证，过盛的热气就产生痈肿病证，过盛的燥气就产生干燥的病证，过盛的寒气就产生虚浮的病证，过盛的湿气就产生水泻的病证，甚至水气闭阻而浮肿。根据六气所在的部位，就可以讨论其变化。

六气的相互作用和六气的盈虚

黄帝说：想听您谈谈六气的作用。岐伯回答说：六气之所以能对万物产生化生作用，在于六气彼此之间的生克制化。因此，太阴湿土加于太阳寒水而为化，太阳寒水加于少阴君火而为化，少阴君火加于阳明燥金而为化，阳明燥金加于厥阴风木而为化，厥阴风木加于太阴湿土而为化。要分别根据六气所在的方位来预测。黄帝问道：六气自得其本位的情况是怎样的？岐伯回答说：这属于正常的气化。黄帝又说道：希望听您谈谈六气本位所在的位置。岐伯回答说：明确了六气命名的位次，就能知道六气的方位和时间。

六气致病的一般规律

一般情况下，六气有怎样的变化，万物就有怎样的回报。六气在人体内的变化也是如此。

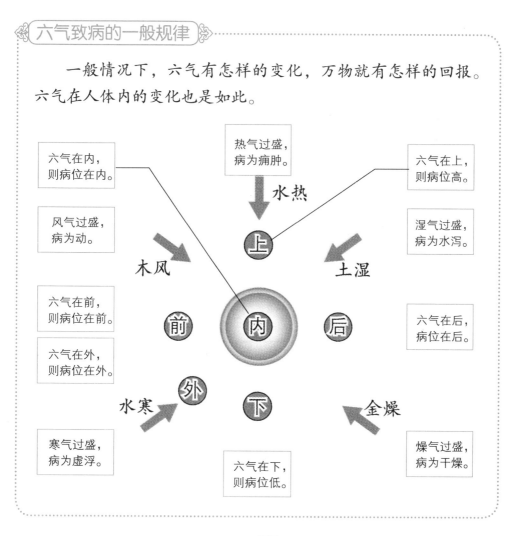

六气在内，则病位在内。

热气过盛，病为痈肿。

六气在上，则病位高。

风气过盛，病为动。

湿气过盛，病为水泻。

六气在前，则病位在前。

六气在外，则病位在外。

六气在后，病位在后。

寒气过盛，病为虚浮。

六气在下，则病位低。

燥气过盛，病为干燥。

水热　木风　土湿　前　内　后　外　下　水寒　金燥

　　黄帝问道：六气在正常情况下有其所属的位置和时令，但在异常情况下，也有盛衰多少，不尽相同。这其中的情况是怎样的？岐伯回答说：岁运有太过、不及，岁运太过之年，虽然反常，但如果客运与主时之气相属同，即使属偏胜，也不完全影响物候；岁运不及之年，与主时之气不属同类，必然要影响物候。黄帝问道：司天之气和在泉之气的盈虚又是怎样的情况？岐伯回答说：司天之气不足，在泉之气也随之不足；在泉之气不足，司天之气也从之不足。首先反映在自然界的生长化收藏的物候变化上。在泉之气上升时，居中的运先升；司天之气下降时，居中的运先降。厌恶其不胜之气，归属同和之气，随着运的归属而产生各种疾病。因此司天之气偏胜，必然影响在

六气的盈虚变化

　　气盛或不足的多少决定了气升降的差距。如果气升降的差距特别大，气交的位置也就出现改变，正是六气的趋避变化，才导致了疾病的产生。

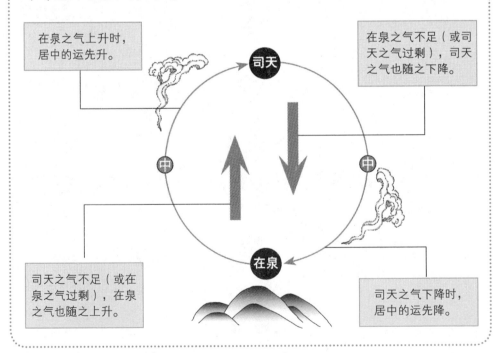

在泉之气上升时，居中的运先升。

在泉之气不足（或司天之气过剩），司天之气也随之下降。

司天之气不足（或在泉之气过剩），在泉之气也随之上升。

司天之气下降时，居中的运先降。

司天

在泉

中

中

泉之气；在泉之气偏胜，也会影响司天之气。根据气盛的多少决定升降的差距，相生微小差距就小，相生较大差距就大。如果相生的特别严重，位置就出现移动，气交的位置也出现改变，就产生大变动，于是就形成了疾病。《大要》上说，相生大的年份差别五分，相生小的年份差别七分，这样的差别清楚可见，说的就是这个道理。

用药的原则

黄帝说：很好！前面说过，用热药不可触犯热的气候，用寒药不可触犯寒的气候。要是既不想避开热的气候，又不想避开寒的气候，该怎么办？岐伯回答说：您问得真全面！发表不必避开热，攻里不必避开寒。黄帝又问道：既不是发表，又不是攻里，触犯了主时的寒，或主时的热，会怎么样？岐伯回答说：如果寒热伤害内脏，那么病情就加重。黄帝又说道：想听您谈谈不避寒热对无病的人会有什么影响。岐伯回答说：如果用药不避开寒热，就会使无病的人生病，有病的人疾病加重。黄帝又问道：产生怎样的疾病？岐伯回答说：不避开主时之热，产生热性病；不避开主时之寒，产生寒性病。寒性病，病人出现腹部坚硬、痞阻胀满、拘急疼痛、下利等症状。热性病，病人出现身热吐下、霍乱、痈疽、疮疡、昏昧、腹泻、肌肉跳动、抽搐、肿胀、呕吐、鼻衄、头痛、骨节变化、肌肉疼痛、吐血、便血、小便不畅等症状。黄帝问道：该怎样治疗？岐伯回答说：药食上要注意与四时季节气候相顺应，如果出现不当的治疗，就必须选择有制约作用的药物和食物。

黄帝问道：妇人怀孕时怎样运用毒药？岐伯回答说：孕妇具有峻急攻下药物的适应症，就可以使用峻急攻下药物。黄帝又说：想听您谈谈这其中的道理。岐伯回答说：大积大聚的疾病，可用有剧毒的药来治疗，但当疾病治好一大半时就要停药，一旦用药太过就会导致死亡。

黄帝说：很好！怎样治疗瘀滞很重的疾病？岐伯回答说：木瘀滞当畅达，火瘀滞当发散，土瘀滞当消导，金瘀滞当宣泄，水瘀滞当调理制约。但是在调理气机时，五郁之治，原则上以通为主，对于太过之证，可根据实者泻之的原则。黄帝问道：如果有假借之气的，该怎么办？岐伯回答说：这时就不用遵循"用寒远寒，用热远热"的原则，这就是所说的"主气不足，客气相生"的原因。

黄帝说：圣人的学说的确是博大精深！天地间的气化，五运运行的节律，六气加临的纲纪，阴阳的作用，寒暑变化的时令，除了先生以外谁还能搞清楚！请让我将这些理论藏于灵兰之室中，题名为"六元正纪"，不经过斋戒就不随意拿出来展示，也要慎重地传给后人。

瘀滞严重的疾病的治疗

对于瘀滞严重的疾病的治疗原则：太过则泻之，不及则补之。但是对于相乘之气（因为一气不足而乘机发作的气）则不必遵循这一原则。

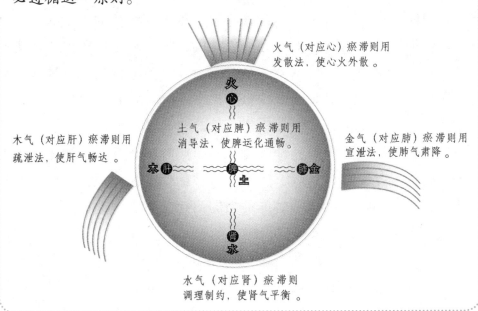

火气（对应心）瘀滞则用发散法，使心火外散。

木气（对应肝）瘀滞则用疏泄法，使肝气畅达。

土气（对应脾）瘀滞则用消导法，使脾运化通畅。

金气（对应肺）瘀滞则用宣泄法，使肺气肃降。

水气（对应肾）瘀滞则调理制约，使肾气平衡。

至真要大论篇

本篇主要论述六气变化所产生的影响，包括六气司天、在泉、胜气、复气等的变化对自然界和人的影响，并论述了这种变化表现在人身上所出现的病证、诊断方法和治疗原则，分析了三阴三阳划分的依据、六气致病的机理、药物的阴阳和配方原则等。

六气主岁时的情况

黄帝问道：我已经知道五运之气交相配合，太过、不及交替出现的道理。那六气分别主管司天与在泉，其气来临时的情况是怎样的？岐伯跪拜了两次站起来回答说：您问得真详细！这是天地之气变化的纲领，并和人的神机相通。黄帝说道：希望听您谈谈它是怎样上合天道之明显、下合造化之隐微的。岐伯回答说：这是受自然规律所主宰的，也是一般医生所疑惑不解的。

黄帝说：希望听您谈谈其中的道理。岐伯回答说：厥阴司天，气从风化；少阴司天，气从热化；太阴司天，气从湿化；少阳司天，气从火化；阳明司天，气从燥化；太阳司天，气从寒化。这都是根据六气所相邻的脏位，来确定疾病的名称。黄帝又问道：在泉的气化是怎样的？岐伯回答说：与司天之气相同，间气也是这样。黄帝又问道：什么是间气？岐伯回答说：间气是分别主管司天、在泉之气左右的。黄帝又问道：怎样区别间气和司天、在泉之气的作用？岐伯回答说：间气主每一步（六十日）的气化，司天、在泉之气主一年的气化。

黄帝说：很好！一年中主气的情况是怎样的？岐伯回答说：厥阴司天，气从风化；在泉，味从酸化；在主岁运时，从苍化；在间气，从动化。少阴司天，气从热化；在泉，味从苦化；它不主岁运；在间气，从灼化。太阴司天，气从湿化；在泉，味从甘化；在主岁运时，从黄化；在间气，从柔化。少阳司天，气从火化；在泉，味从苦化；在主岁运时，从赤化；在间气，从明化。阳明司天，气从燥化；在泉，味从辛化；在主岁运时，从白化；在间气，从清化。太阳司天，

六气的阴阳

六气指的是风、寒、暑、湿、燥、热，它们又被称为自然界的六淫。这六气因其所产生的位置不同，又有阴阳之别。

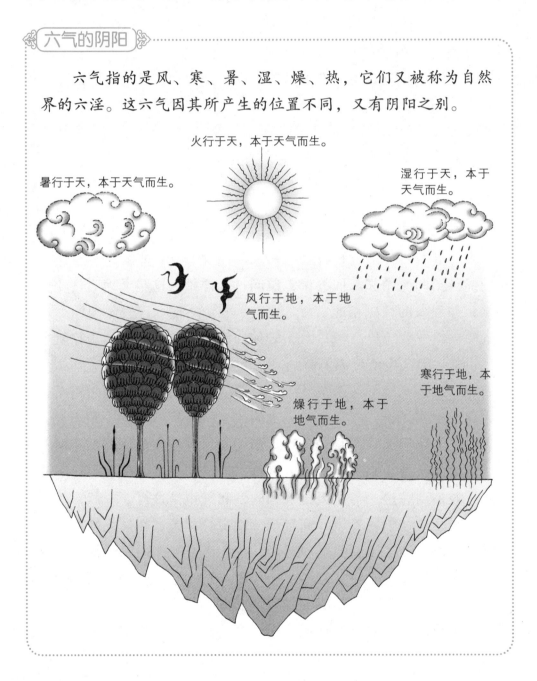

火行于天，本于天气而生。

暑行于天，本于天气而生。

湿行于天，本于天气而生。

风行于地，本于地气而生。

寒行于地，本于地气而生。

燥行于地，本于地气而生。

气从寒化；在泉，味从咸化；在主岁运时，从黑化；在间气，从藏化。所以，医生在治病的时候，必须了解六气所主司的气化作用，五味、五色之所生，五脏之所宜，才可谈论气的太过、不及和疾病的产生等问题。

风化的运行与疾病的治疗

黄帝说：以前我就知道厥阴在泉，其味从酸化，但风化的运行又是怎样的？岐伯回答说：风行于地，这是本于地气而为风化，其他五气也是这样的。因为本属于天的，是天之气；本属于地的，是地之气。天地之气相互交合，一年内六步分治各时，万物才能生化不息。所以说必须谨慎地观察六气主时之宜，不要贻误病机，就是这个意思。黄帝又问道：那么主治疾病的药物是怎样的？岐伯回答说：根据每年的司岁之气来采备其所生化的药物，那么药物就不会有遗漏了。黄帝问道：为什么要采用岁气所生化的药物？岐伯回答说：因为岁气所生化的药物获得了天地之气，气味纯厚，药力精专。黄帝又问道：司岁运的药物是怎样的？岐伯回答说：司岁运的药物和司岁气的药物相同，然而有太过与不及的区别。黄帝问道：不是司岁的药物又是怎样的？岐伯回答说：不是司岁的药物其力量比较分散，虽然性质相同，但品质不完全一样。气味有厚、薄的不同，性有动、静的区别，疗效有好、坏的差异，药物所达效力有深、浅的不同，就是这个道理。

黄帝问道：主岁之气伤害五脏应怎样说明？岐伯回答说：以脏气所不胜之气来说明，就是这个问题的要领。黄帝又问道：应当怎样治疗？岐伯回答说：如果司天之气过于亢盛而六经生病的，就用所胜之气来调和；如果在泉之气过于亢盛而五脏生病的，就用所胜之气来治疗。黄帝说：很好！岁气平和的年份又是怎样的？岐伯回答说：应仔细地考察三阴三阳所在的位置而加以调理，以达到平和的目的。正病就用正法治，反病就用反法治。

黄帝说：先生所说应仔细地考察三阴三阳所在的位置而加以调

理，但医论中说人迎脉和寸口脉相应，脉象如牵引绳索，大小相等，就是平脉。那么阴脉在寸口的表现是怎样的？岐伯回答说：观察岁气是属于北政还是南政就能知道。黄帝说：想听您详尽地谈谈。岐伯回答说：北政主岁，少阴在泉，寸口脉不应指；厥阴在泉，右手寸口脉不应指；太阴在泉，左手寸口脉不应指。南政主岁，少阴司天，寸口脉不应指；厥阴司天，右手寸口脉不应指；太阴司天，左手寸口脉不应指。只要是上述不相应的脉，反其诊，那么脉就相应了。黄帝又问道：尺部的脉是怎样的？岐伯回答说：北政主岁，三阴在泉，寸口脉不应指；三阴司天，尺部脉不应指。南政主岁，三阴司天，寸口脉不应指；三阴在泉，尺部脉不应指，左右手脉相同。所以说，掌握这其中的要领，一句话就能说完，没掌握这其中的要领，谈论就漫无边际，说的就是这个道理。

▌在泉之气侵入人体产生的疾病与治疗

黄帝说：很好！在泉之气侵入人体内部会产生怎样的疾病？岐伯回答说：岁气厥阴在泉，风气侵袭其所胜的脾土，就表现为地气不清明，原野昏暗，草类植物过早地开花抽穗。人容易出现恶寒战栗、喜伸展腰身、不断地打哈欠、心痛、胸中胀满、两胁拘急、食物吞咽不下、膈与咽阻塞不通、食入就呕吐、腹部胀满、喜欢嗳气等症状，大便通畅或放屁后，病就像减轻了许多而感觉舒适，但身体沉重。

岁气少阴在泉，热气侵袭其所胜的肺金，就表现为阳气蒸腾于川泽之上，本来是阴暗的地方反而明亮。人容易出现腹中时常鸣响、气上逆冲胸、气喘站立不能持久、恶寒发热、皮肤疼痛、眼睛视物不清、牙齿疼痛、下颌肿、寒热如疟疾、小腹疼痛、腹部肿大等症状。气候温热，蛰虫不潜藏。

岁气太阴在泉，湿邪侵袭所胜的肾水，就会出现草类提前开花，岩谷昏暗，黄土显现于水位处，这是因为湿土之气相交合。人容易出现水饮积聚、心痛、耳聋、耳中混乱不清、咽喉肿、喉痹、外阴出血、小腹部疼痛且肿、小便不利、气上冲头痛、眼睛疼得像要掉出、颈项像要被

主政者与阴脉的表现

主政者的变化会影响脉搏的变化，导致其中一只手寸口的脉不应指。如果出现这种不应指的脉，反其诊即可，即左手不应诊右手，右手不应诊左手。

名词解释

南政、北政

在北则南面而布北方之政，是谓北政，天气自北而南升。在南则北面而布南方之政，是谓南政，天气自南而北升。唐代王冰认为，木火金水四运为北政，土运为南政。清代著名医学家黄元御则认为，天地之气，东西对峙，南北平分，何南政之少而北政之多也？……则十二年中，三年在北，三年在东，三年在南，三年在西。这种观点比较合理。

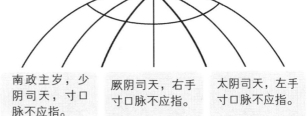

南政主岁，三阴司天，寸口脉不应指；三阴在泉，尺部脉不应指，左右手脉相同。

南政主岁，少阴司天，寸口脉不应指。　　厥阴司天，右手寸口脉不应指。　　太阴司天，左手寸口脉不应指。

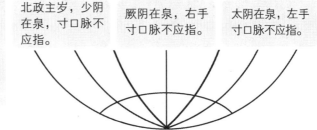

北政主岁，少阴在泉，寸口脉不应指。　　厥阴在泉，右手寸口脉不应指。　　太阴在泉，左手寸口脉不应指。

北政主岁，三阴在泉，寸口脉不应指；三阴司天，尺部脉不应指。

拔出、腰像被折断、髋部不能转动、膝关节像凝结一样、小腿肚像裂开一般的症状。

岁气少阳在泉时，火气侵袭所胜的肺金，于是表现为郊野烟火明亮，寒热之气交替出现。人们容易泄泻如注，下利赤白，小腹疼痛，尿赤，甚至出现大便出血，其他症状与少阴经相同。

岁气阳明在泉时，燥气侵袭所胜的肝木，于是出现雾气迷蒙昏暗。人们容易呕吐苦水，喜欢叹长气，心与胁肋疼痛不能左右转侧，甚至咽喉发干，面如蒙尘，全身干瘦而不润泽，足外侧发热。

岁气太阳在泉时，寒气侵袭所胜的心火，于是出现万物静肃战栗之象。人们易小腹疼痛，并牵引睾丸、腰脊，上冲心痛，出血，咽痛，下巴肿。

黄帝说：很好！该怎样治疗？岐伯回答说：凡诸气在泉，风邪侵入体内而引发疾病的，主治用辛凉的药物，辅佐用苦味的药物，缓解挛急用甘味药，驱散风邪用辛味药；热邪侵入体内而引发疾病的，主治用咸寒药物，辅佐用甘苦的药物，收敛用酸味药，发散热邪用苦味药；湿邪侵入体内而引疾病的，主治用苦热的药物，辅佐用酸淡的药物，燥湿邪用苦味药，渗利湿邪用淡味药；火邪侵入体内而引发疾病的，主治用咸冷的药物，辅佐用苦辛的药物，收敛阴气用酸味药，发散火邪用苦味药；燥邪侵入体内而引发疾病的，主治用苦温的药物，辅佐用甘辛的药物，泻热用苦味药；寒邪侵入体内而引发疾病的，主治用甘热的药物，辅佐用苦辛的药物，泻邪用咸味药，润燥用辛味药，坚阴用苦味药。

司天之气侵入人体产生的疾病与治疗

黄帝说：很好！司天之气的变化是怎样的？岐伯回答说：厥阴司天，风气侵袭所胜的脾土，于是天空中尘埃昏蒙不清，云雾扰动，在寒冷季节出现春季的气候，流水不结冰，蛰虫不潜伏。人容易胃脘、心口疼痛，两胁胀满，膈与咽喉阻塞不通，饮食吞咽不下，舌根部强硬不舒，一吃东西就呕吐，泻下清冷稀薄，腹胀，瘕病，小便闭阻不通。病的根本在于脾脏，如果冲阳脉绝，就会导致死亡，不能救治。

少阴司天，热气侵袭所胜的肺金，炎热来临，热极则大雨将至，火气主事。人容易胸中烦热，喉咙发干，右胸胁胀满，皮肤疼痛，恶寒发热，咳嗽，气喘，唾血，大便出血，鼻衄，打喷嚏，呕吐，尿的颜色改变，甚至皮肤疮疡，浮肿，肩、背及缺盆中疼痛，心痛，肺胀，腹部胀满，喘气，咳嗽。病的根本在于肺，如果尺泽脉绝，就会导致死亡，不可救治。

在泉之气侵入人体所产生的疾病与治疗原则

下图所示为六气在泉时，侵入人体后导致人体所出现的疾病，治疗疾病时要根据岁气的变化选择不同性味的药物。

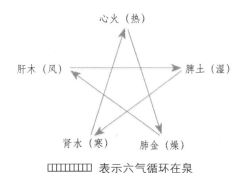

IIIIIIIII 表示六气循环在泉

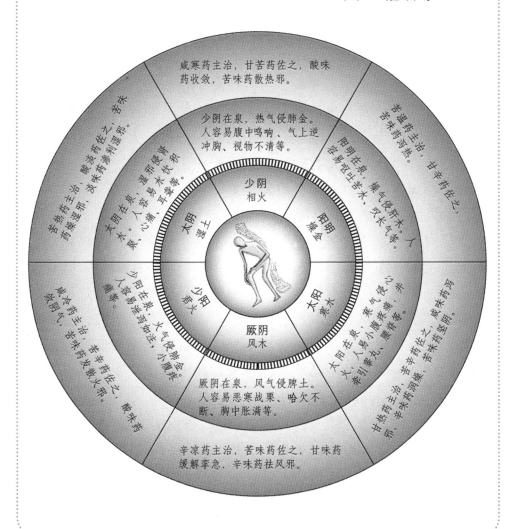

咸寒药主治，甘苦药佐之，酸味药收敛，苦味药散热邪。

少阴在泉，热气侵肺金。人容易腹中鸣响、气上逆冲胸、视物不清等。

苦温药主治，甘辛药佐之，苦味药泻热。

阳明在泉，燥气侵肝木，人容易呕吐苦水、飧泄气逆等。

苦热药主治，酸凉药佐之，淡味药渗利湿邪。

苦味药燥湿邪，

太阴在泉，湿邪侵肾水，人容易水肿、心满、呈挛等。

少阴 相火

太阴 湿土

阳明 燥金

苦辛药佐之，咸味药泻阴。

太阳在泉，寒气侵心火，人容易小腹疾痛，并牵引睾丸、腰脊等。

甘热药主治，辛味药润燥，苦味药坚阴。

厥阴 风木

少阳 相火

太阳 寒水

少阳在泉，火气侵肺金。火气侵肺金，人容易泄泻如注、小腹疼痛等。

咸寒药主治甘辛药佐之，苦味药发散火邪，酸味药

厥阴在泉，风气侵脾土。人容易恶寒战栗、哈欠不断、胸中胀满等。

辛凉药主治，苦味药佐之，甘味药缓解牵急，辛味药祛风邪。

太阴司天，湿土侵袭所胜的肾水，阴沉之气密布天空，雨水浸渍，草木枯槁。人多浮肿，骨痛阴痹。阴痹病用手按时，不知痛处，腰脊、头颈疼痛，头晕目眩，大便困难，阴气不能发挥作用，饥而不欲食，咳唾出血，心动不宁如悬空中。病的根本在于肾，如果太溪脉绝，就会导致死亡，不可救治。

少阳司天，火气侵袭所胜的肺金，气候温暖，金气不能发挥正常作用。人容易头痛，发热，恶寒，疟疾，热气在上，皮肤痛，颜色变为黄色、红色，传于里而形成水肿，身、面浮肿，腹部胀满，仰面呼吸，下利赤白，疮疡，咳唾血，心烦，胸中发热，甚至鼻衄。病根在肺，如果天府脉绝，就会死亡，不可救治。

阳明司天，燥气侵袭所胜的肝木，于是就推迟了草木繁荣，生长变晚，大凉之气改变了气候，大树枝叶干枯收敛，下部郁结生气，草叶焦枯，蛰虫反而外出活动。人多左侧胸腋胁肋疼痛，寒冷之气居于内，受外邪而成疟疾、咳嗽、腹中肠鸣、腹泻、大便稀薄、心及胁下突然疼痛、身体不能左右转侧、咽喉干、面部蒙尘、腰痛、男子㿗疝、妇人小腹疼痛、目昏暗、眼角生疮、皮肤上生疖子、痈疡。病根在肝，如果太冲脉绝，就会死亡，不可救治。

太阳司天，寒气侵袭所胜的心火，于是寒气来临，水结冰，如果遇到火运主岁，那么暴雨冰雹将落。人体内血液发生病变、肌肤生长痈肿疮疡、厥逆心痛、呕血、便血、鼻衄、易悲伤、时常眩晕仆倒、胸腹胀满、手中发热、手肘拘急、腋肿、心中悸动、不安、胸胁胃脘不舒畅、面赤、眼睛发黄、嗳气、咽喉干，甚至面黑如烟煤、口渴喜饮。病根在心，如果神门脉绝，就会死亡，不可救治。所以说，由脉气的搏动，可以测知其脏器的存亡。

黄帝说：很好！那怎样治疗？岐伯回答说：只要诸气司天，过盛的风气侵袭所胜的脾土，平抑风气用辛凉的药物，辅佐用苦甘的药物，缓挛急用甘味药，泻邪用酸味药；过盛的热气侵袭所胜的肺金，平抑热气用咸寒的药物，辅佐用苦甘的药物，收敛阴气用酸味药；过盛的湿土侵袭所胜的肾水，平抑湿气用苦热的药物，辅佐用酸辛的药物，燥湿用苦味药，渗利湿邪用淡味药；湿邪滞留于上部而发热，主治用苦温的药物，辅佐用甘辛的药物，以汗出病去而止；过盛的火气侵袭所胜的肺金，平抑火气用咸冷的药物，辅佐用苦甘的药物，收敛阴气用酸味药，发散火邪用苦味药，恢复阴气用酸味药；过盛的热气所形成的病证治法和这一样。过盛的燥气侵袭所胜的肝木，平抑燥气用苦温的药物，辅佐用酸辛的药物，泻下燥结用苦味药；过盛的寒气侵袭所胜的心火，平抑寒气用辛热的药物，辅佐用苦甘的药物，泻下寒气用咸味药。

司天之气变化对自然界的影响

司天之气的变化会对自然界和人的健康产生影响。下图所示为六气司天时，自然界所出现的现象。

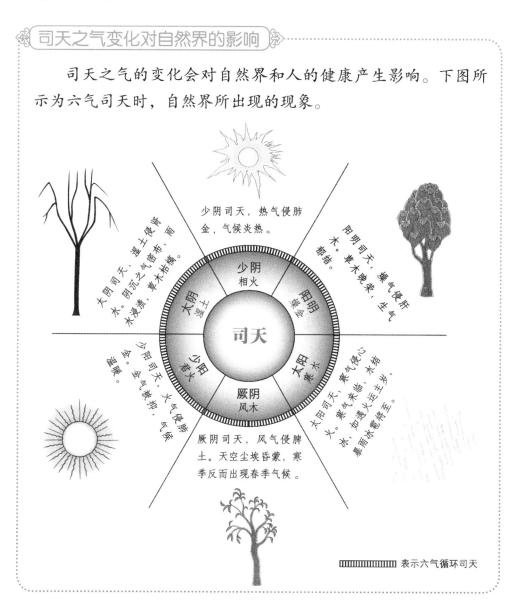

太阴司天，湿土之气下降侵袭肾水。阴沉之气密布，雨水凌溅，草木枯槁。

少阴司天，热气侵肺金，气候炎热。

阳明司天，燥气侵袭肝木。草木晚荣，生气郁结。

少阳司天，火气侵袭肺金。金气敛肃，气候温暖。

司天

少阴 相火
太阴 湿土
阳明 燥金
少阳 相火
太阳 寒水
厥阴 风木

太阳司天，寒气侵袭心火。寒气来临，水布主岁，如遇大运主岁，寒雨冰雹将至。

厥阴司天，风气侵脾土。天空尘埃昏蒙，寒季反而出现春季气候。

▦▦▦▦▦▦▦ 表示六气循环司天

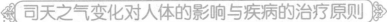

司天之气变化对人体的影响与疾病的治疗原则

六气的循环变化，会对人的五脏产生影响，治疗疾病时要根据司天之气的特性，选用不同的药物。

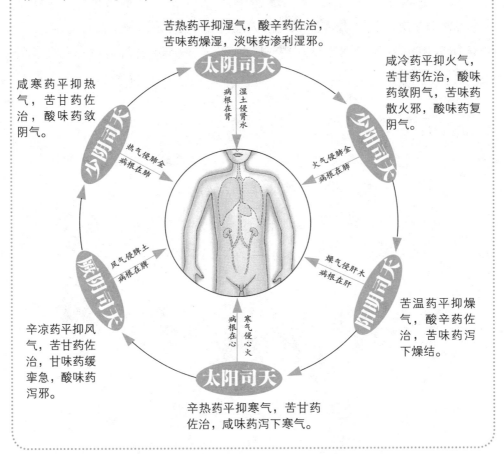

苦热药平抑湿气，酸辛药佐治，苦味药燥湿，淡味药渗利湿邪。

太阴司天

湿土侵肾水
病根在肾

咸冷药平抑火气，苦甘药佐治，酸味药敛阴气，苦味药散火邪，酸味药复阴气。

咸寒药平抑热气，苦甘药佐治，酸味药敛阴气。

少阴司天

热气侵肺金
病根在肺

火气侵肺金
病根在肺

苦温药平抑燥气，酸辛药佐治，苦味药泻下燥结。

厥阴司天

风气侵脾土
病根在脾

燥气侵肝木
病根在肝

辛凉药平抑风气，苦甘药佐治，甘味药缓挛急，酸味药泻邪。

寒气侵心火
病根在心

太阳司天

辛热药平抑寒气，苦甘药佐治，咸味药泻下寒气。

在泉之气不足和司天之气不足的治疗原则

　　黄帝说：讲得真好！应该怎样治疗本气不足，邪气过盛？岐伯回答说：厥阴在泉，风木之气不足，清金之气反而相生，主治用酸温的药物，辅佐用苦甘的药物，助正气用辛味药；少阴在泉，火热之气不足，寒气反而相生，主治用甘热的药物，辅佐用苦辛的药物，助正气用咸味药；太阴在泉，湿土之气不足，热气反而相生，主治用苦冷的药物，辅佐用咸甘的药物，助正气用苦味药；少阳在泉，少阳相火不足，寒气反而相生，主治用甘热的药物，辅佐用苦辛的药物，助正气用咸味药；阳明在泉，燥气不足，热气反而相生，主治用平寒的药物，辅佐用苦甘的药物，助正气用酸味的药物，用平和药对病有利；太阳在泉，寒气不足，热气反而相生，主治用咸冷的药物，辅佐用甘辛的药物，助正气用苦味药。

黄帝问：司天之气不足，邪气反而过盛时是怎样治疗的？岐伯回答说：厥阴司天，风气不及，清气反而相生，主治用酸温的药物，辅佐用甘苦的药物；少阴司天，热气不及，寒邪反而相生，主治用甘温的药物，辅佐用苦酸辛味的药物；太阴司天，湿气不足，热邪反而相生，主治用苦寒的药物，辅佐用苦酸的药物；少阳司天，火气不及，寒邪反而相生，主治用甘热的药物，辅佐用苦辛的药物；阳明司天，燥气不及，热气反而相生，主治用辛寒的药物，辅佐用苦甘的药物；太阳司天，寒气不足，热邪反而相生，主治用咸冷的药物，辅佐用苦辛的药物。

六气过盛导致的疾病与治疗方法

黄帝说道：六气过盛是怎样的？岐伯回答说：厥阴气过盛，会导致耳鸣，头晕目眩，烦乱想吐，胃和膈中有寒气。大风常起，倮虫不能生长。胸部和胁肋部之气积聚不散，进一步郁而化热，小便黄赤，胃脘和心口疼痛，两胁胀满，肠鸣，下利不消化的食物，小腹疼痛，下利赤白，甚至呕吐，膈和咽喉阻塞不通。少阴气过盛，会导致心下烦热，易饥饿，脐下跳动，热气在三焦弥漫。炎暑来临时，树木的汁液外溢，草枯萎。人们易呕逆、烦躁、腹部胀满疼痛、大便稀薄，转变成尿血、血痢等。太阴气过盛，内瘀滞火气，会导致疮疡生于内，火气流散于外，病在胸膺、胁肋部位，甚至心痛，上阻滞热气，头痛，喉痹，颈项僵硬不舒服；湿气独盛，郁积滞于内，寒湿之气迫于下焦，会导致头顶疼痛，同时牵引眉间也疼痛，胃部胀满。经常下雨，呈现湿化现象，人们多小腹部胀满，腰椎沉重，僵硬，腹内不舒服，大便泄泻，脚下温暖，头重，足胫浮肿，水饮产生于内，脸上见浮肿。

少阳气过盛，热气在胃中停留，会导致心烦，心痛，目赤，想要呕吐，并呕吐酸水，容易饥饿，耳痛，尿赤，也容易引发惊恐、谵语、记性不好。暴热灼烧万物，草木枯萎，河水干涸，介虫屈伏不伸，人易患小腹疼痛，下利赤白。阳明气过盛，在内产生清凉之气，左侧胸膺胁肋疼痛，大便稀溏，内发咽喉滞塞，外为颓疝。大凉之气肃杀，使花、草、树、木繁荣推迟，毛虫类死亡。人们多胸中不畅

六气过盛所致疾病的治疗

六气太过时，会对自然界造成折损，会使人出现烦闷、心口疼等疾病，对于六气过盛所致的疾病进行治疗时，要根据司天之气的特点选用不同性味的药物。

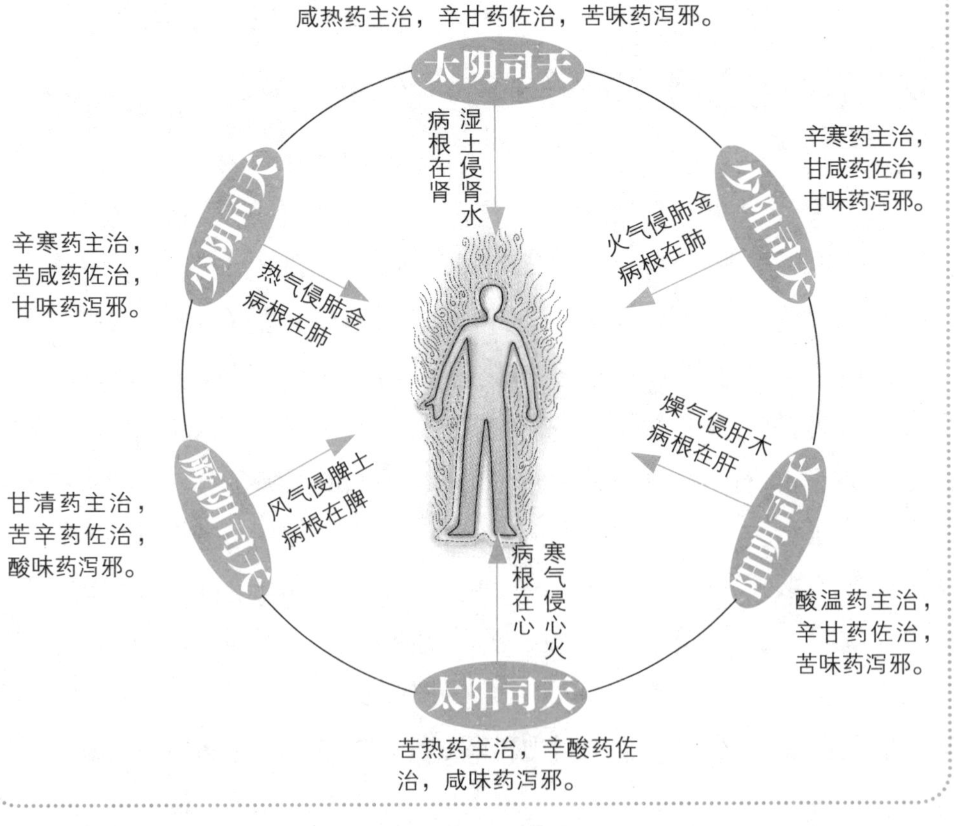

咸热药主治，辛甘药佐治，苦味药泻邪。

太阴司天

湿土侵肾水
病根在肾

辛寒药主治，甘咸药佐治，甘味药泻邪。

火气侵肺金
病根在肺

辛寒药主治，苦咸药佐治，甘味药泻邪。

热气侵肺金
病根在肺

燥气侵肝木
病根在肝

甘清药主治，苦辛药佐治，酸味药泻邪。

风气侵脾土
病根在脾

酸温药主治，辛甘药佐治，苦味药泻邪。

寒气侵心火
病根在心

太阳司天

苦热药主治，辛酸药佐治，咸味药泻邪。

快，咽喉阻塞，咳嗽。太阳气过盛，凝结凛冽之气来临，不是水结冰之时水却结冰，羽虫生化推迟。人们多发生痔疮、疟疾，寒冷之气进入胃中，内则心痛，阴中生疮，房事不利，阴部与大腿内侧相互牵引，筋肉拘急沉重，血脉凝滞阻塞，络脉盛满，面色如蒙尘，大便下血，皮肤肿胀，腹部胀满，饮食减少，热气上行，头、后项、头顶、脑户等处疼痛，眼睛好像要外脱，寒气进入下焦，转变成濡泻。

黄帝说道：该怎样治疗？岐伯回答说：厥阴风木过盛，主治用甘清的药物，辅佐用苦辛的药物，泻邪用酸味药；少阴君火过盛，主治用辛寒的药物，辅佐用苦咸的药物，泻邪用甘味药；太阴湿土过盛，主治用咸热的药物，辅佐用辛甘的药物，泻邪用苦味的药物；少阳相火过盛，主治用辛寒的药物，辅佐用甘咸的药物，泻邪用甘味药；阳明燥金过盛，主治用酸温的药物，辅佐用辛甘的药物，泻邪用苦味的药物；太阳寒水过盛，主治用苦热的药物，辅佐用辛酸的药物，泻邪用咸味药物。

六气相复对人和自然界的影响

黄帝问道：六气相复的情况是怎样的？岐伯回答说：您问得真全面呀！厥阴风木来复时，病人小腹坚硬胀满，腹里拘急，突然疼痛。天地间，草木仆倒，尘土飞扬，倮虫不能繁育。人容易出现厥心痛、出汗、呕吐、饮食不入、食而吐出、筋骨震颤、目眩、四肢清冷，严重时邪气进入脾脏，诱发食入而出的食痹病。如果冲阳脉绝，就会死亡。

少阴君火来复，体内烦热、烦躁、鼻中出血、喷嚏、小腹绞痛、身热如焚、咽喉干燥，大小便时泄时止，气发动于左侧而上逆行于右侧，咳嗽、皮肤疼痛、声音突然嘶哑、心口疼痛、神志昏昧不知人事，继而出现恶寒战栗、胡言乱语，寒战后又出现发热、口渴想喝水、少气、骨骼痿弱、肠道阻塞、大便不通、浮肿、嗳气。少阴火化之令后行，天地间流水不结冰、热气大行、介虫不能蛰藏。此时人容易患痴、疮疡、痈疽、痤疮、痔疮等病，如果邪气过甚进入肺脏，出

六气相复对自然界和人的影响

六气运行时会出现太过，所以就会有报复之气产生。六气来复时，会对自然界和人类造成影响，如图所示：

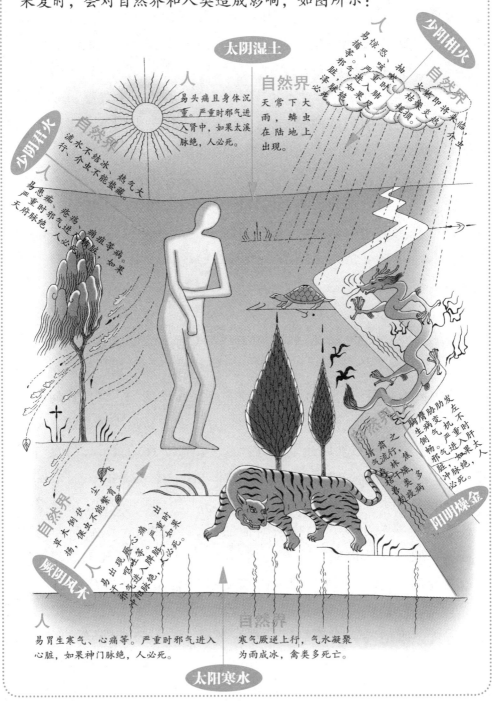

太阴湿土

人
易头痛且身体沉重。严重时邪气进入肾中，如果太溪脉绝，人必死。

自然界
天常下大雨，鳞虫在陆地上出现。

少阳相火

自然界
关节和诸脉肿胀，火气及身

人
易惊恐、咳喘、呕吐。严重时邪气进入肺及心脏，如果尺泽脉绝，人必死。

少阴君火

自然界
流水不结冰，热气大行，介虫不能蛰藏。

人
易患疟、痃病、痈疮、痛疳等症，如果严重时邪气进入心脏，天府脉绝，人必死。

阳明燥金

胸膈胁肋发生病变，左侧气机不畅。严重时邪气进入肝脏，如果太冲脉绝，人必死。

燥金之气流行，草木生焦，林木多枯干燥，碧类疾病

厥阴风木

自然界
草木倒伏、尘土飞扬，倮虫不能繁育。

人
易出现恶心痛。严重时邪气进入脾脏，如果冲阳脉绝，人必死。

太阳寒水

人
易胃生寒气、心痛等。严重时邪气进入心脏，如果神门脉绝，人必死。

自然界
寒气厥逆上行，气水凝聚为雨成冰，禽类多死亡。

现咳嗽、鼻塞流涕等症状。如果天府脉绝，就会死亡。

太阴湿土来复，就会产生湿气的病变，身体沉重、腹中胀满、饮食物不能消化、阴寒之气上逆、胸中不舒畅、水饮发于内、咳嗽、喘息有声。天常下大雨，鳞虫在陆地上出现。人容易头顶痛而且沉重，严重的抽搐、颤抖，呕吐，神情默默，呕吐清涎，如果邪气过甚进入肾中，泻不能止。如果太溪脉绝，就会死亡。

少阳相火来复，火热即将来临，枯燥炎热，介虫耗损。人容易惊恐、抽搐、咳嗽、鼻衄、心热、烦躁、频频小便、恶风、气机厥逆上行、面部如蒙灰尘、眼睛跳动，火气发于内、口舌糜烂、上逆而呕吐，甚至吐血、衄血、便血、疟疾、恶寒、鼓颌战栗、寒极而变热、咽喉络脉干燥焦枯、口渴想喝水、面色黄赤、气少、脉萎弱，转化成水病，出现浮肿，如果邪气过甚进入肺脏，会咳嗽出血。如果尺泽脉绝，就会死亡。

阳明燥气来复，清肃之气流行，森林焦枯干燥，兽类多发生疫病。胸膺胁肋发生病变、左侧气机不舒、喜叹长气，甚至出现心痛痞阻胀满、腹胀泄泻、呕吐苦汁、咳嗽、呃逆、心烦，病在膈中，头痛，如果邪气过甚进入肝脏，导致惊恐不安、筋脉拘急。如果太冲脉绝，就会死亡。

太阳寒水来复，寒气厥逆上行，气水凝聚为雨成冰，禽类多死亡。人多胃生寒气、胸膈不利、心痛、痞塞胀满、头痛、易悲伤、时常头晕目眩、仆倒、饮食减少、腰椎疼痛、屈伸不便。地冻裂、结冰坚厚，阳光不能发挥温暖的作用。人们多小腹部疼痛，牵引睾丸及腰椎，上冲心口，吐出清水，嗳气，呃逆，如果邪气过甚进入心脏，易忘易悲。如果神门脉绝，就会死亡。

▌六气相复所致疾病的治疗

*黄帝说：很好！该怎样治疗？*岐伯回答说：厥阴风木来复，主治用酸寒的药物，辅佐用甘辛的药物，泻邪气用酸味药，缓挛急用甘味

六气来复所致疾病的治法

六气对于太过之气的报复，会影响到人，对六气来复所致疾病的治疗要遵循以下原则：

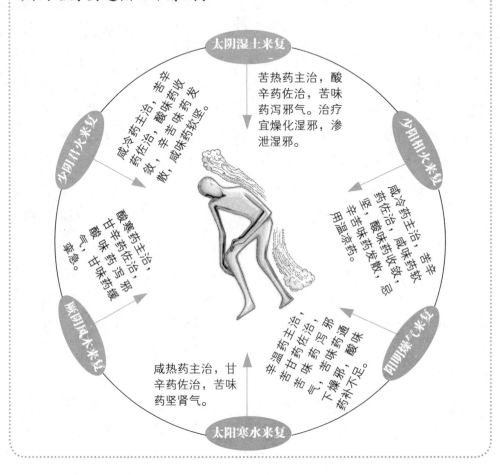

太阴湿土来复
苦热药主治，酸辛药佐治，苦味药泻邪气。治疗宜燥化湿邪，渗泄湿邪。

少阳相火来复
咸冷药主治，苦辛药佐治，咸味药软坚，酸味药收敛，忌用温凉药。

少阴君火来复
咸冷药主治，苦辛药佐治，辛苦味药发散，咸味药软坚。

厥阴风木来复
酸寒药主治，甘辛药佐治，酸味药泻邪气，甘味药缓急。

阳明燥气来复
辛温药主治，苦甘药佐治，苦味药泻邪气，苦燥邪，酸味药通，酸味药补不足。

太阳寒水来复
咸热药主治，甘辛药佐治，苦味药坚肾气。

药；少阴君火来复，主治用咸寒的药物，辅佐用苦辛的药物，泻邪气用甘味药，收敛用酸味药，发散用辛苦味药，软坚用咸味药；太阴湿土来复，主治用苦热的药物，辅佐用酸辛的药物，泻邪气用苦味药，治疗宜燥化湿邪，渗泄湿邪；少阳相火来复，主治用咸冷的药物，辅佐用苦辛的药物，软坚用咸味药，收敛用酸味药，发散用辛苦味药，可不必避开天热，但要忌用温凉的药物；少阴君火来复用相同的方法治疗；阳明燥气来复，主治用辛温的药物，辅佐用苦甘的药物，泻邪用苦味的药物，通下燥邪用苦味药，补不足用酸味药；太阳寒水来复，主治用咸热的药物，辅佐用甘辛的药物，坚肾气用苦味药。

六气过盛，六气来复的治法：只要是寒的就用热药，热的用寒药，温的用清凉药，清冷的用温药，正气外散的用收敛的药物，抑郁的用发散的药物，干燥的用濡润的药物，拘急的用甘缓的药物，病气坚实的用软坚的药，气脆弱的用固本的药，衰弱的用补益的药，邪亢的用泻下的药。分别安定各脏之气，使五脏之气清静，病气就会自然衰退，分别回归于所属之处，这就是治疗的总体原则。

气的分属与人体的对应关系

黄帝说：很好！气分上下，讲的是怎样的内容？岐伯回答说：与人体上半身相应的是初之气、二之气、三之气，属于天的分野，是司天之气所主；与人体下半身相应的是四之气、五之气、终之气，属于地之分野，是在泉之气所主的。气命名是按照六步的名称定的，病的称谓是由按气来命名的部位定的。这里所说的上半身和下半身，是以天枢部位作为上下分界线的。所以，司天之气过盛而下部发生病变的称谓是根据在泉之气定的；在泉之气过盛而上部发生病变的称谓是根据司天之气定的。这里指的是胜气已至，但复气尚隐伏未发。如果复气已产生，就不用司天、在泉来区别，是根据复气的情况来命名的。

胜气、复气的变动与疾病的发生

黄帝问道：胜气、复气出现的时间是否固定？其气的来与不来是否也有一定的规律？岐伯回答说：四时有一定的位置，但是胜气、复气没有规律。黄帝说：想听您讲讲其中的道理。岐伯回答说：从初之气到三之气，由司天之气所主，是胜气经常产生的部位；从四之气到终之气，由在泉之气所主，是复气经常产生的部位。有胜气一定就会产生复气，没有胜气就不会有复气。

黄帝说：讲得好！为什么复气过去以后又出现胜气？岐伯回答

说：复气的产生是因为胜气达到了极点，这没固定的次数，胜气衰退后，复气自然就会终止。复气过后又生胜气，如果有胜气没复气，灾害就会产生，就会伤害人的生命。

黄帝问道：为什么复气产生了反会出现病变？岐伯回答说：不在所主时令位置到来的复气，主气、客气是不协调一致的，复气超过胜气，主气胜过了它，因此反而会发生疾病，这主要是对火、燥、热三气而言。黄帝问道：该怎么治疗？岐伯回答说：胜气所导致的疾病，轻微就随顺，严重就制伏；复气所导致的疾病，缓和就平调，暴烈就削弱，都要随着胜气的强弱，来安抚屈而不伸之气，不管用药次数的多少，要以气的平定为准，这是治疗的基本法则。

黄帝问道：客气与主气之间的胜、复是怎样的？岐伯回答说：客气与主气之间有胜气而没复气。黄帝又问道：客气与主气间的逆顺是怎样的？岐伯回答说：主气胜过客气就是逆，客气胜过主气就是顺，这是自然界的基本规律。

客主相胜时出现的疾病与治疗

黄帝问道：客主相胜会出现什么样的病状？岐伯回答说：厥阴司天，客气胜，会出现耳鸣、头晕目眩、肢体颤动，甚至咳嗽；主气胜，会出现胸胁疼痛、舌僵难以言语。少阴司天，客气胜，会出现鼻塞、喷嚏、颈项僵硬、肩背部闷热、头痛、气少、发热、耳聋、眼睛视物不清，甚至浮肿、出血、疮疡、咳嗽、喘气；主气胜，会出现心热、烦躁，甚至胁肋疼痛、支撑胀满。太阴司天，客气胜，会出现头面部浮肿、呼吸气喘；主气胜，会出现胸腹部胀满、食后心绪纷乱。少阳司天，客气胜，肌肤会出现红疹，进一步形成丹毒，还会有疮疡、呕逆、喉痹、头痛、咽喉肿、耳聋、吐血、衄血，甚至出现手足抽搐；主气胜，会出现胸部胀满、咳嗽、仰面呼吸，甚至咳嗽、吐血、手热。阳明司天，内有复盛而有余的清气，于是就出现咳嗽、衄血、咽喉阻塞、胸膈内热、咳嗽不止，如果面色苍白、出血，大多数

气的分属

六气的变化不仅对应自然界，也可以对应人的身体。以天枢为中心，将人体分为上半身和下半身，其中上半身对应初之气、二之气、三之气，下半身对应四之气、五之气、终之气。

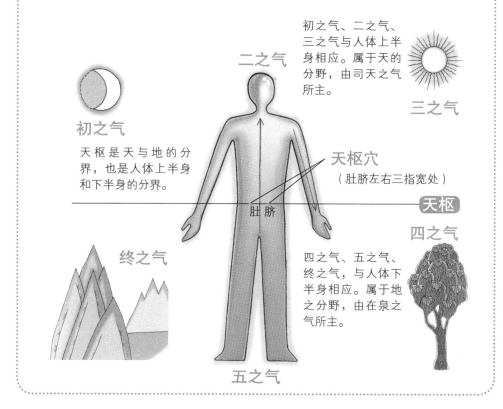

二之气

初之气、二之气、三之气与人体上半身相应。属于天的分野，由司天之气所主。

三之气

初之气

天枢是天与地的分界，也是人体上半身和下半身的分界。

天枢穴

（肚脐左右三指宽处）

天枢

肚脐

四之气

终之气

四之气、五之气、终之气，与人体下半身相应。属于地之分野，由在泉之气所主。

五之气

是死证。太阳司天，客气胜，会出现胸中滞塞不畅、流清鼻涕，受寒邪就会咳嗽；主气胜，会出现咽喉中鸣响。

厥阴在泉，客气胜，会出现大关节屈伸不利，筋脉僵硬拘急抽搐，外在表现是行动不便；主气胜的表现是筋骨摇动挛急，腰和腹部出现经常性疼痛。少阴在泉，客气胜，腰、尻、股、膝、髋、小腿肚、小腿骨、足等处都会发生病变，闷热酸痛、浮肿、不能持久站立、大小便出现异常变化；主气胜，会出现气逆而上行、心痛、发热、膈中阻滞不通、各种痹病，病发于胁肋部、出汗不止、四肢逆冷。太阴在泉，客气胜，会出现双脚痿弱沉重、大小便次数多，湿邪在下焦停留，出现水泻、浮肿，房事不利；主气胜，下部寒气上逆、腹部胀满、饮食吞咽不下，甚至产生疝气。少阳在泉，客气胜，会出现腰和腹部疼痛、恶寒，严重时大小便呈白色；主气胜，上行的热气在心中停留，心痛、发热、中焦阻塞而呕吐。其他症候与少阴在泉所致者相同。阳明在泉，客气胜，清冷之气在下部扰动，小腹部坚硬胀满、经常腹泻；主气胜，会出现腰部沉重、腹中疼痛、小腹部产生寒凉之气、大便稀溏，寒气上逆到肠，再向上冲到胸，严重时会气喘，不能持久站立。太阳在泉，在内寒气有余，出现腰和尻部疼痛，腰部屈伸不利，股、胫、足、膝疼痛。

黄帝说：讲得好！该怎样治疗？岐伯回答说：气上逆，抑制其上冲；气下陷，举之使其上升。气有余，折损；气不足，补益。佐以对其有利的药物，用适宜的药物调和，使主气、客气安和，调适寒温。主客之气相同，逆其胜气治疗；主客之气不同，就从其不胜之气治疗。

用药性与五脏、五气的关系来治病

黄帝说：我已经知道治寒病用热药，治热病用寒药，主客之气相顺就逆其胜气治疗，主客之气相逆就从其不胜之气治疗，但怎样运用药物的性味与五脏、五气的关系来治病呢？岐伯回答说：厥阴风木主气胜所引起的病证，泻用酸味药，补用辛味药；少阴君火、少阳相火主气胜所引起的病证，泻用苦味药，补用咸味药；太阴湿土主气胜所引起的病证，泻用苦味药，补用甘味药；阳明燥金主气胜所引起的病证，泻用辛味药，补用酸味药；太阳寒水主气胜所引起的病证，泻用咸味药，补用苦味药；厥阴客气胜所引起的病证，补用辛味药，泻用酸味药，缓解挛急用甘味药；少阴客气胜所引起的病证，补用咸味药，泻用甘味药，收敛用酸味药；太阴客气胜所引起的病证，补用甘味药，泻用苦味药，缓解挛急用甘味药；少阳客气胜所引起的病证，补用咸味药，泻用甘味药，软坚用咸味药；阳明客气胜所引起的病

主气与客气的逆顺

六气循环主时，有主、客之别，常者为主，外至者为客。就像主人一般都会谦恭对待客人一样，客胜主为顺，主胜客则为逆。

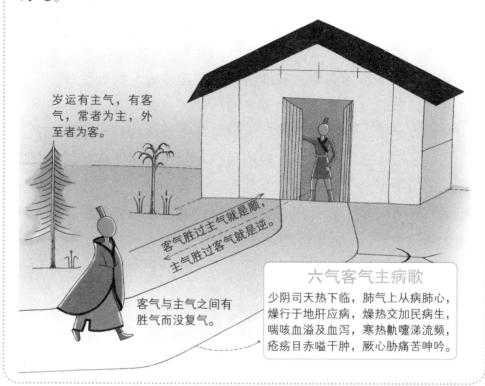

岁运有主气，有客气，常者为主，外至者为客。

客气胜过主气就是顺，主气胜过客气就是逆。

客气与主气之间有胜气而没复气。

六气客气主病歌

少阴司天热下临，肺气上从病肺心，
燥行于地肝应病，燥热交加民病生，
喘咳血溢及血泻，寒热鼽嚏涕流频，
疮疡目赤嗌干肿，厥心胁痛苦呻吟。

证，补用酸味药，泻用辛味药，发泄邪气用苦味药；太阳客气胜所引起的病证，补用苦味药，泻用咸味药，坚其气用苦味药，润其干燥用辛味药。这些方法都是为了疏通肌肤的腠理，布散津液，宣通气血。

三阴三阳划分的依据与治病准则

黄帝说：很好！想听您说说阴阳各三种的道理。岐伯回答说：因为阴阳之气有多少的不同，作用也各有差异。黄帝说道：为什么叫"阳明"？岐伯回答说：因为太阳和少阳这两阳合明。黄帝又问道：为什么叫"厥阴"？岐伯回答说：因为太阴和少阴这两阴交尽。

黄帝说：阴阳之气有多少的不同，疾病有盛衰的差异，治疗有缓急之分，方剂有大小之别，想听您谈谈这其中有什么样的准则。岐伯回答说：病气有不同的高下，病位有远近的差别，病证有内外之分，所以治疗有轻重的差别，总之要以使药力达到病之所在为准则。《大要》上说，奇方之制是君药一味，臣药两味；偶方之制是君药两味，臣药四味。奇方之制是君药两味，臣药三味；偶方之制是君药两味，臣药六味。因此在治疗时，病位近的用奇方，病位远的用偶方；发汗不用奇方，攻下不用偶方；补和治疗上部用缓方，补和治疗下部用急方。急方的药物气、味都厚，缓方的药物气、味均薄，制方用药要恰到病处，就是指这种情况。病位太远但是中道药物药力不足，就不能达到病位，应考虑在食前或食后用药，不能违反这个规定。正是因为这样，所以平调病气的原则：病位近，无论用奇方或偶方，制方服量都应该小；病位远，无论用奇方或偶方，制方服量都应该大。方大则药味少而药量重，方小则药味多而药量轻。最多就是九味药，最少就是两味药。如果用奇方不能治愈就用偶方，这是重方；如果用偶方疾

药物的性味与五脏、五气的关系

五脏、五气和五味都有一一对应的关系（如图所示），治疗疾病时要以此为依据进行补和泻。

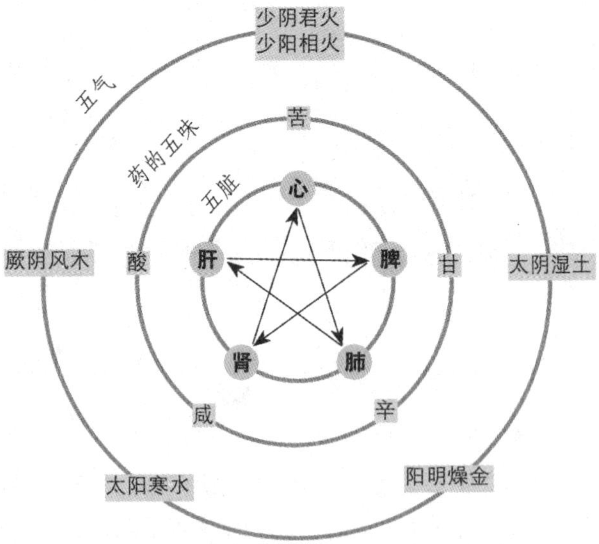

　　我国古代先哲将万事万物划分为阴和阳，根据阴分和阳分的多少又将阴和阳各分为三：少阳、阳明、太阳，少阴、厥阴、太阴。

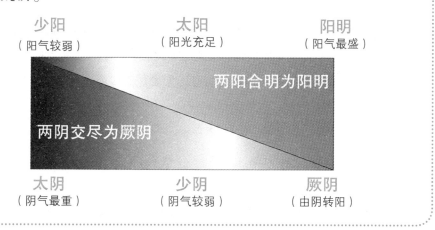

少阳
（阳气较弱）

太阳
（阳光充足）

阳明
（阳气最盛）

两阳合明为阳明

两阴交尽为厥阴

太阴
（阴气最重）

少阴
（阴气较弱）

厥阴
（由阴转阳）

病还不能治愈，就用反佐用药法去治疗，也就是用寒、热、温、凉性质的药物顺从疾病的某些症状进行治疗。

　　黄帝说：讲得很好！我已经知道疾病生于六气之本的治疗方法了，那么生于三阴三阳之标的疾病怎样治疗呢？岐伯回答说：和本病相反的，就是标病，与本病治疗方法相反的，就是治疗标病的方法。

六气的变化对发病和治病的影响

　　黄帝说：讲得好！怎样去观察六气的胜气？岐伯回答说：乘六气来临之时进行观测。清凉之气来临，表明燥气胜，燥气胜风木受到邪气的侵袭，于是就产生肝病；热气来临时，表明火气胜，火气胜燥金受到邪气的侵袭，于是就产生肺病；寒气来临时，表明水气胜，水气胜火热受到邪气的侵袭，于是就产生心病；湿气来临时，表明土气胜，土气胜寒水受到邪气的侵袭，于是就产生肾病；风气来临时，表明木气胜，木气胜湿土受到邪气的侵袭，于是就产生脾病。这就是受了相生的邪气所导致疾病的规律。如果遇上岁运不及之年，邪气就更甚；如果岁气和四时之气不和，邪气就更甚；如果遇上月空之时，邪气也会甚；如果重新受邪气，病情就会危重。有胜气存在就一定会产生复气。

黄帝问道：六气导致疾病的脉象是怎样的呢？岐伯回答说：厥阴之气到来，脉弦；少阴之气到来，脉钩；太阴之气到来时，脉沉；少阳之气到来时，脉大而浮；阳明之气到来，脉短而涩；太阳之气到来，脉大而长。气至而脉和平是正常的现象，气至而脉象变盛表明有病，气至而脉象表现相反是有病，气至而脉不至是有病，气未至而脉已至是有病，阴阳脉错位则病情危重。

黄帝问道：为什么六气的标和本，所从不同？岐伯回答说：六气有从本化的，有从标从本的，有不从标本的。黄帝说：想听您详尽地谈谈。岐伯回答说：少阳和太阴两经从本化，少阴和太阳两经既从本化又从标化，阳明和厥阴两经既不从标化又不从本化而从中气。因此，从本的是因疾病化生于本气；既从标又从本的是因为疾病或化生于标气，或化生于本气；从中气的是因为疾病化生于中气。

黄帝问道：怎样诊断脉象看似与病情一致，但实际是相反的？岐伯回答说：如病人表现出发热等阳性症状，脉也为阳脉的，是脉与病情相顺，但脉按后不鼓指、搏动无力的，这并不是真正的阳证，所有类似阳证的病都是这样。黄帝又问道：各种像是阴证，但实际并不是阴证的脉又是怎样的？岐伯回答说：脉来时与病情相顺，但重按时脉搏鼓指盛大的，这并不是真正的阴证。

由此可见，很多疾病的产生，有的产生于本，有的产生于标，有的产生于中气。在治疗时，有的从本气治疗而取得疗效，有的从标气治疗而取得疗效，有的从中气治疗而取得疗效，有的从标本治疗而取得疗效。有逆治而获得疗效的，有从治而获得疗效的。逆病气而治的是顺治，从其病气而治的是逆治。因此，掌握了标病和本病的治疗方法，在临床上运用时就不会出现危害；明白了逆顺的治疗原则，在临床上大胆地应用，不要有顾虑，说的就是这个道理。不明白这些道理，就没有资格谈论诊法，反倒会扰乱医学理论。因此《大要》上说，医术低劣的医生常沾沾自喜，以为完全掌握了医学理论。但结合具体病人，他议论是热病的话音未落，病人却显现出寒象来。不明白受同一种病邪会出现不同的病证，于是胡乱诊断，说的就是这个意思。标本的理论，简要而广博，从小可以见大，通过一点就能知道许多疾病的危害。掌握了标和本，就容易正确地治疗疾病而不会使病人受到伤害，考察本和标，就能使气机调达，明确胜气和复气，就能成为许多医生的榜样，这样对于自然变化规律就彻底地清楚了。

胜气和复气的变化规律

黄帝问道：胜气和复气的变化早晚的情况是怎样的？岐伯回答说：所说的胜气，就是胜气来时，疾病已经发生，病气蕴蓄时，复气已经开始萌芽；所说的复气，是胜气达到极点时复气立即发生作用，复气得其应时之位时加重。胜气有轻、有重，复气有多、有少，胜气平和，复气也平和，胜气虚，复气也虚，这是自然变化的一般规律。

黄帝又问道：为什么胜气和复气的产生，有时并不恰好在其相应的时位，有的迟于时位来临？岐伯回答说：六气的产生与变化，盛衰各不同，寒暑温凉盛衰的作用，表现在四时中，因此阳气的发动始于温而盛于炎暑，阴气的发动始于清凉而盛于严寒，春、夏、秋、冬四季各存在一定的时差。因此《大要》上说，从春季的温暖逐渐发展到夏季的炎暑，从秋季的清肃到冬季的凛冽，要谨慎按照四时气候的变化，考察气候的回归，这样就可以见到气的终，也可以知道气的始，说的就是这个意思。

黄帝问道：时差是否有一定的常数？岐伯回答说：一般是三十天多一点。黄帝问道：其在脉象上的反映是怎样的？岐伯回答说：时差和正时相同，时去则相应的脉也就不复见了。《脉要》上说，春脉不见沉象，夏脉不见弦象，冬脉不见涩象，秋脉不见数象，这叫天地四时之气闭塞而不能运行。春脉沉而太过的，夏脉弦而太过的，秋脉涩而太过的，冬脉数而太过的，这些都是病脉。脉象参差不齐的，脉

观察六气，判断病位

六气的变化与发病规律有一定的对应关系，所以人体的发病是有规律可循的。下图所示为通过观察六气判断病位的方法。

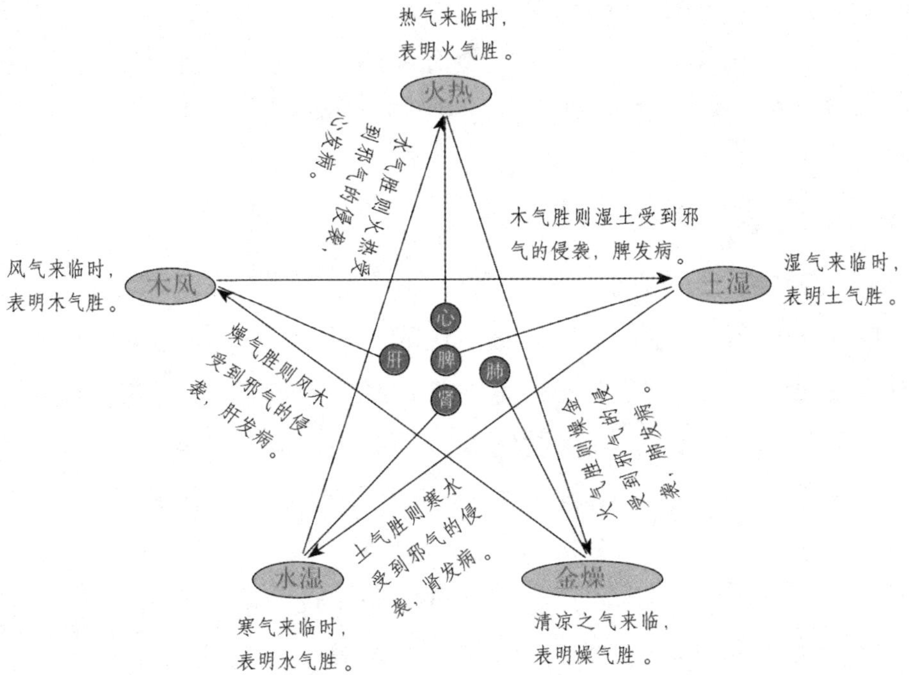

热气来临时，
表明火气胜。

火热

心气胜则邪气的侵袭，
心受病。

木气胜则火热受到邪气的侵袭，
心受病。

木气胜则湿土受到邪
气的侵袭，脾发病。

风气来临时，
表明木气胜。

木风

土湿

湿气来临时，
表明土气胜。

燥气胜则风木
受到邪气的侵
袭，肝发病。

心
肝 脾 肺
肾

火气胜则燥金的侵
受到邪气的侵
袭，肺发病。

土气胜则寒水受到邪气的侵
袭，肾发病。

水湿

金燥

寒气来临时，
表明水气胜。

清凉之气来临，
表明燥气胜。

象复现的，气未去而脉已去的，气已去而脉不去的都是病脉，脉和气相反的是死脉。因此说气和脉协调，就像秤杆和秤砣必须要保持平衡一样。阴阳之气清静平和，生化活动才能正常，如果变动就会产生疾病，说的就是这个道理。

黄帝问道：幽暗和明亮指的是什么？岐伯回答说：太阴和少阴这两阴交尽叫幽；太阳和少阳这两阳合明叫明。幽明配合，就会出现寒、暑的区别。黄帝又问道：分和至是什么意思？岐伯回答说：气的到来就是至，气分时就是分。气至时气相同，气分时气不同，所以春分秋分的二分和夏至冬至的二至，是自然界四时之气变化的基本规律。

胜气和复气的变化规律

胜气和复气是中医学中一对重要的概念，是自然变化的重要规律。明确了胜气和复气，就对致病的自然因素有了把握。

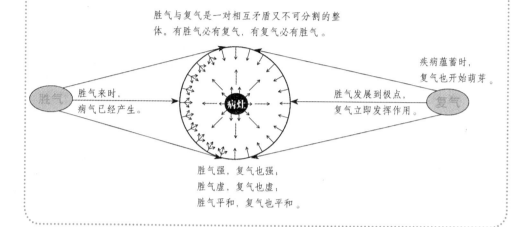

胜气与复气是一对相互矛盾又不可分割的整体。有胜气必有复气，有复气必有胜气。

胜气来时，病气已经产生。

疾病蕴蓄时，复气也开始萌芽。

胜气发展到极点，复气立即发挥作用。

胜气强，复气也强；
胜气虚，复气也虚；
胜气平和，复气也平和。

六气变化对补泻的影响

黄帝说：我已经知道了先生以前所说的，立春、立秋气交于节前，立冬、立夏气交于节后，但是六气的往复循环，主岁之气又经常变动，应该怎样补泻？岐伯回答说：司天、在泉各有所主之时，当随其所利，治疗的要点是选用适当性味的药物，左右间气的治法和这一样。《大要》上说，少阳主岁，先用甘味药，后用咸味药；阳明主岁，先用辛味药，后用酸味药；太阳主岁，先用咸味药，后用苦味药；厥阴主岁，先用酸味药，后用辛味药；少阴主岁，先用甘味药，后用咸味药；太阴主岁，先用苦味药，后用甘味药。佐以对其有利的药物，并对生化之机予以滋养，这就是得气。

黄帝说：讲得好！疾病的产生，多数是由风、寒、暑、湿、燥、火六气的化和变造成的。医经上说，用泻法治疗邪气盛，用补法治疗正气虚，我把这个方法教给医生，而医生在临床运用时，还不能收到百分之百的疗效。我想使这些重要理论广泛流传并加以运用，收到桴鼓相应的效果，像拔出芒刺、洗除污垢一样容易，使一般医生熟能生巧，得心应手，这些内容您能讲给我听吗？**岐伯回答说：**治病时应仔细地审察病机，不要失了六气主时之宜，指的就是这个道理。

六气致病的机理

*黄帝说道：想听您谈谈病机是怎样的。***岐伯回答说：**一般由风邪引起颤动、眩晕之类的症状，病位多数在肝；由寒邪引起收缩、牵引之类的症状，病位多数在肾；由气滞引起烦闷、胀满之类的症状，病位多数在肺；由湿邪引起浮肿、胀满之类的症状，病位多数在脾；由热邪引起昏闷、抽搐之类的症状，病位多数在心包；疼痛、瘙痒、疮疡等症状，病位多数在心；四肢厥冷，二便不通或失禁，病位在下焦；痿弱、气喘、呕吐等症状，病位在上焦；牙关紧、鼓颔战栗、不能自我控制的症状，多数属火；痉挛、颈项强直等症状，多数属湿；气逆上冲的症状，多数属火；胀满腹大，多数属热；躁动不宁、发狂、举动失常的症状，多数属火；筋病强劲不柔和，多数属风；腹中有肠鸣音，叩之像击鼓一样，多数属热；痈肿、疼痛、酸楚、惊恐不安的症状，多数属火；筋脉挛急，病人排出的水液浑浊不清，多数属热；病人排出的水液清澈透明寒冷，多数属寒；呕吐酸水，突然腹泻且有急迫感，多数属热。因此《大要》上说，谨慎地把握病机，分别归纳各种症状的归属，有外邪引起的要加以推求，不是外邪引起的也要加以推求，邪盛应考察是什么邪气盛，正虚应考察是何气虚，必须先了解五行之气和人体五脏之间的相生关系，然后疏通气血，使其调和畅达，从而达到平和，说的就是这意思。

药物的阴阳和配方原则

*黄帝说：很好！药物的五味，阴阳作用是怎样的？***岐伯回答说：**辛、甘的药物具有发散的作用，性质属阳；酸、苦的药物具有涌泄的作用，性质属阴；咸味药物也具有涌泄的作用，性质属阴；淡味药物具有渗泄的作用，性质属阳。这六种性味的药物，有的可收敛，有的

可发散，有的可缓和，有的可急暴，有的可燥湿，有的可濡润，有的可软坚，有的可坚实。看对病情是否有利而加以选用，调和其气，从而使其达到平和协调。

黄帝问道：有些疾病不是用调气法就能治愈的，那该怎么治呢？有毒的药和无毒的药，哪种先用？哪种后用？想听您讲讲其中的道理。岐伯回答说：选用有毒的或无毒的药，要以能够治疗疾病为依据，然后根据病情制订大方或小方。

黄帝说：请您谈谈制方的原则。岐伯回答说：小方的组方原则是君药一味，臣药两味；中方的组方原则是君药一味，臣药三味，佐药五味；大方的组方原则是君药一味，臣药三味，佐药九味。寒病用热药治疗；热病用寒药治疗。病情轻的，就逆其征象而治；病情严重

节气的划分

六气循环变化，出现了寒暑交替，有了一年四季的划分。根据六气变化程度又有了二十四节气的划分。气至时气相同，气分时气不同，这是自然界四时之气变化的基本规律。

气分时为分，春分时昼夜平分。

春分

气到来为至，夏至时阳气最盛。

气到来为至，冬至时阴气最盛。

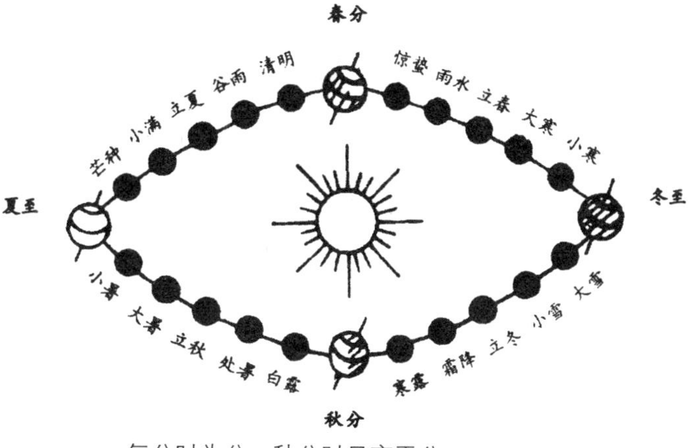

气分时为分，秋分时昼夜平分。

秋分

名词解释

病 机

指疾病发生、发展、变化及其结局的机理。

217

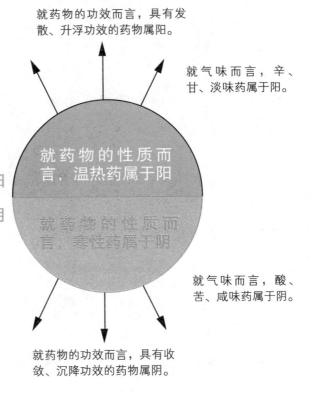

药物的阴阳属性

阴阳是中国传统文化中一对重要的概念，万事万物都能划分出阴和阳，图中所示为对药物阴阳属性的划分，从不同的角度，有不同的划分方式。

就药物的功效而言，具有发散、升浮功效的药物属阳。

就气味而言，辛、甘、淡味药属于阳。

就药物的性质而言，温热药属于阳

就药物的性质而言，寒性药属于阴

阳
阴

就气味而言，酸、苦、咸味药属于阴。

就药物的功效而言，具有收敛、沉降功效的药物属阴。

表现有假象的，就顺从假象而治。病属坚实的，祛除停留于体内的邪气，温养劳倦所致的，疏散郁结的，攻伐滞留于体内的，濡润病属枯燥的，缓解拘急的，收敛耗散的，温补劳损的，疏通安逸过度而致停滞的，平定惊恐的。要么升举，要么降逆，要么按摩，要么浴洗，要么迫邪外出，要么劫夺病邪，要么用开泄，要么用发散，总之要以适合病情为准则。

▎逆治、从治、反治

黄帝问道：什么是逆从治病法则？岐伯回答说：逆的是正治，从的是反治。要根据病情来确定从治用药的多少。黄帝进一步问道：什么是反治？岐伯回答说：反治是指用热药治疗某些发热的症状，用寒药治疗某些发寒的症状，用补法治疗某些表现有壅塞症状的疾病，用通下的药物治疗某些表现有泻下症状的疾病。想制伏其主病，就必须先找出致病的原因。在运用反治法时，开始时药物性质似乎与疾病的某些症状相同，但最终是药物性质与疾病的性质不同。可以用此来攻破积滞，消溃坚积，调和血气，治愈疾病。黄帝说：讲得好！怎样治疗六气调和而患病的？岐伯回答说：治法的基本原则是或逆治，或从治，或先逆治后从治，或先从治后逆治，疏通血气，使其平和畅达。

黄帝说：讲得很好！怎样治疗一些内外相互有关系的疾病？岐伯回答说：疾病从内而传到外的，应调治其内；从外而传到内的，应调其外；从内传到外又盛于外的，应先治其内后治其外；从外传到内又盛于内的，应先治其外后调其内。如果内外没什么联系的，那么就治疗其主要病证。

黄帝说：讲得很好！火热之气来复，为什么会出现恶寒、发热，像疟疾一样，有的一日一发，有的间隔数日一发？岐伯回答说：胜气

疾病的内外与治疗原则

如果疾病的内外有联系时，按照下图所示进行治疗；如果内外没什么联系的，那么就治疗其主要病证。

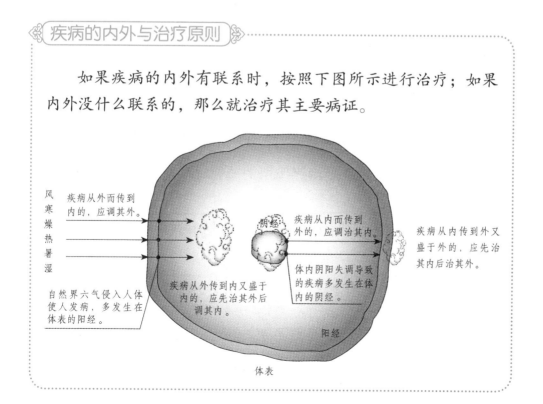

复气相会时，阴阳之气有多少的不同，如果阴气多阳气少，发作间隔的日数长；反过来，阳气多阴气少，发作间隔的日数短。这是胜气和复气相互纠结，阴阳盛衰的节律所导致的，疟疾的道理也和这相同。

黄帝说道：医论中说，用热药治寒病，用寒药治热病，医生不能摒弃这个原则而改用他法。但是出现发热症状的，用寒药治疗发热更甚；出现寒冷症状的，用热药治疗寒冷更甚。这样不但寒病或热病依然存在，而且又出现了新的病证，该怎样治疗？岐伯回答说：只要是用苦寒药物治疗发热的疾病而热加重的，就应甘寒滋阴；只要是用辛热药物治疗寒冷疾病而寒加重的，就应甘温补阳。这是探求疾病根本属性的一种治法。黄帝说：讲得好！服寒药发热，服热药反而寒冷，是什么缘故？岐伯回答说：因为这只是治疗了偏旺的气，所以得到了相反的结果。黄帝进一步问道：有时不是治疗偏旺的气也同样出现了这一现象，这是什么原因？岐伯回答说：问得真详细啊！这是因为在治疗时没有考虑五味的属性。五味进入胃后，分别先归于其所喜之脏，如酸味先进肝脏，苦味先进心脏，甘味先进脾脏，辛味先进肺脏，咸味先进肾脏。五味的进入达到一定程度，就会增强脏气，这是五味化生的一般规律。但是，如果过久地偏好某一味，就会使脏气偏盛，出现相反的结果。

君药、臣药、使药

黄帝说：讲得很好！制方分君药、臣药，是什么意思？岐伯回答说：君药是对疾病起主要治疗作用的药物，臣药是辅佐君药发挥治疗作用的药物，使药是协助臣药的药物，并不是指药物的上、中、下三品。黄帝进一步问道：三品是指什么？岐伯回答说：三品是针对药物毒性大小而言的。黄帝说：讲得很好！怎样治疗疾病的内外证？岐伯回答说：调气的方法，必须首先分辨阴阳，确定疾病是属内还是属外，各守其位，病在内则内治，病在外则外治。病情轻微的，进行调理，稍重的则平治，较严重的则劫夺。在表的用汗法治疗，在里的用下法治疗。根据疾病寒、热、温、凉偏胜的不同，应用不同属性的药物治疗。总之，要选用对疾病有利的治疗方法。谨慎遵循上述治疗方法，就会万治万全，从而使人血气平和，寿命长久。黄帝说：讲得真好。

药物的君、臣、佐、使

君、臣、佐、使是《内经》提出的中医药处方原则，是对处方用药规律的高度概括，是从众多方剂的用药方法、主次配伍关系等因素中总结出来的带有普遍意义的处方指南。

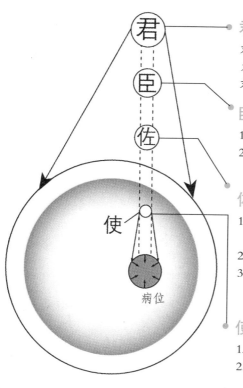

病位

君药的含义
君药就是在治疗疾病时起主要作用的药。其药力居方中之首，用量也较多。在一个方剂中，君药是首要的、不可缺少的药物。

臣药有两种含义
1.辅助君药发挥治疗作用的药物。
2.针对兼病或兼症起治疗作用的药物。

佐药有三种含义
1.佐助药:协助君臣药加强治疗作用，或直接治疗次要兼证。
2.佐制药:消除或减缓君臣药的毒性和烈性。
3.反佐药:与君药性味相反而又能在治疗中起相成作用。

使药有两种含义
1.为引经药，将各药的药力引导至患病部位。
2.为调和药，调和各药的作用。

疏五过论篇

本篇主要论述医生在诊治疾病时容易出现的五种过失，强调在诊治疾病时必须结合四时阴阳变化，病人的生活环境、身体状况、情绪变化等多方面进行综合分析。

黄帝说：哎呀！真深奥啊！医学理论博大精深，探讨起来犹如视深渊观浮云一样，视深渊还可测量，观浮云就不知边际了。圣人的医学理论，是万民学习的典范，他讨论决定医学上的认识，必有法则。只有遵循医学的常规法则，才能辅助万民生存。您知道医学中有"五过"和"四德"吗？雷公离开席位跪拜了两次，回答说：我年纪小，见识不多，愚笨蒙昧，没听过有"五过"和"四德"的说法。只能从疾病的名称和症状上比类，虚引一些经文，而内心还是不明白如何对答。

▊ 避免治病中的五种过失

黄帝说：只要在诊断疾病时，必须询问病人的社会地位是否有变迁，如果以前很尊贵，后来卑贱，即使没受外邪，疾病也会从体内产生，这种病叫"脱营"。如果以前很富裕，后来贫困，这种疾病叫"失精"。以上两种疾病，都是情怀不舒、血气郁结导致的。这两种病，医生在诊断时，因其病位不在脏腑，外在的身体形态没有变化，所以诊断出现了疑问，分辨不出疾病的类别。病人身体日渐消瘦、气血亏虚、病情渐重、精气耗竭、畏寒、时常惊恐不宁。病情深重时，卫气在外耗损，荣气伤损于内。医术高明的医生之所以失误是因为没有仔细地询问病情，这是治疗中的第一种过失。

只要诊断疾病，就必须询问病人的饮食、居处环境等情况，情

222

避免疾病治疗中的过失

要避免疾病治疗中的过失，就要尽可能全面地了解病人的情况，除了切脉、察看病人的面色和听病人的声音之外，还要详细地了解病人以下方面的情况。此外，对于一些特殊的疾病，还要比类辨别，详细地分析。

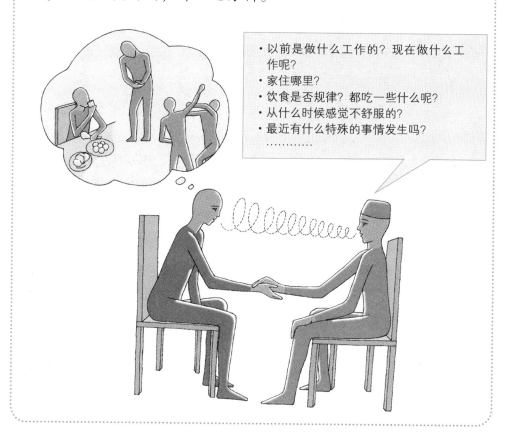

· 以前是做什么工作的？现在做什么工作呢？
· 家住哪里？
· 饮食是否规律？都吃一些什么呢？
· 从什么时候感觉不舒服的？
· 最近有什么特殊的事情发生吗？
··············

志上是否突然欢乐或痛苦，还是先欢乐后痛苦。这些都会损耗人体精气，精气败竭，形体毁损。突然大怒，会损耗人体的阴气；突然大喜，会损耗人体的阳气；厥逆之气上行，导致经脉胀满，形体消瘦。愚昧的医生在治疗时，不知道是应补还是应泻，不知疾病的情况，导致病人的精气日渐衰脱，邪气逐渐积聚。这是治疗中的第二种过失。

善于诊断疾病的医生，肯定会将一些特殊的疾病，比类辨别，从容地分析，如果医生不知道这种方法，那么他的诊断技术是不值得称道的，这是治疗中的第三种过失。

诊断疾病时要了解病人的贵贱、贫富、苦乐三方面的情况。比如，原先封君拜侯，后来罢官削职，即原先尊贵有势，后来卑贱失权了，虽然没受外邪侵袭，但精神上遭受打击，因而身体败坏，甚至会导致死亡。如果原先很富裕，后来贫穷，即使没受病邪，也会导致皮毛焦枯、筋脉拘急，出现痿躄之病。像这类疾病，如果医生的态度不严肃，不劝病人改换精神状态，反而软弱地顺从病人的意愿，就是失掉医疗的法度，疾病得不到较好的治疗，也不会有好的治疗效果，这是治疗中的第四种过失。

只要诊断疾病，就必须了解疾病初起和目前的病状，更要掌握疾病的全过程，在诊脉问症时，要注意病人的性别是男是女，以及情志变化。生离死别引发的抑郁、忧愁、恐惧、喜怒等情志的变化，都能使五脏精气空虚，血气偏离常轨。如果医生不知道这些情况，就不用谈诊治技术。比如，病人曾经受过大伤、筋脉断绝，身体虽然恢复到能够行动，但津液不能滋生，所以形体损伤、血气郁结，归属于阳分，脓液蓄积，形成寒热。庸医在治疗时，如果针刺阴阳经脉，会导致病人身体懈怠、四肢筋脉拘急，从而使病人的死亡加速。医生不能明辨，又不询问发病的原因，只会说死亡的日期，这也只是庸医而已。这是治疗中的第五种过失。

以上的五种过失，都是由医生学医不精，不懂人情事理造成的。因此，高明的医生在治疗疾病时，必须了解天地阴阳的变化，四时寒暑的变迁，经脉的分布、联属，五脏六腑阴阳表里的关系，针、灸、毒药、砭石各种治疗方法所对应的病证，从容地审察人情事理，以明了经论的道理。病人的贵贱贫富、体质体格都不相同。询问年龄长幼，分析病人的性格是勇是怯。审察病位，分析疾病初起情况，然后可以参照八风正气、九候脉象来全面分析，如此就称得上精确的诊断了。

治疗疾病的关键，是从营卫血气的虚实去探求疾病。如果还是诊察不清楚，过失就在于认识不清表里的关系。治疗时应根据各经血气的多少、针刺的浅深等常规，不要违背了取穴的理法。如果一个医生能遵循以上的原则，他一生都不会误诊。如果不了解取穴的理法，乱用灸刺，就会导致五脏郁热、六腑痈肿。诊断时不仔细地审察，叫作失去常规。如果能谨慎地遵循这些诊治的原则，那么就与经旨相明了。能通晓《上经》《下经》之义，以及如何揆度阴阳的变化，能诊察奇恒之疾和五脏的气色，能从望诊上了解疾病的终始和深浅，在治疗上便无往而不胜了。

古文欣赏

黄帝曰：呜呼远哉！闵闵乎若视深渊，若迎浮云。视深渊尚可测，迎浮云莫知其际。圣人之术，为万民式，论裁志意，必有法则。循经守数，按循医事，为万民副。故事有五过四德，汝知之乎？

雷公避席再拜曰：臣年幼小，蒙愚以惑，不闻五过与四德，比类形名，虚引其经，心无所对。

帝曰：凡未诊病者，必问尝贵后贱，虽不中邪，病从内生，名曰脱营。尝富后贫，名曰失精，五气留连，病有所并。医工诊之，不在脏腑，不变躯形，诊之而疑，不知病名。身体日减，气虚无精，病深无气，洒洒然时惊。病深者，以其外耗于卫，内夺于荣。良工所失，不知病情。此亦治之一过也。

凡欲诊病者，必问饮食居处。暴乐暴苦，始乐后苦，皆伤精气，精气竭绝，形体毁沮。暴怒伤阴，暴喜伤阳，厥气上行，满脉去形。愚医治之，不知补泻，不知病情，精华日脱，邪气乃并，此治之二过也。

善为脉者，必以比类、奇恒、从容知之。为工而不知道，此诊之不足贵，此治之三过也。

诊有三常，必问贵贱。封君败伤，及欲侯王。故贵脱势，虽不中邪，精神内伤，身必败亡。始富后贫，虽不伤邪，皮焦筋屈，痿躄为挛。医不能严，不能动神，外为柔弱，乱至失常，病不能移，则医事不行，此治之四过也。

凡诊者，必知终始，有知余绪。切脉问名，当合男女，离绝菀结，忧恐喜怒。五脏空虚，血气离守。工不能知，何术之语。尝富大伤，斩筋绝脉，身体复行，令泽不息，故伤败结，留薄归阳，脓积寒炅。粗工治之，亟刺阴阳，身体解散，四肢转筋，死日有期。医不能明，不问所发，唯言死日，亦为粗工。此治之五过也。

凡此五者，皆受术不通，人事不明也。故曰：圣人之治病也，必知天地阴阳，四时经纪，五脏六腑，雌雄表里，刺灸砭石，毒药所主。从容人事，以明经道，贵贱贫富，各异品理，问年少长，勇怯之理，审于分部，知病本始，八正九候，诊必副矣。

治病之道，气内为宝，循求其理。求之不得，过在表里。守数据治，无失俞理。能行此术，终身不殆。不知俞理，五脏菀热，痈发六腑。诊病不审，是谓失常。谨守此治，与经相明，《上经》《下经》，揆度阴阳，奇恒五中，决以明堂，审于终始，可以横行。

灵枢

（精选二十二篇）

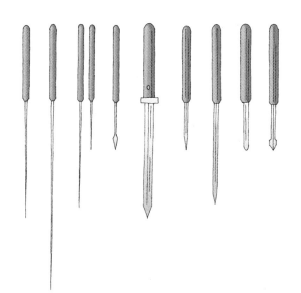

　　《灵枢》是论述经络、针灸的一部书籍。原名为《九卷》或《针经》，而"灵枢"之名，系唐代王冰所改。王冰热衷于道家，自起道号"启玄子"，他把道藏中的玉枢、神枢、灵轴等名称，加以改造，故有"灵枢"之名，其含义蕴涵着深刻的道家思想。

邪气脏腑病形

本篇主要论述邪气侵犯脏腑时的病变表现与治疗，介绍邪气侵入经脉后的变化、侵入五脏后对人体的伤害、五脏的六种脉象变化与疾病表现、针刺治疗时的原则、五脏六腑合穴的名称与取穴技巧、六腑发生病变时的表现与治疗。

黄帝问岐伯说：外邪侵袭人体的情况是怎样的？岐伯答道：外邪伤人，多侵犯人体的上部。

黄帝又问：邪气侵袭人体部位的上下有什么标准呢？岐伯说：上半身发病的，多是受了风寒等外邪的侵袭；下半身发病的，多是受了湿邪所致。所以说，外邪侵袭人体，没有一定的规律。邪气侵袭了五脏的阴经，也会流传到六腑；邪气侵袭了阳经，也可能会流传到本经而发病。

邪气侵入经脉后的变化

黄帝说：阴经和阳经，虽然名称不同，但都同属一类，它们分别在人体的上部或下部相会合，经络之间相互贯通，就好像圆环一样没有端点。外邪侵袭人体时，有的侵袭阴经，有的侵袭阳经，又或上或下，或左或右，没有固定的部位，这是什么道理呢？

岐伯说：所有的阳经都会聚于头面部。邪气侵袭人体，往往是在人体正气不足、有机可乘的时候，或劳累用力后，或因热饮热食而出汗，以致腠理开泄的时候。因为足三阳经的循行通路，都是由头至足，自上而下的，所以邪气侵袭了面部，就会沿阳明经脉下传；邪气侵袭了项部，就会沿太阳经脉下传；邪气侵袭了颊部，就会沿少阳经脉下传。如果外邪并没有侵袭人的头面部而是直接侵袭了胸部、脊部、两胁，也会分别侵入上述三阳经并在其各自所属的循行通路上发病。

黄帝说：邪气侵入阴经会怎样呢？岐伯说：外邪侵入阴经，通常是从手臂和足胫开始的。因为手臂和足胫内侧的皮肤较薄，肌肉也较为柔软，所以全身各部同样受风时，这些部位最容易受邪而发病。

黄帝又问：外邪侵袭了阴经，会使五脏受到伤害吗？岐伯答道：身体受了外邪，不一定会影响五脏。这是因为邪气侵入阴经，五脏之气充实，即使邪气侵入了，也不能够在此停留，而只能从五脏退回到六腑。所以，阳经感受了邪气，就会流注于本经而发病；而阴经感受了邪气，就会流注于六腑而发病。

邪气侵入五脏对人体的伤害

黄帝问：邪气侵袭人体五脏的情形是怎样的呢？岐伯答：忧愁、恐惧等精神因素会使心脏受伤。形体受寒，又喝冷水，因为同时感受两种寒邪，使在内的肺脏和在外的皮毛都受到损害，所以会导致肺气上逆。如果从高处坠落跌伤，瘀血就会积留体内，若此时又有大怒的情绪刺激，导致气上冲而不下行，血气郁结在胁下，就会使肝脏受伤。如果受到击打或跌伤，或酒醉后行房，出汗后受风着凉，就会使脾脏受伤。如果提举重物用力过度，或房事过度，出汗后又用冷水淋浴，就会使肾脏受伤。

黄帝又问：五脏为风邪所伤的情况是怎样的呢？岐伯答：五脏内有所伤，又受到外邪的侵袭，只有在这样内外俱伤的情况下，风邪才能侵入五脏。黄帝说：你讲得很好！

古文欣赏

黄帝曰：邪之中人脏，奈何？岐伯曰：愁忧恐惧则伤心，形寒寒饮则伤肺。以其两寒相感，中外皆伤，故气逆而上行。有所堕坠，恶血留内，若有所大怒，气上而不下，积于胁下则伤肝。有所击仆，若醉入房，汗出当风则伤脾。有所用力举重，若入房过度，汗出浴水则伤肾。

黄帝曰：五脏之中风，奈何？岐伯曰：阴阳俱感，邪气乃往。黄帝曰：善哉。

人面不怕冷的原因

黄帝问岐伯道：人的头面与全身上下各部，都是由筋骨支撑的，由血气滋养的。当天气寒冷的时候，大地被冻裂，滴水成冰，或者是天气突然变冷，手脚冻得麻木没有知觉，可是面部却能露在外面而不用衣物遮盖，这是什么原因呢？

岐伯回答说：人体周身的十二经脉以及与之相通的三百六十五络脉，所有血气都上达于面部而注于各个孔窍之中。它的精阳之气上注于

人面独耐寒的原因

人体阴经到胸部就回转，而阳经都上注于面部，再加上胃中食物化生的宗气也熏蒸于人的面部，使得人的面部比身体其他部位要耐寒得多。

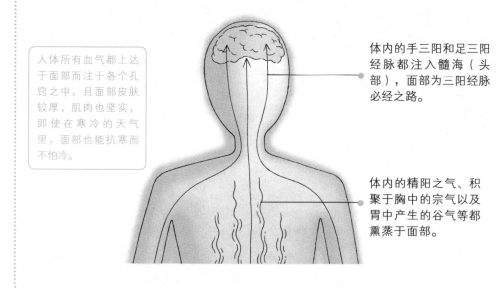

人体所有血气都上达于面部而注于各个孔窍之中，且面部皮肤较厚，肌肉也坚实，即使在寒冷的天气里，面部也能抗寒而不怕冷。

体内的手三阳和足三阳经脉都注入髓海（头部），面部为三阳经脉必经之路。

体内的精阳之气、积聚于胸中的宗气以及胃中产生的谷气等都熏蒸于面部。

目而使眼睛能够看见物体；它的旁行之气从两侧上达于耳而使耳朵能够听见声音；它积于胸中的宗气上出于鼻而使鼻子能够闻到气味；还有谷气从胃中产生，上行于唇舌而使舌能够辨别五味。各种气化所产生的津液都上行润泽面部，而且面部皮肤较厚，肌肉也坚实，即使在寒冷的天气里，面部也能抗寒而不怕冷。

　　黄帝问：外邪侵袭人体，发病的症状是怎样的呢？岐伯答道：虚邪侵袭人体，发病比较严重，病人外表上会表现出恶寒战栗；正邪侵袭人体，发病比较轻微，开始时只是面色稍微有点变化，身上却没有什么感觉，好像有病，又好像没病，好像病邪已经消失，又好像病邪还留在体内，有时有症状发生，有时没有症状发生，所以不容易掌握它的病情。黄帝说：讲得很好啊！

▌诊断疾病要综合考察

　　黄帝问岐伯说：我听说通过观察病人气色的变化，就知道病情的，叫作"明"；通过切脉而知道病情的，叫作"神"；通过询问病情而知道病痛部位的，叫作"工"。我希望听一听，望色就能知道病情，切脉就能晓得病情变化，问病就可以彻底了解病痛所在，这其中有什么样的道理呢？

　　岐伯回答说：病人的气色、脉象、尺肤都与疾病有一定的相应关系，这种相应的关系，就像用木槌击鼓，随后就能听到响声一样；也如同本和末、根和叶的关系，树根死了，树叶也就随之枯萎了。因此，病人的面色、脉象以及形体肌肉的变化，也是相一致的。在察色、切脉、诊尺肤这三方面中，知其一的仅仅是一般的医生，称为工；掌握了其中两者的就可以称为神；能够完全掌握这三方面并参合运用的医生就可以称为神明了。

病人面色与脉象的生克关系

如果诊断疾病时，诊察到的面色与切到的脉象一致，则病人会很快痊愈；如果诊察到的面色与切到的脉象相生，病人预后良好；如果诊察到的面色与切到的脉象相克，病人就很危险了。

例如：病人面色发青，切到的脉象为弦脉，则病人很快会痊愈。

病人面色发黄，切到的脉象为钩脉，则病人的病情正在好转。

病人面色发黑，切到的脉象为代脉，则病人很危险。

黄帝说：我希望听你详细地谈谈有关这方面的道理。岐伯回答说：一般疾病，色和脉是相应的。若病程中呈现出的面色是青色，则与它相应的脉象应该是直而长的弦脉；如果面色出现红色，脉象应该是钩脉；如果面色出现黄色，脉象应该是代脉；如果面色出现白色，脉象应该是毛脉；如果面色出现黑色，脉象应该是石脉。虽然诊察到了面色，却不能切到相应的脉象，反而切到相克的脉象，这表示病危或是死亡；若切到相生之脉，表明即使有病也会很快痊愈。

黄帝问岐伯道：五脏所发生的疾病，它的内在变化及反映到体表的症状是怎样的呢？岐伯回答说：首先要确定五色和五脉所主的疾病及其相应的关系，这样五脏的病情就可以辨别了。

黄帝问：确定了气色和脉象，怎么就能够判别五脏的病变呢？岐伯答：只要诊察出脉的缓急、脉象的大小、脉势的滑涩等情况，病变就可以确定了。

　　黄帝说：诊察这些脉象的方法是怎样的呢？岐伯回答说：脉搏急促的，尺部皮肤也显得紧急；脉搏徐缓的，尺部皮肤也显得弛缓。脉象小的，尺部皮肤也显得瘦薄而少气；脉象大的，尺部皮肤也大而隆起。脉象滑的，尺部皮肤也显得滑润；脉象涩的，尺部皮肤也显得枯涩。这六种变化，有轻有重，有显著的也有不甚显著的。所以，善于诊察尺肤的医生，不必等待诊察寸口的脉象；善于诊察脉象的医生，不必等待观察面色。能够将色、脉、尺肤这三者相互配合而进行诊断的医生，就可以称为高明的医生，十个病人他能治好九个；能运用其中两种方法诊察的医生，为中等的医生，十个病人他能治愈七个；只会用一种方法诊察的医生，称为下等医生，十个病人他只能治愈六个。

五脏脉象的六种变化

　　黄帝问：缓、急、小、大、滑、涩六种脉象所对应的病状情形是怎样的？岐伯答：我先谈一下五脏所对应这些脉象的病变吧。

　　心脉急甚的为寒伤血脉，会发生筋脉痉挛牵引的病；心脉微急的为邪微，会见到心痛牵引后背，饮食不下。心脉缓甚的为心气热，会有神散而狂笑不止的症状；微缓的为气血凝滞成形，伏于心胸之下的伏梁病，其气上下窜行，能升能降，有时出现唾血。心脉大甚的为心火上炎，喉中如有物阻而梗塞不利；微大的为心脉不通的心痹，心痛牵引肩背，心脉上连目系，并时时流出眼泪。心脉小甚的为阳气虚，胃寒气上逆，呃逆时作；微小的为血少津枯，故发消渴病。心脉滑甚的为阳盛有热，血热而燥，会时时口渴；微滑的为热在下，会出现心疝牵引脐痛，并有小腹部肠鸣。心脉涩甚的为心气少，病人喑哑而不能说话；微涩的会有血溢而出现吐血、衄血、四肢厥冷、耳鸣和头部疾病。

　　肺脉急甚的为风气盛，是癫疾的脉象表现；微急的为肺有寒热，表现为倦怠乏力、咳嗽、唾血，咳时牵引胸部和腰背部疼痛，或是鼻中有息肉而导致鼻腔阻塞不通、呼吸不畅等症状。肺脉缓甚的为表虚不固，故经常出汗；微缓的则肺热叶焦，有手足软弱无力的痿病、瘘疮病、半身不遂，以及头部以下汗出不止的症状。肺脉大甚的为火盛阴伤，会出现足胫部肿胀；微大的为烦满喘息而呕吐的肺痹病，其发作时会牵引胸背作痛，且怕见日光。肺脉小甚的为气虚，气虚不摄，所以引发腑气不固的泄泻；微小则出现善食善饥的消瘅病。肺脉滑甚的为实热，会出现喘息气急，肺气上逆；微滑的为热伤血络，会出现口鼻出血、便血。肺脉涩甚的为血滞不行，会出现呕血；微涩的为气滞而形成的鼠瘘病，多生于颈项和腋下，难以支撑上部重压，所以下肢常常会感到酸软无力。

肝脉急甚的为肝气旺盛，恶语伤人，易怒少喜；微急的为肝气积于胁下所致的肥气病，其状隆起如肉，又好像倒扣着的杯子。肝脉缓甚的为热气上逆，会出现时时呕吐；微缓的为水积胸胁而小便不利的水瘕痹病。肝脉大甚的为肝气郁盛而内发痈肿，经常呕血和衄血；微大的则为肝痹病，会出现阴器收缩，咳嗽时牵引小腹部作痛。肝脉小甚的为血少而口渴多饮；微小的为阴虚血燥，故发消瘅病。肝脉滑甚的为热壅于经，故表现为阴囊肿大的㿉疝病；微滑的为肝火在下，故发遗尿病。肝脉涩甚的为气血阻滞，是水湿溢于肢体的溢饮病；微涩的为气血不足，筋脉拘挛不舒，故出现抽搐或挛急的筋痹病。

脾脉急甚的为手足抽搐；微急的为脾阳虚，是膈中病，脾不运化，会因脾气不能上通而致饮食入胃后又吐出，大便多泡沫。脾脉缓甚的为脾热，四肢痿软无力而逆冷；微缓的为风痿病，四肢痿废不用，因病在肌肉而不在内脏，所以神志清楚，好像没病一样。脾脉大甚的为阳气亢逆，病状表现为猝然昏倒；微大的为疝气病，其病乃是由脾气壅滞而导致的，腹中有大脓血且在肠胃之外。脾脉小甚的为中阳不足，故发寒热；微小的为内热消瘅。脾脉滑甚的为湿热内盛，故发阴囊肿大和小便不通的症状；微滑的则湿热郁久生虫，故肠内有蛔虫等寄生虫，虫毒引起腹部发热。脾脉涩甚的为气滞血伤，是大肠脱出的肠溃病；微涩的则会出现肠内溃脓，故大便时会便下脓血。

肾脉急甚的为病邪深入于骨，发为骨癫病；微急的为肾寒，故出现肾气沉滞以致失神昏厥的症状，以及肾脏积气的奔豚证，两足难以屈伸，大小便不通。肾脉缓甚的为阴不足，故腰脊疼痛不可仰；微缓的为

脉象（1）

脉象学说，是我国医学中一门独特的学问。古代医学家在医疗实践中，总结出了丰富的脉象知识，通过不同的脉象来反映人体脏腑的健康状态。

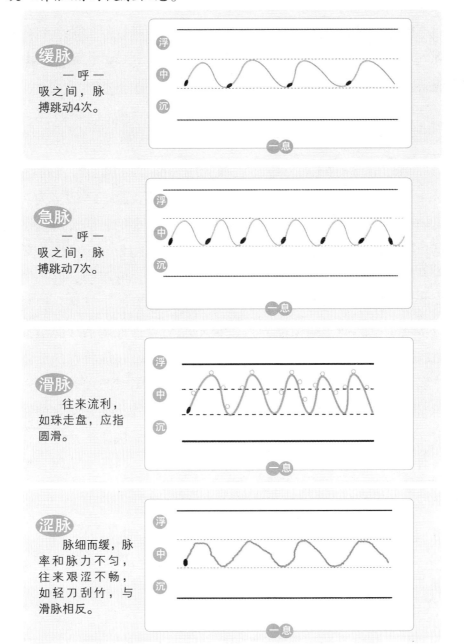

缓脉

一呼一吸之间，脉搏跳动4次。

急脉

一呼一吸之间，脉搏跳动7次。

滑脉

往来流利，如珠走盘，应指圆滑。

涩脉

脉细而缓，脉率和脉力不匀，往来艰涩不畅，如轻刀刮竹，与滑脉相反。

肾气虚，故大便洞泄，或是食物下咽之后，还未消化便吐出。肾脉大甚的为阴虚火旺，故发阴痿不起；微大的为石水病，从脐以下至小腹部胀满，有重坠感，若肿满上达胃脘部，则为不易治疗的死证。肾脉小甚的是元气虚衰，故发洞泄病；微小的是精血不足，故出现消瘅病。肾脉滑甚的为有热，故发小便癃闭，阴囊肿大；微滑的为肾虚内热，其病患者能坐而不能起，站起则两眼昏花，视物不清。肾脉涩甚的为气血阻滞，会见到气血阻滞以致外发大痈；微涩的为气血不利，故出现妇女月经不调，或痔疮经久不愈。

五脏疾病的针刺治疗

黄帝问：五脏有病所出现的六种脉象变化，应该怎样进行相应的针刺治疗呢？岐伯回答说：脉象紧急的多为寒性；脉象缓的多为热性；脉象大的为阳盛而气有余，阴衰而血不足；脉象小的为阳虚阴弱，气血皆不足；脉象滑的为阳气盛实而微有热；脉象涩的为气滞血少，阳气不足微有寒象。因此，在针刺治疗脉急有寒的病时，应深刺，并长时间留针；针刺治疗脉缓有热的病，应浅刺并迅速出针，以去其热；针刺治疗脉大而多气少血的病，应微泄其气，但不能出血；针刺治疗脉滑而阳盛有热的病，应当在进针后迅速出针，且进针也应该较浅，以疏泄阳气而祛除热邪；针刺治疗脉涩而气滞血少的病，在针刺时必须刺中患者的经脉，根据经气的运行方向，可以长时间留针。此外，在针刺之前还要按摩肌肉，使其气血流通以利经气运行，出针后，要快速按住针孔，不能让它出血，以调和经脉中的气血；凡是脉象小的，因阳虚阴弱，气血皆少，不宜用针刺治疗，而应当使用甘味药物调治。

脉象（2）

脉象学说，是我国医学中一门独特的学问。古代医学家在医疗实践中，总结出了丰富的脉象知识，通过不同的脉象来反映人体脏腑的健康状态。

长脉
脉形长，首尾端直，超过本位。

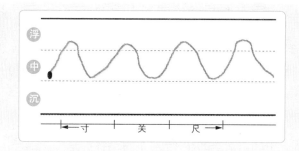

短脉
首尾俱短，不能满部(寸、关、尺三部）。

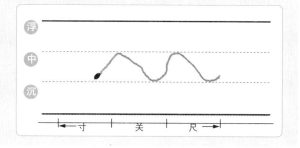

伏脉
重手推筋按骨始得，甚则伏而不见。

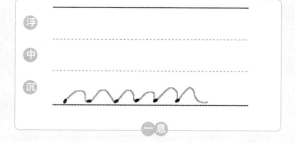

濡脉
浮而形细，势软，搏动力弱，不能重按，按之则无。

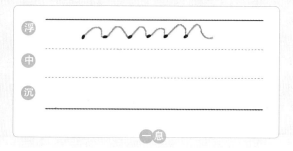

脏腑的合穴

黄帝说：我听说五脏六腑的脉气，都出于井穴，流注于荥、输而入归于合穴，那么，这些脉气是从什么通路进入合穴的？注入后又和哪些脏腑经脉相连属呢？我想听你讲讲其中的道理。岐伯回答说：这就是手足各阳经从别络入于体内而连属于六腑的道理。

黄帝问：荥、输与合穴，在治疗上各有一定的作用吗？岐伯答：荥、输的脉气都浮显在较浅的部位，可以治疗外部经脉的病；合穴的脉气深入于内，故可治疗内部六腑的病。

黄帝问：六腑的病该怎样治疗呢？岐伯答：当取六腑之气下合于足三阳经的穴位（即下合穴）来治疗。

黄帝问：六腑下合穴都有名称吗？岐伯答：足阳明胃经的下合穴在本经的足三里穴；手阳明大肠经的腑气合于足阳明经的上巨虚穴；手太阳小肠经的腑气合于足阳明经的下巨虚穴；手少阳三焦经的腑气合于足太阳经的委阳穴；足太阳膀胱经的下合穴是本经的委中穴；足少阳胆经的下合穴是本经的阳陵泉穴。

阴阳经脉的连属

人体经脉因其连属不同的脏腑器官而有阴阳之分。手三阳经、手三阴经、足三阴经、足三阳经就是我们常说的十二经脉。

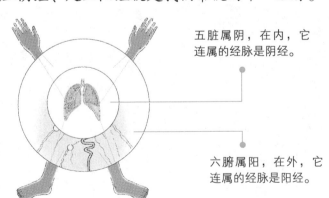

经脉循行到手的叫手经，包括手太阴肺经、手少阴心经、手阳明大肠经等。

五脏属阴，在内，它连属的经脉是阴经。

经脉循行到足的叫足经，包括足太阳膀胱经、足阳明胃经、足太阴脾经等。

六腑属阳，在外，它连属的经脉是阳经。

黄帝问：这些合穴该怎样取呢？岐伯答：取足三里穴时要正坐屈膝，足背低平；取上、下巨虚穴时要将足抬起；取委阳穴时要屈伸腿足，认真探寻，做出判断；取委中穴时要身蹲屈膝而取；取阳陵泉穴时要正身蹲坐，使两膝齐平，在委阳的外侧取之；取荥、输各穴以治疗在外经脉的病时，应先牵拉伸展四肢，而使经脉舒展，气血流通，然后取穴。

六腑病变的表现与治疗

黄帝说：想听你讲一下六腑的病变情况。岐伯回答说：足阳明经脉行于面，面部发热是足阳明经发生病变的反映。手阳明经脉行于鱼际之后，内络太阴，故手鱼际部络脉出现瘀血的，是手阳明大肠经发生病变的反映。两足背上的冲阳脉，出现坚实或虚陷的现象，是足阳明病变的反映，因足阳明经属胃脉。

大肠病变的症状，表现为肠中急痛，因水气在肠中往来冲击而发出肠鸣。如果冬天再受寒邪，就会立即引起泄泻，并在脐周发生疼痛，其痛难忍，痛时不能久立，因大肠与胃相连，故与胃同候，所以应该取用大肠的下合穴，即足阳明胃经的上巨虚穴，来进行治疗。

胃病变的症状，表现为腹部胀满，胃脘部的心窝处疼痛，两胁作痛，胸膈和咽部阻塞不通，使饮食不能下咽，治疗可取胃的下合穴，即本经（足阳明胃经）的足三里穴。

小肠病变的症状，表现为小腹疼痛，腰脊牵引睾丸作痛，有时出现小便窘急及大小便不利的情况，出现耳前发热，或耳前发冷，或肩上发热，以及手小指与无名指之间发热，或脉络虚陷不起。这都属于小肠病变的症状表现，治疗时可取小肠在下肢的下合穴，即足阳明胃经的下巨虚穴。

三焦病变的症状，表现为腹气胀满，小腹部尤为满硬坚实，小便不通而甚感急迫。小便不通则导致水道不利，水道不利则导致水液无所出，如果水溢于皮下则会水肿，如果水停留在腹部则会形成水肿病。诊察此病，可观察足太阳膀胱经外侧大络的变化，此大络在足太阳膀胱经

六腑合穴在全身的分布

　　六腑之气下合于下肢足三阳经的腧穴，称为"下合穴"，又称"六腑下合穴"。

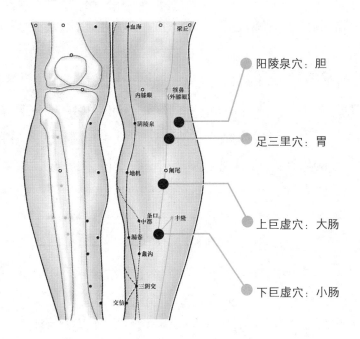

阳陵泉穴：胆

足三里穴：胃

上巨虚穴：大肠

下巨虚穴：小肠

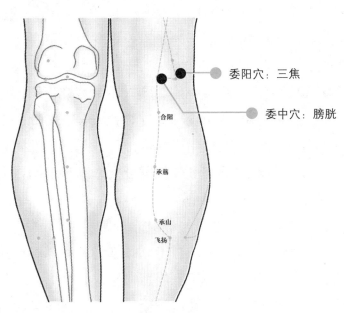

委阳穴：三焦

委中穴：膀胱

与足少阳胆经之间，治疗时应取三焦在下肢的下合穴，即足太阳膀胱经的委阳穴。

膀胱病变的症状，表现为小腹部偏肿、疼痛，若用手按压痛处，就会产生尿意，却又尿不出来。因为膀胱经脉起于足小趾外侧，循胫踝上行于肩背，所以当足小趾外侧、胫踝及肩部发热，或是这些部位的经脉循行处陷下不起时，可以取用膀胱的下合穴，即本经（足太阳膀胱经）的委中穴，来进行治疗。

胆病变的症状，表现为经常叹长气、口苦、呕吐胆汁、心神不宁、心跳不安，好像有人要逮捕他一样，咽喉中也像有东西梗阻，时时吐唾沫。治疗时，可以在足少阳经循行通路的起点处或终点处取穴。若循行部位出现经脉陷下不起，可用灸法治疗。如胆病变而出现寒热往来，就应当取用胆的下合穴，即本经（足少阳胆经）的阳陵泉穴，来进行治疗。

黄帝说：针刺以上各穴，有一定的规律吗？岐伯回答说：针刺这些穴位时一定要刺中穴位才行，而不能只刺中肉节。因为刺中穴位，医生手下才会感觉到针尖好像游于空巷之内，经脉就能得以疏通。若刺中肉节，不但医生手下会感觉到针体进出涩滞，而且患者会有皮肤疼痛的感觉。此外，补泻手法也要正确使用，若当用补法的却反用了泻法，或当用泻法的却反用了补法，疾病会因此而加重。如果误刺在筋上，就会使筋脉受伤而弛缓不收，邪气也不能出，与人体真气相互斗争，就会使气机逆乱，甚至还会深陷于体内，使病情更加严重。这都是用针不审慎，乱用刺法而造成的后果。

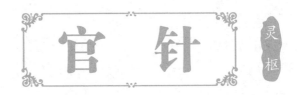

官 针

灵枢

本篇主要论述九针的选用与治疗方法，包括根据不同的病证选用不同的针具，用以应对不同病证的九种针刺方法和十二种刺法，以及针对五脏病变的五种针刺方法。

■ 各种针具的正确使用方法

根据病况以选用符合规格的针具是施用针治的关键。九种针具长短大小不一、作用不同，各有其不同的施用对象。用针不当，疾病就不能除去。病情轻微而针刺深，就会伤及内部未染疾病的肌肉，同时导致外部皮肤发生痛肿；病情严重而针刺浅，邪气不能全部外泄，皮肤上也会出现大的脓肿。小病而用大针，外泄太多而大伤元气，致使病情加重；大病而用小针，邪气不能全部外泄，也不能产生好的效果。选用不符合规格的针具往往是宜用小针而误用了大针，就会损伤元气；宜用大针而误用了小针，就不能祛除病邪。已经说了错用针具的害处，那就让我再来谈谈各种针具的正确使用方法吧。

疾病在皮肤浅表游走不定，没有固定部位的，当取用镵针针刺于患处，若患处的皮肤苍白而无红肿充血的现象，则说明热血已去，就不能使用此法；病在肌肉之间的，当取用圆针针刺于患处；病在经络，属于顽固性的痹病，当取用锋针进行治疗；病在经脉，属气虚不足应施用补法的，当取用鍉针按压井、荥、输等穴位；病属于脓疡之类且较严重的，当取用铍针进行治疗；病属痹病且急性发作的，当取用圆利针针刺于患处；病属痹病且疼痛日久不愈的，当取用毫针进行治疗；病在体内的，当取用长针治疗；因患风湿水肿，关节不通利的，当取用大针治疗；病在五脏久而不愈的，当取用锋针。在井、荥、输等穴位用泻法刺治，并依据四时与腧穴的关系来进行选穴。

针刺的方法

一般说来，针刺的方法有九种，以应对九种不同的病证。

第一种叫"输刺"，就是针刺十二经在四肢部位的荥穴和腧穴，以及在足太阳膀胱经上的五脏腧穴。

第二种叫"远道刺"，顾名思义，就是病在上部的，从下部取穴，

古代九针

九针是指具有九种不同形状的金属针具，各有不同的治疗用途。一般认为，九针是在青铜器时代开始萌芽，到铁器时代才制作成功的。是在承袭"砭石、针石、镵石"的基础上，不断改进，逐渐完善而成的。

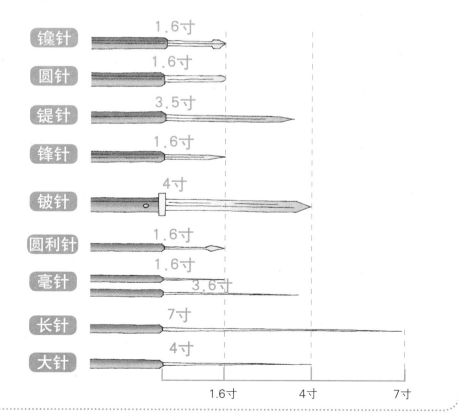

针刺足三阳经所属的下肢的腧穴。

第三种叫"经刺"，就是针刺五脏六腑之内的经与络间积聚不通的地方。

第四种叫"络刺"，就是针刺皮下浅表的小络血脉。

第五种叫"分刺"，就是针刺各经肌肉的间隙。

第六种叫"大泻刺"，就是用铍针针刺大的脓疡。

第七种叫"毛刺"，就是针刺皮肤表层的痹病。

第八种叫"巨刺"，就是指身体左侧发病针刺右侧穴位，右侧发病针刺左侧穴位的交叉针刺法。

第九种叫"焠刺"，就是用火烧过的针来治疗痹病。

古代九针的长度、形状和用途

针名	长度	形状	用途
镵针	长1.6寸	似箭头，末端十分尖锐	浅刺皮肤泻血，治头身热症等
圆针	长1.6寸	针身圆柱形，针头卵圆	按摩体表，治分肉间气滞，不伤肌肉。为按摩工具
锃针	长3.5寸	针头如黍粟状，圆而微尖	按压经脉，不能深入，为按压穴位用具
锋针	长1.6寸	针身圆柱形，针头锋利，呈三棱锥形	点刺泻血，治痈肿、热病等
铍针	长4寸，宽2.5分	形如剑	痈脓外症割治用，为外科用具
圆利针	长1.6寸	针头微大，针身反细小，圆而利，能深刺	痈肿、痹病，深刺
毫针	长1.6寸或3.6寸	针身细如毫毛，常用针具	通调经络，治寒热、痛痹等
长针	长7寸	针身细长锋利	深刺，治"深邪远痹"
大针	长4寸	针身粗圆	泻水，治关节积液等，后人用作火针等

刺法有十二种，以专门应对十二经病变的治疗。

第一种叫"偶刺"，就是刺两次，以手按其胸、背部，找到痛处并进针，前胸、后背各一针，可治疗心痹病。在前胸刺针时，为避免伤及内脏，针尖一定要向两旁倾斜。

第二种叫"报刺"，就是针刺疼痛没有固定部位的病。此病上下妄行，可在痛处垂直进针且留针，用左手在其痛处四周按摩，然后将针拔出，再重复此法进针。

第三种叫"恢刺"，是指紧挨筋脉直接刺患处，前后捻转，使筋脉拘急的症状得以舒缓，可治疗筋痹病。

第四种叫"齐刺"，就是在患处正中直刺一针，两旁各侧刺一针，以治疗寒气或痹气范围小但较深的病证，因三针齐下故又称"三刺"。

第五种叫"扬刺"，就是在患处正中刺一针，周围加刺四针，且都用浅刺法，以治疗寒气范围较大的病证。

第六种叫"直针刺"，就是提起皮肤将针沿皮直刺，以治疗寒气部位较浅的病证。

第七种叫"输刺"，就是将针垂直进出皮肤，只此一针但针刺较深，以治疗邪气充盛而有热的病证。

第八种叫"短刺"，就是将针刺入皮肤并稍稍摇晃使之深入到骨的附近，上下提插，摩擦骨头，用以治疗骨痹病。

第九种叫"浮刺"，就是在病位旁浮浅地斜刺入肌表，以治疗肌肉挛急而有寒的病证。

第十种叫"阴刺"，就是左右皆刺针，以治疗寒厥病，患上寒厥病应当刺足内踝后方足少阴经的太溪穴。

第十一种叫"傍针刺"，就是在病所的正中及一侧各刺一针，以治疗痹痛久居而不散的病证。

第十二种叫"赞刺"，就是垂直进出针，多发针而浅刺至出血，用来治疗痈肿。

对所在部位深且难以看见的经脉针刺时，应当轻轻地刺入皮肤并使针长时间地停留，以疏导其脉气到达孔穴。对于经脉分布在浅表的，不能直接刺中其脉，必须用手指按压经脉，使血脉绝流，然后再进针，这样就能使精气不外泄，只祛除邪气。

三刺法

三刺法是就针刺时的三种不同深度而命名的，针刺深度不同，所达到的效果也不一样。

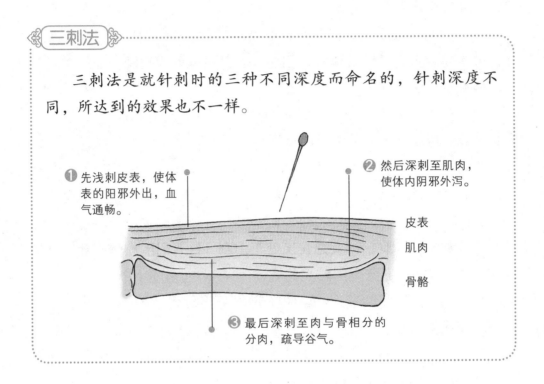

❶ 先浅刺皮表，使体表的阳邪外出，血气通畅。

❷ 然后深刺至肌肉，使体内阴邪外泻。

皮表
肌肉
骨骼

❸ 最后深刺至肉与骨相分的分肉，疏导谷气。

所说的刺三针就能使谷气出而产生针感的刺法，就是先浅刺于皮肤表层，使阳邪外泄；再较皮肤表层稍微深刺一些，至肌肉而未到达分肉之间，使阴邪泄出；最后刺至分肉之间，则谷气乃出。所以《刺法》上说：开始浅刺，以祛除邪气使血气流通；而后稍微深刺，以疏泄阴邪；最后刺入极深，以疏导谷气。此即为"三刺"。所以，医生施用针刺治病时，如果不懂得五运六气、血气盛衰的演变规律、经络虚实的形成，就不能成为良医。

还有五种专门针对五脏病变而形成的针刺法。第一种叫"半刺"，就是采用浅刺法快速发针，针尖不要伤到肌肉，就如拔毫毛一样，可使皮肤表层的邪气外泄，此刺法专为肺脏而设。第二种叫"豹文刺"，就是在病变部位四周针刺多针，深度以刺中脉络使其出血为准，此刺法专为心脏而设。第三种叫"关刺"，就是在左右肢体关节附近直刺至筋脉的尽端处，可用来治疗筋痹病，针刺时千万不要出血，此刺法专为肝脏而设，又叫"渊刺"或"岂刺"。第四种叫"合谷刺"，就是直刺进针到分肉间后，再退回到皮下向左右分肉间各斜刺一针，形如鸡爪分叉，此刺法专为脾脏而设。第五种叫"输刺"，就是垂直进出针，将针深刺至骨附近，用来治疗骨痹，此刺法专为肾脏而设。

本 神

灵枢

本篇主要论述五脏所藏之神，血、脉、营、气、精、神，以及情志变化对五脏所藏之神产生的影响，介绍各脏发生病变时人体所表现出的病证。

黄帝问岐伯说：施用针刺的一般法则，首先必须以神气为依据。血、脉、营、气、精、神皆被五脏所藏，如果有人奢淫无度，恣意耗伤，则神就离其五脏而致精气散失，魂魄飘荡，意志恍惚，丧失智慧和思想，这是什么原因造成的呢？是上天加罪于我们还是我们自己的过错呢？什么叫德、气、生、精、神、魂、魄、心、意、志、思、智、虑？希望听听其中的原委。

岐伯回答说：上天赋予我们的为"德"，大地赋予我们的为"气"，同时拥有天地之馈赠的称为"生"，化生为命的叫作"精"，阴阳两精结合而成的生命活力谓之"神"，伴随着神往来的叫作"魂"，与精同时出入的叫作"魄"，支配人的意识并主宰生命活动的叫作"心"，心有所回忆并形成欲念的叫作"意"，坚持并努力实现其所成欲念的叫作"志"，为实现志向而反复考虑的叫作"思"，基于思而预测未来的叫作"虑"，考虑到未来而妥善对待当前事物的叫作"智"。所以，智者的养生之道，必定是顺应四时之气候的冷暖变化，坦然面对喜怒并安然处之，调节阴阳刚柔使之平衡，如此，则邪气不侵，人不易衰老且长寿。

惊恐过度和思虑太多易伤神气，神气损伤则恐惧倍增，经气流散不止。因悲伤过度而伤及内脏的，经气耗竭以致丧失生命，喜乐过度则神气外散而体内不藏，忧愁过度则血气阻塞而不通，大怒不止则神志迷惑

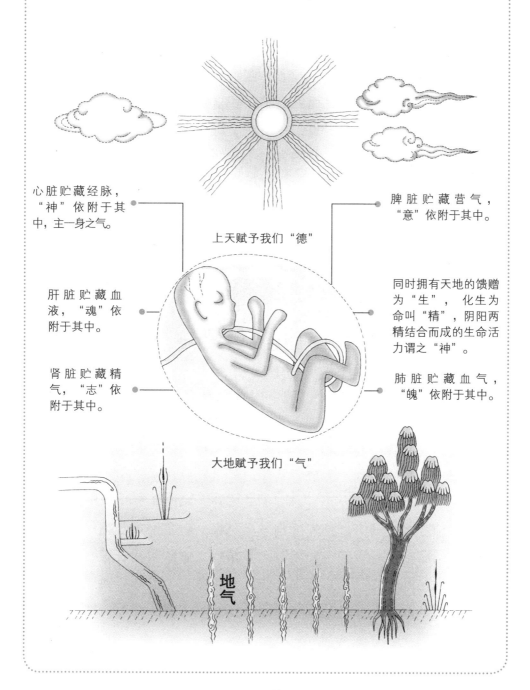

五脏所藏

　　人体的精神气都被五脏所藏，具体到五脏，其所藏各有不同。治疗疾病时要想达到预期的效果，必须以此为依据。

心脏贮藏经脉，"神"依附于其中，主一身之气。

脾脏贮藏营气，"意"依附于其中。

上天赋予我们"德"

肝脏贮藏血液，"魂"依附于其中。

同时拥有天地的馈赠为"生"，化生为命叫"精"，阴阳两精结合而成的生命活力谓之"神"。

肾脏贮藏精气，"志"依附于其中。

肺脏贮藏血气，"魄"依附于其中。

大地赋予我们"气"

地气

而难以治疗，恐惧过度则神气散失而不能收敛。

　　心因惊恐过度或思虑太多而伤及所藏之神，神伤则恐慌畏惧而难以自控。长此以往则肌肉消瘦凹陷，皮毛憔悴，色泽枯暗，到冬季水旺时就会受克而死。脾因忧愁而无法解脱，则伤及所藏之意，意伤则心胸憋闷，四肢无力，皮毛憔悴，色泽枯暗，到春季木旺时就会受克而死。肝因悲伤过度而伤及所藏之魂，魂伤则使人狂妄而无精神，精神不振则行动失常，进而前阴萎缩，筋脉拘挛，两胁肋骨疼痛，皮毛憔悴，色泽枯暗，到秋季金旺时就会受克而死。肺因狂喜狂乐而伤及所藏之魄，魄伤则人会发狂，发狂之人意识丧失，皮肤干燥，皮毛憔悴，色泽枯暗，到夏季火旺时就会受克而死。肾因大怒不止而伤及所藏之志，志伤则易遗忘曾经说过的话，腰脊活动困难，皮毛憔悴，色泽枯暗，到长夏土旺时就会受克而死。

　　恐惧不安而不得解脱则伤精，精伤则骨节酸痛、痿弱，四肢发冷，精液不时外流。所以说，五脏是精气在人体内的主要藏留之所，不得损伤，五脏损伤则所藏之精外泄而致阴不足，阴虚则不能化生阳气，阳气不能化生，生命就将停止。因此，施用针刺治病时，应仔细观察病人的神情与病态，基于此进而了解其精、神、魂、魄、意、志的得失情况，若五脏精气耗失殆尽，就不可再用针刺治疗了。

　　肝脏主要用以贮藏血液，魂依附在肝脏之血液中。肝气虚则易生恐惧；肝气盛则易发怒。脾脏主要用以贮藏营气，意依附在脾脏之营气中。脾气虚则四肢不能活动，五脏缺少滋养也不能安和；脾气壅实则导致腹中胀满，小便不利。心脏主要用以贮藏经脉，神依附在心脏之经脉中。心气虚则易生悲哀；心气盛则大笑不止。肺脏主要用以贮藏血气，魄依附在肺脏之血气中。肺气虚则发生鼻塞，呼吸困难；肺气壅实则喘促胸闷，仰面呼吸。肾脏主要用以贮藏精气，志依附在肾脏之精气中。肾气虚则手足厥冷；肾气壅实则小腹胀，五脏也不安和。所以，治病时必须先仔细观察五脏疾病的症状，以了解经气的虚实情况，然后谨慎地加以调理。

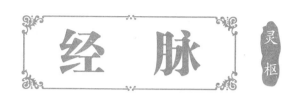

经 脉

灵枢

本篇主要论述了人体十二经脉的循行路线、各经脉发生病变时的表现与治疗方法；介绍了各经脉气绝时和经脉受邪时病人的表现，络脉的颜色变化和所主的病证，人体十五络脉的名称、循行路线和各络脉发病时病人的表现。

雷公问黄帝道：《禁服》篇上说，要掌握针刺治病的原理，首先应了解经脉系统，明白它运行的终始，知道它的长短，懂得经脉内与五脏相联，外与六腑相通的关系。希望听您详尽地讲解一下其中的道理。

黄帝说：人在孕育之初，首先是源自父母的阴阳之气会合而形成精，精形成之后再生成脑髓，此后人体才会逐渐成形。以骨为支柱，以经脉作为营运气血的通道，以筋膜来约束骨骼，肌肉像墙一样护卫机体，到皮肤坚韧、毛发生长，人形即成。人出生以后，五谷入胃，化生精微而濡养全身，就会使全身的脉道得以贯通，从此血气才能在脉道中运行不息，濡养全身，而使生命维持不息。雷公说：我希望能够全面了解经脉的起始循行情况。黄帝说：经脉不但能够运行气血，濡养周身，而且还可以用来决断死生、诊断百病、调和虚实、治疗疾病，所以不能不通晓有关它的知识。

◈古文欣赏◈

雷公问于黄帝曰：《禁服》之言，凡刺之理，经脉为始，营其所行，知其度量，内次五脏，外别六腑。愿尽闻其道。

黄帝曰：人始生，先成精，精成而脑髓生；骨为干，脉为营，筋为刚，肉为墙；皮肤坚而毛发长。谷入于胃，脉道以通，血气乃行。雷公曰：愿卒闻经脉之始生。黄帝曰：经脉者，所以能决死生，处百病，调虚实，不可不通。

手太阴肺经的循行路线、病变与治疗

肺的经脉叫作"手太阴经"，起始于中焦胃脘部，向下行，联属于与本经相表里的脏腑——大肠，然后自大肠返回，循行环绕胃的上口，向上穿过膈，联属于本经所属的脏腑——肺脏，再从气管横走并由腋窝部出于体表，沿着上臂的内侧，在手少阴心经与手厥阴心包络经的前面下行，至肘部内侧，再沿着前臂的内侧、桡骨的下缘，入寸口动脉处，前行至鱼际部，沿鱼际部边缘，出拇指尖端。另有一条支脉，从手腕后方分出，沿着食指桡侧直行至食指的前端，与手阳明大肠经相接。

手太阴肺经循行路线

手太阴肺经的循行路线：起于中焦（1），下络大肠，还循胃口（2），上膈（3），属肺（4）。从肺系横出腋下（5），下循臑内（6）行少阴、心主之前，下肘中（7），循臂内上骨下廉（8），入寸口（9），上鱼（10），循鱼际（11），出大指之端（12）。另外，手太阴肺经还有一分支：从腕后，直出次指内廉，出其端。此经脉联系的脏腑：肺、胃、大肠、肾。

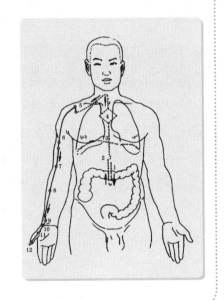

名词解释

肺系：喉咙。
臑内：上臂。屈侧称臑内，即肱二头肌部；伸侧称臑外，即肱三头肌部。
心主：手厥阴心包经。
廉：侧边。

由于外邪侵犯本经而发生的病变，表现为肺部气膨胀满、咳嗽气喘、缺盆部疼痛。在咳嗽剧烈的时候，病人常常会交叉双臂按住胸前，并感到眼花目眩、视物不清。这是臂厥病，是由肺经之经气逆乱所导致的一种病证。

本经所主的肺脏发生病变，可见咳嗽、呼吸急促、喘声粗急、心中烦乱、胸部满闷、上臂部内侧前缘疼痛厥冷，或掌心发热。本经经气有余时，就会出现肩背部遇风寒而疼痛、自汗出而易感风邪，以及小便次数增多而尿量减少等症状。本经气虚，可见肩背疼痛、气短、小便颜色不正常等症状。治疗上面这些病证时，属于经气亢盛的就要用泻法，属于经气不足的就要用补法；属于热的就要用速针法，属于寒的就要用留针法；属于阳气内衰以致脉道虚陷不起的就要用灸法；既不属于经气亢盛也不属于经气虚弱，而仅仅只是经气运行失调的，就要用本经所属的腧穴来调治。本经气盛，寸口脉比人迎脉大三倍；而属于本经经气虚弱的，其寸口脉的脉象反而会比人迎脉的脉象小。

手阳明大肠经的循行路线、病变与治疗

大肠的经脉叫"手阳明经"，起始于食指的指端，沿食指的上缘，通过拇指、食指歧骨间的合谷穴，上入腕上两筋凹陷处，沿前臂上方至肘外侧，再沿上臂外侧前缘，上肩，出肩峰前缘，上出于肩胛上，与诸阳经会合于大椎穴上，再向前入缺盆联络肺，下膈又联属大肠。另有一条支脉，从缺盆处向上走至颈部，并贯通颊部，而进入下齿龈中，其后再从口内返出而绕行至口唇旁，左右两脉在人中穴处相交会，相交之后，左脉走到右边，右脉走到左边，再上行挟于鼻孔两侧，而在鼻翼旁的迎香穴处与足阳明胃经相接。

由于外邪侵犯本经而发生的病变，表现为牙齿疼痛、颈部肿大。手阳明大肠经上的腧穴主治津液不足的疾病，其症状是眼睛发黄、口中干燥、鼻塞或流鼻血、喉头肿痛以致气闭、肩前与上臂疼痛、食指疼痛而不能活动。气有余的实证，为在本经脉循行所过的部位上发热而肿；本

手阳明大肠经循行路线

手阳明大肠经的循行路线：起于大指次指之端（1），循指上廉，出合谷两骨之间，上入两筋之中（2），循臂上廉（3），入肘外廉（4），上臑外前廉（5），上肩（6），出髃骨之前廉（7），上出于柱骨之会上（8），下入缺盆（9），络肺（10），下膈（11），属大肠（12）。另外，手阳明经还有一分支：从缺盆上颈（13），贯颊（14），入下齿中（15）；还出挟口，交人中左之右，右之左，上挟鼻孔（16）。

此经脉联系的脏腑：大肠、肺。

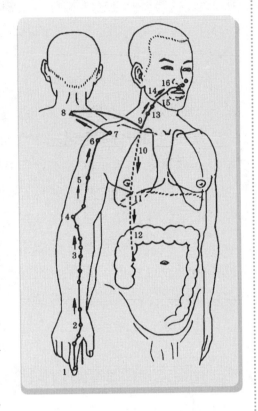

名词解释

两筋：拇长伸肌腱、拇短伸肌腱的过腕关节处。

髃骨：髃读隅，角的意思。此指肩峰部。

会上：大椎，为六阳经所聚会处。

经经气不足时，就会出现发冷颤抖、不易恢复体温等病象。这些病证，属实的就用泻法，属虚的就用补法；属热的就用速刺法，属寒的就用留针法；脉虚陷的就用灸法，不实不虚的从本经取治。属于本经经气亢盛的，其人迎脉的脉象要比寸口脉的脉象大三倍；而属于本经经气虚弱的，其人迎脉的脉象反而会比寸口脉的脉象小。

足阳明胃经的循行路线、病变与治疗

胃的经脉叫"足阳明经"，起于鼻旁，由此上行，左右相交于鼻梁上端凹陷处，缠束旁侧的足太阳经脉，至目下睛明穴，由此下行，沿鼻外侧，入上齿龈，复出环绕口唇，相交于任脉的承浆穴，再沿腮部后

足阳明胃经循行路线

胃足阳明之脉，起于鼻之交颏中（1），旁纳太阳之脉，下循鼻外，入上齿中（2），还出挟口，环唇（3），下交承浆（4），却循颐后下廉，出大迎（5），循颊车（6），上耳前，过客主人（7），循发际，至额颅（8）；其支者，从大迎前下人迎（8），循喉咙，入缺盆（9），下膈，属胃（10），络脾（11）；其直者，从缺盆下乳内廉，下挟脐，入气街中（12）；其支者，起于胃口，下循腹里，下至气街中而合，以下髀关（13），抵伏兔（14），下膝膑中（15），下循胫外廉，下足跗，入中指内间（16）；其支者，下廉三寸而别，下入中指外间；其支者，别跗上，入大指间，出其端。

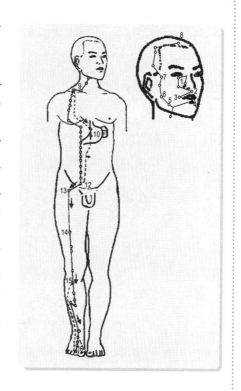

名词解释

颏：鼻茎，鼻根。

太阳之脉：足太阳膀胱经。

客主人：上关穴，当耳前颧弓上缘。

气街：此处指气冲部，当股动脉波动处。

伏兔：大腿前正中部，股四头肌隆起状如伏兔。

方的下缘，出大迎穴，沿耳下颊上行至耳前，过足少阳经的客主人穴，沿发际至额颅部。它有一条支脉，从大迎穴的前方，向下走，行至颈部的人迎穴处，再沿喉咙进入缺盆，向下贯穿膈而联属于本经所属的脏腑——胃，并联络于与本经相表里的脏腑——脾脏；其直行的经脉，从缺盆下走乳内侧，再向下挟脐，入毛际两旁的气冲部。另有一条支脉，起始于胃的下口处（即幽门，大约相当于下脘穴所在的部位），再沿着腹部的内侧下行，到达气街的部位，而与前面所讲的那条直行的经脉相会合，再由此下行，沿着大腿外侧的前缘到达髀关穴处，而后直达伏兔穴，再下行至膝盖，并沿小腿胫部外侧的前缘，下行至足背部，最后进入足次趾的外侧间（即足中趾的内侧部）。再有一条支脉，自膝下三寸处别出，向下行入足中趾外侧。又有一条支脉，从足背面（冲阳穴）别行而出，向外斜走至足厥阴肝经的外侧，进入足大趾，并直行到大趾的末端，而与足太阴脾经相接。

由于外邪侵犯本经而发生的病变，表现为发寒颤抖、好呻吟、频频打哈欠、额部暗黑。病发时会有厌恶见人和火光、听到击木的声音就会惊怕、心跳不安、喜欢关闭门窗独居室内等症状，甚至会登高唱歌，脱掉衣服乱跑，且有肠鸣腹胀，这叫"骭厥"。足阳明胃经上的腧穴主治血所发生的疾病，如高热神昏的疟疾，温热之邪淫胜所致的出大汗，鼻塞或鼻出血，口角歪斜，口唇生疮，颈部肿大，喉部闭塞，腹部因水停而肿胀，膝部肿痛，足阳明胃经沿着胸膺、乳部、气街、大腿前缘、伏兔、胫部外缘、足背等处循行的部位都发生疼痛，足中趾不能屈伸等。本经气盛，胸腹部发热，胃热盛则容易饥饿，小便色黄。本经经气不足时，就会出现胸腹部发冷而战栗；若胃中阳虚有寒，以致运化无力，水谷停滞中焦，就会出现胀满的病象。这些病证，属实的就用泻法，属虚的就用补法；属热的就用速刺法，属寒的就用留针法；脉虚陷的就用灸法，不实不虚的从本经取治。属于本经经气亢盛的，其人迎脉的脉象要比寸口脉的脉象大三倍；气虚，人迎脉反小于寸口脉。

足太阴脾经的循行路线、病变与治疗

脾的经脉叫"足太阴经"，起始于足大趾的末端，沿大趾内侧红色肉和白色肉的分界处，通过足大趾本节后方的核骨，上行至足内踝的前面，再上行入小腿肚内侧，沿胫骨后方，穿过足厥阴经，复出足厥阴之前，此后再上行经过膝部、大腿内侧的前缘，进入腹内，属脾络胃，再上穿过膈肌，挟行咽喉，连舌根，散于舌下。它的支脉，在胃处分出，上行穿过膈，注入心中，而与手少阴心经相接。

由于外邪侵犯本经而发生的病变，表现为舌根运动不柔和、食后就呕吐、胃脘部疼痛、腹胀、经常嗳气，排出大便或矢气后，就觉得轻松如病减轻一样，但全身仍感觉沉重。足太阴脾经上的腧穴主治脾脏所发生的疾病，患这些疾病会出现舌根疼痛，身体不能动摇，饮食不下，心

❀ 足太阴脾经循行路线 ❀

脾足太阴之脉，起于大指之端（1），循指内侧白肉际，过核骨后，上内踝前廉（2），上腨内，循胫骨后（3），交出厥阴之前，上膝股内前廉（4），入腹属脾络胃（5），上膈，挟咽（6），连舌本，散舌下；其支者，复从胃，别上膈，注心中（7）。

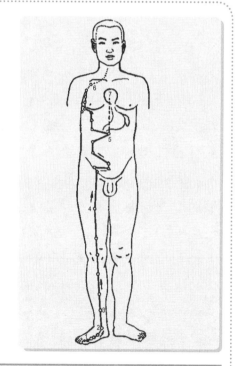

名词解释
核骨：第1跖骨的头部突起。
腨：小腿肚，即腓肠肌部。

烦，心下掣引作痛，大便稀薄或下利，或小便不通，黄疸，不能安卧，勉强站立时会出现股膝内侧经脉所过之处肿胀而厥冷的病象。此外，还有足大趾不能活动等症状。这些病证，属实的就用泻法，属虚的就用补法；属热的就用速刺法，属寒的就用留针法；脉虚陷的就用灸法，既不属于经气亢盛也不属于经气虚弱，而仅仅只是经气运行失调的，就要用本经所属的腧穴来调治。本经气盛，寸口脉比人迎脉大三倍；而属于本经经气虚弱的，其寸口脉的脉象反而会比人迎脉的脉象小。

▌手少阴心经的循行路线、病变与治疗

心的经脉叫"手少阴经"，起于心中，由心的络脉而出，向下通过膈膜，联络小肠。它的支脉，从心的脉络向上走行，并挟行于咽喉的

◈ 手少阴心经循行路线 ◈

手少阴心经的循行路线：心手少阴之脉，起于心中，出属心系（1），下膈，络小肠（2）；其支者，从心系（3），上挟咽（4），系目系（5）；其直者，复从心系，却上肺，下出腋下（6），下循臑内后廉，行手太阴、心主之后（7），下肘内，循臂内后廉（8），抵掌后锐骨之端（9），入掌内后廉（10），循小指之内，出其端（11）。

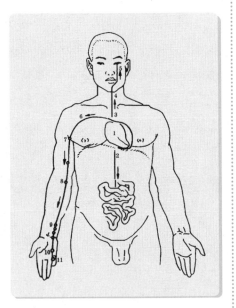

此经脉联系的脏腑：心、小肠、肺。

名词解释

心系：心与各脏相连的组织。

目系：眼后与脑相连的组织。

两旁，此后再向上行而与眼球联络于脑的脉络相联系。直行的脉，从心与他脏相联系的脉络上行至肺，横出腋下，沿上臂内侧后缘，行手太阴经和手厥阴经的后面，下行肘内，沿臂内侧后缘，到掌内小指侧高骨尖端，入手掌内侧，沿小指内侧至尖端，与手太阳经相接。

手少阴心经之经气发生异常的变动，就会出现咽喉干燥、心痛、口渴而想要喝水等症状，这叫作"臂厥病"。

本经所主的心脏发生病变，为眼睛发黄，胁肋胀满疼痛，上臂和下臂内侧后缘疼痛、厥冷，或掌心热痛。治疗上面这些病证时，属于经气亢盛的就要用泻法，属虚的就用补法；属热的就用速刺法，属寒的就用留针法；脉虚陷的就用灸法，不实不虚的从本经取治。属于本经经气亢盛的，其寸口脉的脉象要比人迎脉的脉象大两倍；气虚，寸口脉反小于人迎脉。

手太阳小肠经的循行路线、病变与治疗

小肠的经脉叫"手太阳经"，起于小指外侧的尖端，沿着手外侧的后缘循行而向上，到达腕部，过腕后小指侧高骨，直向上沿前臂后骨的下缘，出于肘后内侧两筋的中间，再向上沿上臂外侧后缘，出肩后骨缝，绕行肩胛，再前行而相交于肩上，继而进入缺盆，深入体内而联络于与本经相表里的脏腑——心脏。再沿咽喉下行，穿过膈至胃，再向下联属于本腑小肠。它的支脉，从缺盆沿颈上颊，至眼外角，转入耳内。它的另一条支脉，从颊部别行而出，至眼眶下方，并从眼眶下方到达鼻部，然后再至内眼角，最后再从内眼角向外斜行并络于颧骨，而与足太阳膀胱经相接。

由于外邪侵犯本经所发生的病变，表现为咽喉疼痛、颌部肿、头项难以转侧回顾、肩痛如被扯拔、臂痛如被折断。本经所主的液发生病变，则出现耳聋，眼睛发黄，颊肿，颈、颌、肩、臑、肘、臂后侧疼痛等症状。治疗上面这些病证时，属于经气亢盛的就要用泻法，属虚的就用补法；属热的就用速刺法，属寒的就用留针法；脉虚陷的就用灸法，

不实不虚的从本经取治。属于本经经气亢盛的，其人迎脉的脉象要比寸口脉的脉象大两倍；气虚，人迎脉反小于寸口脉。

手太阳小肠经循行路线

手太阳小肠经的循行路线：起于小指之端（1），循手外侧上腕，出踝中（2），直上循臂骨下廉，出肘内侧两筋之间（3），上循臑外后廉（4），出肩解（5），绕肩胛（6），交肩上（7），入缺盆（8），络心（9），循咽（10），下膈（11），抵胃（12），属小肠（13）；其支者，从缺盆（14）循颈（15），上颊（16），至目锐眦（17），却入耳中（18）；其支者，别颊上䪼，抵鼻（19），至目内眦，斜络于颧（20）。

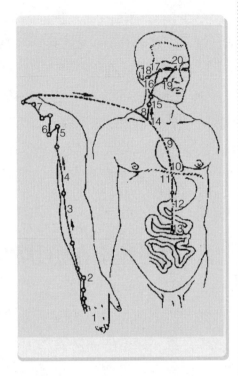

本经脉联系的脏腑：胃、心、小肠。

名词解释

踝：手腕后方小指侧的高骨。

肩解：肩关节。

䪼：音拙。眼眶的下方，包括颧骨内连及上牙床的部位。

足太阳膀胱经的循行路线、病变与治疗

膀胱的经脉叫"足太阳经"，起于眼内角的睛明穴，上行额部，交会于头顶。它的一条支脉，从头顶下行至耳的上角。它直行的经脉，从头顶向内深入而联络于脑髓，然后返还出来，再下行到达颈项的后部，此后就沿着肩胛的内侧，挟行于脊柱的两旁，抵达腰部，再沿着脊柱旁

足太阳膀胱经循行路线

足太阳膀胱经的循行路线：起于目内眦（1），上额（2），交巅（3）；其支者：从巅至耳上角（4）；其直者：从巅入络脑（5），还出别下项（6），循肩膊内，挟脊（7）抵腰中（8），入循膂（9），络肾（10），属膀胱（11）；其支者：从腰中下挟脊贯臀（12），入腘中（13）；其支者：从膊内左右，别下，贯胛，挟脊内（14），过髀枢（15），循髀外，从后廉（16）下合腘中（17），以下贯踹内（18），出外踝之后（19），循京骨（20），至小指外侧（21）。

本经联系的脏腑：膀胱、肾、心。

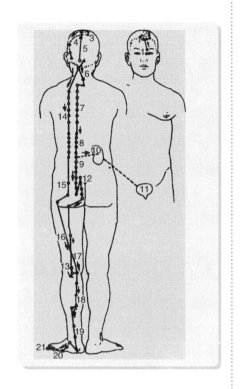

名词解释

挟脊：挟行脊柱两旁。

膂：挟脊两旁的肌肉。

髀枢：髀骨外侧的凹陷部分，也称髀白。

京骨：突出的第五趾骨粗隆部，京骨穴在其下方。

的肌肉深入腹内，而联络于与本经相表里的脏腑——肾脏，并联属于本经所属的脏腑——膀胱。又一支脉，从腰部下行挟脊通过臀部，直入腘窝中。还有一条支脉，从左右的肩胛骨处分出，向下贯穿肩胛骨，再挟着脊柱的两侧，在体内下行，通过髀枢，然后再沿着大腿外侧的后缘下行，而与先前进入腘窝的那条支脉在腘窝中相会合，由此再向下行，通过小腿肚的内部，出于外踝骨的后方，再沿着足小趾本节后的圆骨，到达足小趾外侧的末端，而与足少阴肾经相接。

由于外邪侵犯本经所发生的病变，表现为气上冲而头痛，眼球疼痛像脱出似的，项部疼痛像被扯拔，脊背疼痛，腰痛像被折断，大腿不能屈伸，腘窝部像被捆绑而不能随意运动，小腿肚疼痛如裂，这叫作踝厥病。足太阳膀胱经上的腧穴主治筋所发生的疾病，如痔疮，疟疾，狂病，癫病，囟门部与颈部疼痛，眼睛发黄，流泪，鼻塞或鼻出血，项、背、腰、尻、腘、小腿肚、脚等部位都发生疼痛，足小趾不能活动。这些病证，属实的就用泻法，属虚的就用补法；属热的就用速刺法，属寒的就用留针法；脉虚陷的就用灸法，不实不虚的从本经取治。属于本经经气亢盛的，其人迎脉的脉象要比寸口脉的脉象大两倍；气虚，人迎脉反小于寸口脉。

足少阴肾经的循行路线、病变与治疗

肾的经脉叫"足少阴经"，起于足小趾下，斜走足心，出内踝前大骨的然谷穴下方，沿内侧踝骨的后面转入足跟，由此上行经小腿肚内侧，出腘窝内侧，再沿大腿内侧后缘，贯穿脊柱，联属肾脏，联络与本脏相表里的膀胱。其直行的经脉，从肾脏向上行，贯穿肝脏和膈，而进入肺脏，再从肺脏沿着喉咙上行并最终挟于舌的根部。另有一条支脉，从肺脏发出，联络于心脏，并贯注于胸内，而与手厥阴心包络经相接。

由于外邪侵犯本经所发生的病变，表现为虽觉饥饿但不想进食、面色黑而无华、咳吐带血、喘息有声、刚坐下就想起来、两目视物模糊不清、心像悬吊半空而不安。气虚不足的，就常常会有恐惧感，发作时，患者心中怦怦直跳，就好像有人追捕他一样，这叫作"骨厥病"。

本经脉所主的肾脏发生病变，则出现口热，舌干，咽部肿，气上逆，喉咙发干而痛，心内烦扰且痛，黄疸，痢疾，脊背、大腿内侧后缘疼痛，足部痿软而厥冷，好睡，或足心发热而痛。治疗上面这些病证时，属于经气亢盛的就要用泻法，属于经气不足的就要用补法；属热的就用速刺法，属寒的就用留针法；脉虚陷的就用灸法，不实不虚的从本经取治。要使用灸法的患者，应当增加饮食以促进肌肉生长，同时还要进行适当的调养，放松身上束着的带子，披散头发而不必扎紧，从而使全身气血得以舒畅。本经气盛，寸口脉比人迎脉大两倍；而属于本经经气虚弱的，其寸口脉的脉象反而会比人迎脉的脉象小。

足少阴肾经循行路线

足少阴肾经的循行路线：起于小指之下，邪走足心（1），出于然谷之下（2），循内踝之后（3），别入跟中（4），以上端内（5），出腘内廉（6），上股内后廉（7），贯脊，属肾（8），络膀胱（9）；其直者：从肾（10）上贯肝、膈（11），入肺中（12），循喉咙（13），挟舌本（14）；其支者：从肺出络心，注胸中（15）。

本经脉联系的脏腑：肾、膀胱、肝、肺、心。

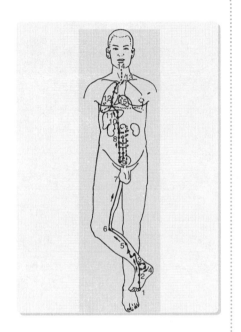

名词解释

邪走："邪"通斜。

手厥阴心包经的循行路线、病变与治疗

心包主的经脉叫"手厥阴心包络经"，起于胸中，出属心包络，下膈，依次联络上、中、下三焦。它的一条支脉，从胸中横出至胁部，再走行到腋下三寸处，此后再向上循行，抵达腋窝部，然后再沿着上臂的内侧，在手太阴肺经与手少阴心经这两条经脉的中间向下循行，进入肘中，再沿着前臂内侧两筋的中间下行，入于掌中，再沿着中指直达其末端。又一支脉，从掌内沿无名指直达指尖，与手少阳经相接。

手厥阴心包络经的经气发生异常的变动，就会出现掌心发热、臂肘

手厥阴心包经循行路线

手厥阴心包经的循行路线：起于胸中，出属心包络（1），下膈（2），历络三焦（3）；其支者：循胸（4）出胁，下腋三寸（5），上抵腋（6），下循臑内，行太阴、少阴之间（7），入肘中（8），下臂行两筋之间（9），入掌中（10），循中指出其端（11）；其支者：别掌中，循小指次指，出其端（12）。

本经联系的脏腑：心包、三焦。

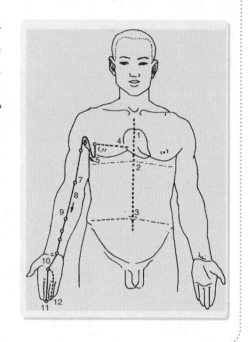

关节拘挛、腋下肿胀等症状，甚至胸胁胀满、心悸不宁、面赤、眼黄、嬉笑不止。手厥阴心包络经上的腧穴主治脉所发生的疾病，其症状是心中烦躁、心痛、掌心发热。这些病证，属实的就用泻法，属虚的就用补法；属热的就用速刺法，属寒的就用留针法；脉虚陷的就用灸法，不实不虚的从本经取治。属于本经经气亢盛的，其寸口脉的脉象要比人迎脉的脉象大一倍；而属于本经经气虚弱的，其寸口脉的脉象反而会比人迎脉的脉象小。

手少阳三焦经的循行路线、病变与治疗

三焦的经脉叫"手少阳经"，起于无名指尖端，上行小指与无名指中间，沿手背上行腕部，出前臂外侧两骨中间，穿过肘，沿上臂外侧上肩，交出于足少阳经的后面，入缺盆，行于两乳之间的膻中，与心包联络，下膈肌，依次联属于上、中、下三焦。它的一条支脉，从胸部的膻中处上行，出于缺盆，并向上走行到颈项，挟耳后，再直上而出于耳上

手少阳三焦经循行路线

手少阳三焦经的循行路线：起于小指次指之端（1），上出两指之间（2），循手表腕（3），出臂外两骨之间（4），上贯肘（5），循臑外（6），上肩（7），而交出足少阳之后（8），入缺盆（9），布膻中，散落心包（10），下膈，循属三焦（11）；其支者：从膻中（12），上出缺盆（13），上项（14），系耳后直上（15）出耳上角（16），以屈下颊至𬶍（17）；其支者：从耳后入耳中，出走耳前，过客主人前，交颊（18），至目锐眦（19），

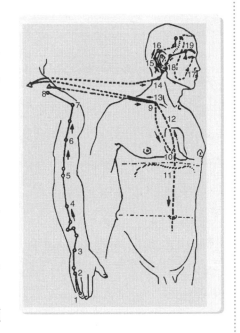

本经联系的脏腑：三焦、心包、肺。

名词解释

客主人：上关穴之异名。

角，并由此环曲下行，绕颊部，而到达眼眶的下方。又一支脉，从耳后进入耳中，复出耳前，过足少阳经客主人穴的前方，与前一条支脉交会于颊部，由此再上行至外眼角，而与足少阳胆经相接。

由于外邪侵犯本经所发生的病变，表现为耳聋、喉咙肿、喉痹。手少阳三焦经上的腧穴主治气所发生的疾病，其症状是自汗出，外眼角疼痛，面颊疼痛，耳后、肩部、上臂、肘部、前臂等部位的外缘处都发生疼痛，无名指不能活动。这些病证，属实的就用泻法，属虚的就用补法；属热的就用速刺法，属寒的就用留针法；脉虚陷的就用灸法，不实

不虚的从本经取治。属于本经经气亢盛的，其人迎脉的脉象要比寸口脉的脉象大一倍；而属于本经经气虚弱的，其人迎脉的脉象反而会比寸口脉的脉象小。

足少阳胆经的循行路线、病变与治疗

胆的经脉叫"足少阳经"，起于外眼角，上行到额角，再折向下转至耳后，沿着颈部，行于手少阳经的前面，到达肩上，再交叉行至手少阳经的后面，入于缺盆。它的一条支脉，从耳后进入耳中，再出行至耳的前方，到达外眼角的后方。又一支脉，从外眼角处分出，下走大迎穴，会合手少阳经至眼眶下方，再下行经颊车，于颈部与本经前入缺盆之脉相合，然后向下进入胸中，穿过膈，与本经互为表里的肝脏相联络，联属于胆腑，再沿胁内下行，经小腹两侧的气街，绕阴毛处，横行进入环跳穴。其直行的经脉，从缺盆部下行至腋部，再沿着胸部经过季胁，与前一支脉会合于环跳穴所在的部位，再向下沿着大腿的外侧到达膝外侧后，下行经腓骨前方，直至外踝上方之腓骨末端的凹陷处，再向下出于外踝的前方，沿着足背进入足第四趾的外侧端。又一支脉，从足背分出，沿第一、第二跖骨之间，行至足大趾末端，又返回穿过爪甲，出爪甲后的三毛（大敦）与足厥阴经相接。

足少阳胆经之经气发生异常的变动，就会出现口苦、时常叹气、胸胁部作痛以致身体不能转动等症状。病重的面色灰暗无光泽，全身皮肤枯槁，足外侧发热，这叫作"阳厥"。足少阳胆经上的腧穴主治骨所发生的疾病，其症状是头痛，颔部疼痛，外眼角痛，缺盆肿痛，腋下肿胀，腋下或颈部病发瘰疬，自汗出而战栗怕冷，疟疾，胸、胁、肋、大腿、膝盖等部位的外侧直至小腿外侧、绝骨、外踝前等部位以及胆经经脉循行所经过的各个关节都发生疼痛，足第四趾不能活动。这些病证，属实的就用泻法，属虚的就用补法；属热的就用速刺法，属寒的就用留针法；脉虚陷的就用灸法，不实不虚的从本经取治。属于本经经气亢盛的，其人迎脉的脉象要比寸口脉的脉象大一倍；而属于本经经气虚弱的，其人迎脉的脉象反而会比寸口脉的脉象小。

足少阳胆经循行路线

胆足少阳之脉，起于目锐眦（1），上抵头角（2），下耳后（3），循颈（4），行手少阳之前，至肩上（5），却交出手少阳之后，入缺盆（6）；其支者，从耳后入耳中，出走耳前，至目锐眦后；其支者，别锐眦，下大迎（7），合于手少阳，抵于䪼（8），下加颊车（9），下颈（10），合缺盆，以下胸中，贯膈，络肝，属胆（11），循胁里，出气街，绕毛际（12），横入髀厌中（13）；其直者，从缺盆下腋（14），循胸，过季胁，下合髀厌中。以下循髀阳（15），出膝外廉

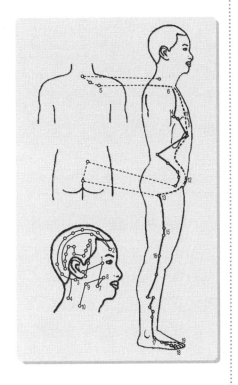

（16），下外辅骨之前，直下抵绝骨之端，下出外踝之前（17），循足跗上，入小指次指之间（18）；其支者，别跗上，入大指之间，循大指歧骨内，出其端，还贯爪甲，出三毛（19）。

名词解释
下加颊车：经脉向下经过颊车部位。
毛际：耻骨阴毛部。
髀阳：大腿外侧。
绝骨：腓骨下段低凹处。
大指歧骨：第1、2跖骨。

足厥阴肝经的循行路线、病变与治疗

肝的经脉叫"足厥阴经"，起于足大趾二节间三毛的边缘，沿足背上缘行至内踝前一寸，再至踝上八寸，交出于足太阴经的后面，上走腘内缘，沿大腿内侧入阴毛中，左右交叉，环绕阴器，向上抵小腹，挟行于胃的两旁，联属肝脏，络于与本经相表里的胆腑，向上穿过膈，散布于胁肋，再沿喉咙后面，绕到面部至喉咙的上窍，连目系，出额部，与督脉相会于头顶的百会。它的一条支脉，从眼球联络于脑的脉络处别行而出，向下行至颊部的里面，再环绕口唇的内侧。又一支脉，从肝别出穿膈，注于肺中，与手太阴经相接。

足厥阴肝经循行路线

足厥阴肝经的循行路线：起于大趾丛毛之际（1），上循足跗上廉（2），去内踝一寸（3），上踝八寸，交出太阴之后（4），上腘内廉（5），循股阴（6），入毛中（7），过阴器（8），抵小腹（9），挟胃，属肝，络胆（10），上贯膈（11），布胁肋（12），循喉咙之后（13），上入颃颡（14），连目系（15），上出额（16），与督脉会于巅（17）；其支者：从目系下颊里（18），环唇内（19）；其支者：复从肝（20），别贯膈（21），上注肺（22）。

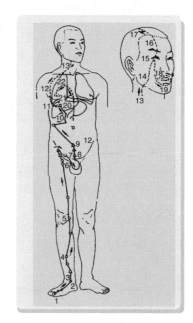

本经联系的脏腑：肝、胆、肺、胃、肾。

颃颡：同吭嗓，此指喉头和鼻咽部。喉咙则指下连气管部分。　　名词解释

足厥阴肝经之经气发生异常的变动，就会出现腰部作痛以致不能前后俯仰，男子患疝病，女子小腹肿胀。病情严重时，还会出现喉咙干燥、面部像蒙着灰尘一样暗无光泽等症状。本经所主的肝脏发生病证，出现胸中满闷、呕吐气逆、腹泻完谷不化、狐疝、遗尿或小便不通等症状。这些病证，属实的就用泻法，属虚的就用补法；属热的就用速刺法，属寒的就用留针法；脉虚陷的就用灸法，不实不虚的从本经取治。属于本经经气亢盛的，其寸口脉的脉象要比人迎脉的脉象大一倍；而属于本经经气虚弱的，其寸口脉的脉象反而会比人迎脉的脉象小。

经脉气绝时的表现

手太阴肺经的脉气衰竭，皮毛就会干枯。因为手太阴肺经能够营运气血而温润肌表的皮肤和毫毛，所以倘若肺经的经气不足，不能营运气血以濡养皮肤和毫毛，就会使皮毛干枯。而皮毛干枯就是津液耗损的表现，津液耗损就会伤害肌表。皮毛丧失了津液的润泽，就会出现爪甲枯槁、毫毛断折等现象。毫毛脱落，是肺经精气先衰竭的表现。这种病证，逢丙日就会加重，逢丁日人就会死亡。这是由于肺在五行中属金，丙、丁属火，而火能胜金。

手少阴心经之经气竭绝，就会使血脉不通。手少阴经是心脏的经脉，而心脏与血脉相配合。血脉不通，就会使血液不能流行，血流不畅，面色就失去润泽。倘若病人的面色暗黑，就好像烧焦的木炭一样，那就表明其营血已经先行衰败了。这种病证，逢壬日变得严重，逢癸日人就会死亡。这都是因为壬、癸属水，心属火，而水能克火。

足太阴脾经的脉气衰竭，经脉就不能输布水谷精微以营养肌肉。脾主肌肉，其华在唇，其脉连于舌本，散于舌下，因此由唇舌就能够观察出肌肉的状态，所以说唇舌为肌肉的根本。经脉不能输布营养，就会使肌肉松软；肌肉松软则舌体萎缩，人中部位肿满；人中部位肿满，就会使口唇外翻。口唇外翻，是肌肉先衰萎的征象。这种病证，逢甲日就会加重，逢乙日人就会死亡。这是由于脾在五行中属土，甲、乙属木，木能胜土。

足少阴肾经之经气竭绝，就会出现骨骼枯槁的病象。肾应于冬，肾脉称为"冬脉"，其脉伏行在深部而濡养骨髓。倘若骨髓得不到濡养而致骨骼枯槁，那么肌肉也就不能再附着于骨骼上了；骨肉不能亲合而分离，肌肉就软弱萎缩；肌肉软缩，就显得牙齿长，且牙齿上积满污垢，同时，还会出现头发失去光泽等现象。这种病证，逢戊日变得严重，逢己日人就会死亡。这都是因为戊、己属土，肾属水，而土能克水。

足厥阴肝经的脉气衰竭，就会使筋脉挛急，并牵引睾丸和舌。因为足厥阴肝经，是络属于肝脏的经脉，且肝脏外合于筋，所以足厥阴肝经与筋的活动有着密切的联系。如果肝脉不能营运精微以养筋，则筋脉拘急，筋脉拘急就牵引舌根与阴囊，出现口唇发青、舌体卷曲、阴囊上缩等症状，这是筋先衰竭的征象。这种病证，逢庚日就会加重，逢辛日人就会死亡。这是由于肝在五行中属木，庚、辛属金，而金能胜木。

五脏所主的五条阴经之经气都已衰竭，就会使眼球内连于脑的脉络扭转，目系转动则两目昏花，视物不清，出现了眼睛上翻的病象，则表明病人的神志已经先行败竭了。神志既丧，最多不超过一天半就会死亡。六腑所主的六条阳经之经气都已竭绝，就会使阴气和阳气相互分离；阴阳分离，就会使皮表不固，精气外泄，而流出大如串珠、凝滞不流的绝汗。所以，早晨出现危象，预计晚上可能死亡；夜间出现危象，预计次日清晨可能死亡。

经脉受邪的表现

手足阴阳十二经脉，大都是隐伏在里而循行于分肉之间的，其位置都较深而不能在体表显现。通常能察见到的，只是足太阴脾经在经过足内踝之上的部位，这是由于该处皮薄、无所隐蔽。其他各脉浮于表浅而能显现的，都是络脉。在手之阴阳六经的络脉之中，最明显突出而易于诊察的就是手阳明大肠经和手少阳三焦经这两条经脉的大络，它们分别起于手部五指之间，由此再向上会合于肘窝之中。饮酒后，酒随卫气外达皮肤，先充于络脉，使络脉满盛。此后，倘若在外的卫气已经充溢有余，就会使在内的营气也随之满盛，进而就会使经脉中的血气也大大地充盛起来。任何经脉突然发生异常搏动，都是由邪气留在脏腑经脉所致。此时的邪气不能走窜，就会郁而发热，从而使脉形变得坚实。如果络脉的脉形不显坚实，那就说明邪气已经深陷于经脉，并使络脉之气空虚衰竭了。凡是被邪气所侵袭的经脉，都会出现与其他正常经脉不同的表现，由此我们也就可以测知是哪一条经脉受到邪气侵袭而发生了异常的变动。

喝酒暖身不可取

　　许多人在冬天有喝酒暖身的习惯。从实际效果来看，喝酒确实能迅速使身体暖和起来，但是，喝酒后腠理开泄，反而会增加身体的散热，导致风邪乘虚而入。

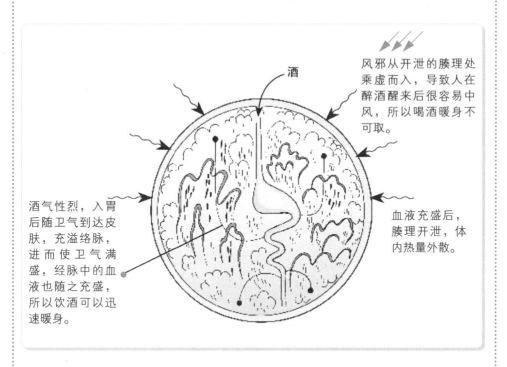

酒

风邪从开泄的腠理处乘虚而入，导致人在醉酒醒来后很容易中风，所以喝酒暖身不可取。

酒气性烈，入胃后随卫气到达皮肤，充溢络脉，进而使卫气满盛，经脉中的血液也随之充盛，所以饮酒可以迅速暖身。

血液充盛后，腠理开泄，体内热量外散。

　　频繁饮酒容易造成酒精性脂肪肝，如果老年人饮酒，还可发生心脑血管疾病，所以饮酒暖身的方法并不可取。

经脉和络脉病变的判断

雷公问：怎么知道经脉与络脉二者病变的不同呢？黄帝说：经脉隐伏在内，即使其发生了病变，在体表常常也是看不到的，其虚实的变化情况只能从寸口部位的脉象变化来测知。凡是显露在外可见到的脉，都是络脉。

雷公说：我还是不能明白这其中的道理。黄帝说：所有的络脉都不能经过大的骨节之间，只在经脉所不到之处出入联络，再结合到皮肤的浮络，会合后都显现在外面。因此，凡是针刺络脉的病变，都必须刺中其有瘀血积聚的地方，才能取得良好的疗效。若血聚甚多，即使无瘀结之络，也应急刺络脉，放出恶血，以泻其邪。如果把恶血留在体内，就会导致血络凝滞、闭塞不通的痹病。

观察鱼际的络脉，判断身体病变

人体有经脉、络脉和孙脉，浮于体表肉眼可见的为络脉。通过观察手掌鱼际部络脉的颜色变化，可以了解自己身体的健康状况。

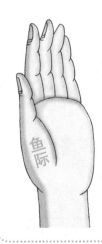

络脉颜色	所主病证
青	寒邪凝滞产生疼痛
赤	有热象
突然呈现出黑色	留滞已久的痹病
兼有赤、黑、青三色	寒热错杂的病证
颜色发青且脉络短小的	元气衰少的征象

一般诊察络脉颜色变化来判断疾病：络脉色青的，是寒邪凝滞而产生疼痛；络脉色赤的，是有热象。例如，胃中有寒的病人，其手鱼

际部的络脉大多会呈现出青色；胃中有热，手鱼际部边缘的络脉多见赤色。络脉所在部位突然呈现出黑色的，那就说明它是留滞已久的痹病。络脉如兼有赤、黑、青三色，是寒热错杂的病证；颜色发青且脉络短小的，那是元气衰少的征象。凡是针刺治疗寒热病证，都应多刺表浅的血络，必须隔日针一次，将恶血泻尽为止，然后根据病情虚实进行调治。络脉色青且脉形短小的，是属于元气衰少的病证。对这种病人如用泻法，会引起昏闷烦乱，甚至突然跌倒，不省人事，不能言语。在昏闷烦乱发生时，应立即扶病人坐起，施行急救。

十五络脉

手太阴心经的别出络脉，名叫"列缺"。它起始于手腕上部的分肉之间，由此而与手太阴肺经的正经并行，直入于手掌内侧，并散布于鱼际的部位。此络脉发病，邪气盛的则腕后高骨及手掌发热；而属于虚证的，就会出现张口哈欠、小便失禁或频数等症状。治疗时，取腕后一寸半的列缺穴，本络由此别出，联络手阳明经。

手少阴心经别出的络脉，名叫"通里"。它起于腕后内侧一寸处，本络由此别出，循本经上行，入于心中，再上行联系舌根，属于目系。倘若它发生病变，属于实证的，就会出现胸膈间支撑不舒的症状；而属于虚证的，就会出现不能言语的症状。治疗时，取掌后一寸处的通里穴，本络由此别出，联络手太阳经。

手厥阴心包络经别出的络脉，名叫"内关"。它起于掌后腕上二寸处，出两筋间，本络由此别走于手少阳经，并循本经上行，系于心包，联络于心系。倘若它发生病变，属于实证的，就会出现心痛的症状；正气虚的则心中烦乱。治疗时，取腕上内侧二寸处两筋间的内关穴。

手太阳小肠经别出的络脉，名叫"支正"。它起于腕上外侧五寸，向内注于手少阴心经，其别出向上过肘，联络于肩髃穴。倘若它发生病变，属于实证的，就会出现骨节弛缓，肘关节萎废而不能活动等症状；正气虚的则气血不行，皮肤上生赘肉，所生赘肉之多如指间痂疥一样。对于以上这些病证，都可以取手太阳小肠经的络脉从其本经所别出之处的络穴——支正穴来进行治疗。

手阳明经的别出络脉，名叫"偏历"。它在手掌后方距离腕关节三寸的部位从本经分出，由此而别行并进入手太阴肺经的经脉。另一别行的支脉，由偏历穴处发出，沿臂上行至肩髃部，再上行到达曲颊，斜行到牙根部。另一别出的络脉，上入耳中，合于该部的主脉。倘若它发生病变，属于实证的，就会出现龋齿、耳聋等症状；正气虚的则齿冷，膈间闭塞不畅。对于以上这些病证，都可以取手阳明大肠经的络脉从其本经所别出之处的络穴——偏历穴来进行治疗。

手少阳经的别出络脉，名叫"外关"。它在手掌后方距离腕关节两寸的部位从本经分出，由此而向外绕行于臂部，然后再向上走行，注于胸中，而与手厥阴心包络经相会合。此络脉发病，邪气盛的则肘关节拘挛；而属于虚证的，就会出现肘关节弛缓不收的症状。治疗时，取本经别出的络穴外关穴。

足太阳经的别出络脉，名叫"飞阳"。它在足之上方距离外踝七寸的部位从本经分出，由此而别行并走入足少阴肾经的经脉。此络脉发病，邪气盛的则出现鼻塞不通，头背部疼痛；而属于虚证的，就会出现鼻塞或鼻出血。治疗时，取本经别出的络穴飞阳穴。

足少阳经的别出络脉，名叫"光明"。它在足之上方距离外踝五寸的部位从本经分出，由此而别行并走入足厥阴肝经的经脉，然后再向下走行，而联络于足背部。此络脉发病，邪气盛的则四肢厥冷；而属于虚证的，就会出现下肢痿软无力以致难以步行，以及坐下后就不能再起立等症状。治疗时，取本经别出的络穴光明穴。

足阳明经的别出络脉，名叫"丰隆"。它在足之上方距离外踝八寸的部位从本经分出，由此而别行，并走入足太阴脾经的经脉。其别出而上行的，沿着胫骨的外侧，络于头项，与该处其他诸经经气会合，向下绕络于咽喉。如果它的脉气向上逆行，就会导致咽喉肿闭、突然失音而不能言语等症状。邪气盛的则神志失常而发癫狂；而属于虚证的，就会出现两足弛缓不收、小腿部肌肉萎缩等症状。治疗时，取本经别出的络穴丰隆穴。

　　足太阴经的别出络脉，名叫"公孙"。它在足大趾本节后方一寸远的地方从本经分出，由此而别行，并走入足阳明胃经的经脉。其别出而上行的，入腹络于肠胃。如果它的脉气厥逆上行，就会发生霍乱。邪气盛的则肠中剧烈疼痛；正气虚的则腹胀如鼓。对于以上这些病证，都可以取足太阴脾经的络脉从其本经所别出之处的络穴——公孙穴来进行治疗。

　　足少阴经的别出络脉，名叫"大钟"。它从足内踝的后方别行分出，由此再环绕足跟至足的外侧，而走入足太阳膀胱经的经脉。其别出而行的络脉与本经向上的经脉相并，走入心包络，然后向下贯穿腰脊。如果它的经脉发生病变，属于实证的，就会出现二便不通的症状；正气虚的则腰痛。对于以上这些病证，都可以取足少阴肾经的络脉从其本经所别出之处的络穴——大钟穴来进行治疗。

　　足厥阴经的别出络脉，名叫"蠡沟"。它在足之上方距离内踝五寸的部位从本经分出，由此而别行，并走入足少阳胆经的经脉。其别出而上行的络脉，沿本经所循行路径达于睾丸，聚于阴经。如果它的经脉发生病变，属于实证的，就会导致阴茎容易勃起；正气虚的则阴部暴痒。对于以上这些病证，都可以取足厥阴肝经的络脉从其本经所别出之处的络穴——蠡沟穴来进行治疗。

　　任脉的别出络脉，名叫"尾翳"。它起始于胸骨下方的鸠尾处，由此再向下散于腹部。此络脉发病，邪气盛的则腹部皮肤痛；而属于虚证的，就会出现腹部皮肤瘙痒的症状。治疗时，取本经别出的络穴——尾翳穴来进行治疗。

　　督脉的别出络脉，名叫"长强"。它起始于尾骨尖下方的长强穴处，由此再挟着脊柱两旁的肌肉向上走行到项部，并散于头上，然后再向下走行到肩胛部的附近，此后就别行走向足太阳膀胱经，并深入体内，贯穿脊柱两旁的肌肉。此络脉发病，邪气盛的则脊柱强直，不能俯仰；而属于虚证的，就会出现头部沉重、摇动不定等症状。治疗时，取本经别出的络穴——长强穴来进行治疗。

　　脾脏的大络，名叫"大包"。它起始于渊腋穴下方三寸处，由此

络脉的功能

络脉是人体经络系统的重要组成部分，络脉由阴经走向阳经，由阳经走向阴经，使得表里两经脉得以沟通和联系。络脉通过对其他小络的统率，加强了人体前、后、侧面的统一联系。从络脉分出的孙络和浮络遍布全身，将经脉的气血输送到全身。

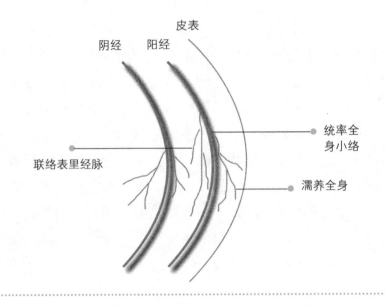

皮表

阴经　阳经

统率全身小络

联络表里经脉

濡养全身

再散布于胸胁。倘若它发生病变，属于实证的，就会出现全身各处都疼痛的症状；正气虚的则全身关节弛纵无力。此外，当它发生病变时，还会使大包穴附近出现网络状的血色斑纹。治疗时，如遇有瘀血凝滞的症状，都可取刺脾脏的大络从本经别出的络穴——大包穴来进行治疗。

以上所说的十五条络脉，它们在发病时，凡是属于脉气壅盛所致之实证的，其脉络都必然会变得明显突出而容易看到；凡是属于脉气虚弱所致之虚证的，其脉络都必然会变得空虚下陷而不易被看到。如果在皮表看不见，可在络脉的上下寻求。人的形体有高矮胖瘦的区别，因而其经脉就会有长短的不同，故其络脉所别行的部位也就多少会有一些差异，所以医者在诊察病情时，都应当灵活变通。

人体经络系统

经络系统	经脉	十二经脉	手三阴经	手太阴肺经、手厥阴心包经、手少阴心经
			手三阳经	手阳明大肠经、手少阳三焦经、手太阳小肠经
			足三阴经	足太阴脾经、足厥阴肝经、足少阴肾经
			足三阳经	足阳明胃经、足少阳胆经、足太阳膀胱经
		奇经八脉		任脉、督脉、冲脉、带脉、阴跷脉、阳跷脉、阴维脉、阳维脉
		十二经别		从十二经脉分出，分布于胸腹和头部，沟通表里两经并加强与脏腑联系的经脉
		十二经筋		十二经脉的气血在所循行的肌肉筋腱部分的会合
		十二皮部		十二经脉在体表皮肤的分区
	络脉	十五络脉		列缺、通里、内关、支正、偏历、外关、尾翳、长强、大包、飞阳、光明、丰隆、公孙、大钟、蠡沟
		孙络		
		浮络		

营卫生会

营卫之气在人体内的循行与相会，是影响人睡眠质量的根本原因。本篇主要论述了营卫之气的产生、营卫之气在人体内的循行运转与会合，介绍了三焦之气的发出部位和三焦的作用，分析了血气属于同一种物质的原因，以及治病时需要注意之处。

黄帝问岐伯说：人的精气是从什么地方得到的？阴阳是怎样交会的？什么气是营气？什么气是卫气？营气又是从哪里生成的？卫气又是怎样与营气交会的？老年人和壮年人气的盛衰是不同的，营卫二气的运行部位也不相同，我想知道它们是怎样会合的。

▌营卫二气在人体内的运行与相会

岐伯回答说：人体的精气是由水谷产生的，水谷进入胃中，经过脾的消化吸收，化生为水谷精气并向上传至肺，再借肺气的输布功能传送到全身百脉，从而五脏六腑都可接受水谷精气。其水谷精气中，轻清而富于营养作用的是营气，重浊而剽悍的是卫气。营气在经脉之中循行，卫气则在经脉之外运行，营卫二气没有休止地在全身循行运转，一昼夜在人体内各运行五十周次，然后会合一次。由此，阴经阳经互相贯通，交替循环运转，没有终止。卫气在夜间循行于内脏二十五周次，在白天循行于阳经也是二十五周次，以此划分出昼夜。因而气循行到阳经时，人便醒来开始活动；夜间气循行于内脏时，人体就进入睡眠状态。所以，白天的时候，卫气都从内脏运转到了阳经；到了中午，阳经的卫气最盛，称为"重阳"；夜晚时，卫气都从阳经转运到了内脏；夜半时内脏的卫气最盛，而称为"重阴"。营气循行于脉中，起于手太阴经又

营卫气血的循行对人睡眠质量的影响

营卫二气在体内不断循环，白天循行于阳经，夜晚循行于阴经，人才能正常作息。如果营卫二气失常，人的睡眠就会受到影响。

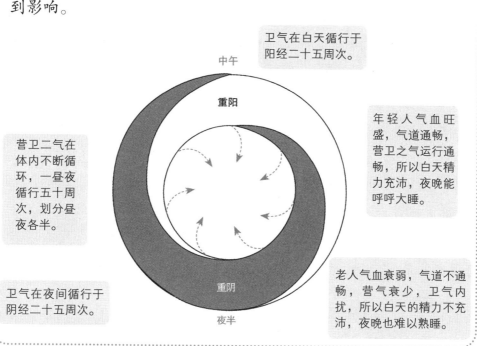

卫气在白天循行于阳经二十五周次。

年轻人气血旺盛，气道通畅，营卫之气运行通畅，所以白天精力充沛，夜晚能呼呼大睡。

营卫二气在体内不断循环，一昼夜循行五十周次，划分昼夜各半。

卫气在夜间循行于阴经二十五周次。

老人气血衰弱，气道不通畅，营气衰少，卫气内扰，所以白天的精力不充沛，夜晚也难以熟睡。

终于手太阴肺经，因此说太阴主持营气的运行；卫气循行于脉外，起于足太阳经又终于足太阳经，所以说太阳主持卫气的运行。营气周流十二经，昼夜各二十五周次，卫气在白天循行于阳经，在夜间循行于阴经，也是各二十五周次，营卫二气各循行五十周次，划分昼夜各为一半。夜半阴气最盛为"阴陇"，夜半过后则阴气渐渐衰退，等到黎明的时候阴气已衰尽，而阳气渐盛。中午阳气最盛为"阳陇"，夕阳西下之时则阳气渐渐衰退，到黄昏的时候阳气已衰尽，而阴气渐盛。半夜的时候，营气和卫气都在阴分运行，是二者相互会合的时候，这时人们都已经入睡了，营卫二气在半夜会合，称为"合阴"。到第二天黎明的时候，阴气衰尽，而阳气开始运行。营卫二气就是这样循环不息，如同天地日月运转一样有规律。

黄帝说：老人在夜里不能熟睡是什么原因？年轻人白天精力充沛，夜晚熟睡难醒，又是什么原因？岐伯回答说：年轻力壮的人气血旺盛，肌肉滑利，气道通畅，营气和卫气就能很正常地运行，因此在白天能精力充沛、精神饱满，夜里就熟睡难醒。而老年人的气血已经衰弱，肌肉萎缩，其气道也就艰涩难通，五脏便不能相互沟通和协调，营气衰少，卫气内扰，营卫失调，不能以正常规律运行，因此使得白天的精力不充沛，夜里又难以熟睡。

古文欣赏

黄帝问于岐伯曰：人焉受气？阴阳焉会？何气为营？何气为卫？营安从生？卫于焉会？老壮不同气，阴阳异位，愿闻其会。

岐伯答曰：人受气于谷。谷入于胃，以传于肺，五脏六腑，皆以受气。其清者为营，浊者为卫。营在脉中，卫在脉外。营周不休，五十而复大会。阴阳相贯，如环无端。卫气行于阴二十五度，行于阳二十五度，分为昼夜。故气至阳而起，至阴而止。故曰：日中而阳陇为重阳，夜半而阴陇为重阴。故太阴主内，太阳主外。各行二十五度，分为昼夜。夜半为阴陇，夜半后而为阴衰，平旦阴尽，而阳受气矣。日中为阳陇，日西而阳衰。日入阳尽，而阴受气矣。夜半而大会，万民皆卧，命曰合阴。平旦阴尽而阳受气。如是无已，与天地同纪。

黄帝曰：老人之不夜瞑者，何气使然？少壮之人不昼瞑者，何气使然？岐伯答曰：壮者之气血盛，其肌肉滑，气道通，营卫之行，不失其常，故昼精而夜瞑。老者之气血衰，其肌肉枯，气道涩，五脏之气相搏，其营气衰少而卫气内伐，故昼不精，夜不瞑。

▌三焦之气发出的部位

黄帝说：我想知道营气和卫气都是从什么地方发出的。岐伯回答说：营气是从中焦发出的，卫气是从上焦发出的。

黄帝说：我想再听您说说三焦从何而起，又是如何运行的。岐伯回答说：上焦起于胃的上口，沿着食道穿过膈并布散于胸中，经过腋下，沿手太阴经向下运行到手，再回到手阳明经，向上到达舌头，又向下交于足阳明经，循足阳明经运行。上焦之气常与营气并行于阳二十五周次，并行于阴也是二十五周次，一个昼夜是一个循环，共五十周次，而后又回到手太阴经，即循行全身一周。

黄帝说：人食用很热的饮食，刚刚吃下，还没有转化为水谷精气（即认为尚未转化为营卫之气）之时，就已经出汗了，有的是面部出汗，有的是背部出汗，有的是半身出汗，都不是按照卫气通常循行的路线，这是怎么回事呢？岐伯说：这是由于在外受到了风邪的侵袭，腠理开泄，毛孔张大而汗液蒸腾，卫气流泄于体表，也就不能按照原来的路线循行了。因为卫气的性质为剽悍滑利，行走迅速，遇到开放的孔道就会从中流泄而出，这样一来就不能沿卫气本来循行的路线运行，这种情况就称为"漏泄"。

黄帝问：我想了解中焦之气是从什么部位发出的。岐伯回答说：也是出自胃的上口，在上焦之后，胃所受纳的水谷之气，经过排泄糟粕、蒸发津液，进而化生出精微的物质，向上传注于肺脉，同时将水谷化生的精微物质化为血液，以奉养全身，这种气是人体内最宝贵的物质，能够独自通行于经脉之中，我们称之为"营气"。

黄帝说：血和气，二者虽然名字不相同，但实际上是同一类物质，这又怎样来理解呢？岐伯回答说：营气和卫气都源自水谷精气，而血液也是水谷精气化生而成的，所以血与营卫之气，虽是不同名称，但来源于同一类物质。血液亏耗过度的人不能再使其发汗，因为脱汗则卫气亦伤；而脱汗伤卫气的人也不能再用放血疗法。如果既脱汗又失血则死，仅有脱汗或仅有失血则尚有生机。

黄帝说：想再听你谈谈下焦之气是从什么部位发出的。岐伯回答说：下焦分别清浊，将糟粕输送到回肠，然后将水液渗入到膀胱。所以，水谷同时进入胃里，经过胃的腐熟消化和小肠的分别清浊后，形成的糟粕部分便向下被输送到大肠，其中清的就是水液部分，渗入下焦的膀胱。

黄帝问：人喝的酒与谷物一起进入胃中以后，在谷物还没有被腐熟消化的时候，酒却先从小便排出了，这是怎么回事呢？岐伯回

汗液的生成

汗液由体内的营卫之气转化而来，腠理开泄时，营卫之气就以汗液的形式排出体外。

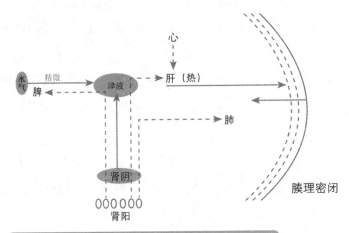

人体在没有汗液生成时，整个机体处于固摄状态

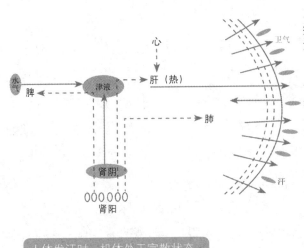

卫气性质剽悍，行走迅疾，遇到毛孔就会向外流泄。

食物在体内的运化或人体的运动会使人体产生较多的热量，平时紧闭的腠理就会开泄，毛孔张开，于是汗液蒸腾而出。

外界气温升高或体表感受风邪，也会使体表腠理开泄，卫气就不再按照原来的路线循行，而从开泄的毛孔处流泄出来，这被称为"漏泄"。

人体发汗时，机体处于宣散状态

答说：酒是由谷物发酵而酿成的液体，酒气剽悍清纯，即使它在谷物之后入胃，也会在食物消化之前被排出体外。

黄帝说：很对。我知道上焦的作用是宣化蒸腾，像雾露一样弥漫并灌溉全身；中焦的作用是腐熟运化水谷，像沤渍食物一样使之发生变化；下焦的作用是分别清浊，排泄糟粕，像沟渠排水一样。三焦的情况就是这样。

血、气的同一性

食物在胃里消化后被运化至全身，是机体活力的源泉。人体内的血、气都从此而来，它们实际都是同一种物质。

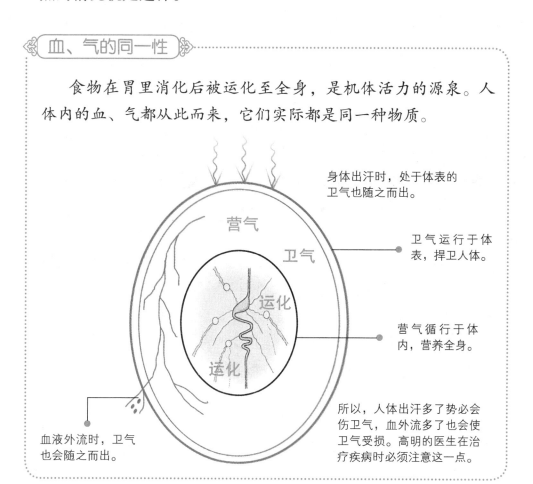

身体出汗时，处于体表的卫气也随之而出。

卫气运行于体表，捍卫人体。

营气循行于体内，营养全身。

血液外流时，卫气也会随之而出。

所以，人体出汗多了势必会伤卫气，血外流多了也会使卫气受损。高明的医生在治疗疾病时必须注意这一点。

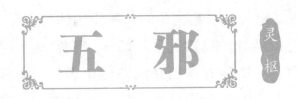

五 邪 灵枢

本篇主要论述病邪侵入五脏时病人的表现症状，并介绍了病邪在不同部位时治疗过程中的取穴、用针原则。

病邪在五脏的表现与治疗

病邪在肺，就会有皮肤疼痛、恶寒发热、气逆而喘、出汗的症状，并因剧烈咳嗽而引起肩背疼痛。治疗时应取胸部中部和外侧的腧穴，以及背部的第三胸椎旁的肺俞，针刺之前先用手快速地按压，患者有了舒适感以后再将针刺入，然后再取缺盆正中间的天突穴，用来驱散肺中的邪气。

病邪在肝，就会有两胁疼痛、中焦脾胃寒气偏盛的症状，且肝藏血，肝病会有瘀血停留积滞在体内，使得肝气不足以养筋，行走时就会出现小腿抽筋的现象，关节有时也会肿痛。治疗时应取足厥阴肝经的荥穴行间穴，用来引导郁结之气向下运行，便可缓解胁痛；补足三里穴用来温胃暖中，同时针刺本经的脉络以散除其中的瘀血，再刺双耳后的青络，以缓解牵引痛。

邪气在脾胃，就会有肌肉疼痛的症状。如果阳气有余，阴气不足，那么胃腑阳热的邪盛会使人感到胃中灼热，从而导致消化加快，容易饥饿；如果阳气不足，阴气有余，那么就会使人感到脾气虚寒，导致肠鸣腹痛；如果阴气和阳气都有余，就会导致邪气偏盛；如果阴气阳气都不足，就会导致正气不足，从而病发寒热。但不论是寒是热，都可以用针刺足阳明经的足三里穴的方法来进行调治。

邪气在肾，就会有骨痛、阴痹的症状。阴痹，就是身体疼痛的地方不固定，即使用手按压也不能确定疼痛的具体部位，会腹胀，腰痛，大便困难，肩、背、颈、项都出现屈伸不利的疼痛，而且经常感到眩晕。治疗时应取涌泉、昆仑两穴，如果伴有瘀血的现象就用针刺使其出血。

邪气在心，就会心痛，情绪悲伤，时常有眩晕甚至昏倒的症状。治疗时应根据其阴阳气血的有余和不足，来确定如何取本经的腧穴，用补虚泻实的方法进行调治。

古文欣赏

邪在肺，则病皮肤痛，寒热，上气喘，汗出，咳动肩背。取之膺中外腧，背三节五脏之傍。以手疾按之，快然，乃刺之；取之缺盆中，以越之。

邪在肝，则两胁中痛，寒中，恶血在内，行善掣节，时脚肿。取之行间，以引胁下；补三里，以温胃中；取血脉，以散恶血；取耳间青脉，以去其掣。

邪在脾胃，则病肌肉痛。阳气有余，阴气不足，则热中善饥；阳气不足，阴气有余，则寒中肠鸣腹痛；阴阳俱有余，若俱不足，则有寒有热。皆调于三里。

邪在肾，则病骨痛，阴痹。阴痹者，按之而不得，腹胀腰痛，大便难，肩背颈项痛，时眩。取之涌泉、昆仑，视有血者，尽取之。

邪在心，则病心痛，喜悲，时眩仆。视有余不足而调之其输也。

师 传

本篇是岐伯向黄帝介绍先师传下来的医学心得，包括治病时医生如何顺应病人的意志，如何使病人觉得舒适，如何配合治疗。另外，本篇还介绍了古代医书《本脏》中关于五脏六腑大小的推测方法。

▌ 医生和病人的关系

黄帝说：我听说先师还有许多心得并没有记载于竹简上，我想听听这些心得并牢牢记于心内，然后因病以用之，从大的方面讲可以用来治疗民众所生的疾病，从小的方面讲可以用来保养自己的身体，使百姓摆脱疾病之扰，上下亲善，造福后代，让子子孙孙不再为疾病担忧，并让这些宝贵经验世代流传，我可以听你讲讲吗？岐伯回答说：您考虑得真深远啊！无论治民与自治，治彼与治此，治小与治大，治国与治家，没有用违背固有规律的方法能治理好的，只有顺应客观规律才能行得通。所谓"顺"，并非仅指医学上阴阳、经脉、气血的和顺，还指对待百姓要顺应他们的意志。

黄帝问：怎样做才算是顺应他们的意志呢？岐伯回答说：到达一个国家先要了解当地的风俗习惯，进入一个家庭先要清楚他家的忌讳，登堂时要知道人家的礼节。医生采取治疗方法时也要询问病人怎样才觉得适宜。

黄帝问：怎样做才能使病人觉得适宜呢？岐伯回答说：由体内热聚而导致多食易饥的消渴病人，适宜采用属寒凉的治法；对于体内有寒的病人，适宜采用属温热的治法。胃内有热则食物容易消化，使人常感饥饿且胃中空虚难耐。肚脐以上的皮肤发热，是肠中有热，会排出像黄

王清任《医林改错》之 "亲见改正脏腑图"

王清任（1768—1831），清代医学家，字勋臣，河北玉田人。他认为 "业医诊病，当先明脏腑"。为此，他冲破封建礼教的束缚与非难，亲至坟冢间观察小儿残尸，并至刑场检视尸体脏器结构。他所著的《医林改错》，纠正了古代医书记载脏器结构及功能之错误。他诊治疾病重视气血，擅长活血化瘀。

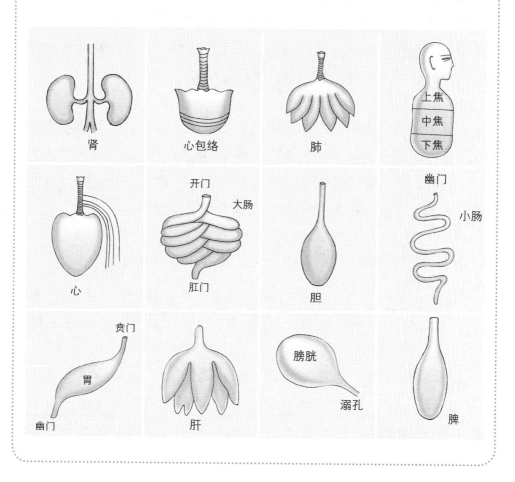

色稀粥一样的粪便。肚脐以下的皮肤觉寒，是肠中有寒，会肠鸣易泻。胃中有寒且肠中有热，就会出现腹部胀满且泄泻的症状。胃中有热且肠中有寒，则会出现易饿而又有小腹胀痛的症状。

黄帝说：胃有热想吃寒食，肠有寒想吃热食，两者发生冲突，怎样做才能满足病人的需要呢？尤其那些王公大人及食肉之人，大多性情骄纵，恣意孤行，瞧不起别人且不听劝阻，如果规劝他们遵守医嘱则违背其意愿，若顺着他们的意愿就会使病情加重。在这种情况下，又该怎样使他们觉得适宜呢？治疗时又应先从哪里入手呢？岐伯回答说：人之本能没有不害怕死、不喜欢快乐地活着的，告诉他们哪些对身体有害、哪些对身体有益，并指导他们如何做，不这样做将会有什么样的痛苦，那么即使是不通情理的人也会听从劝告，哪里会有不听劝告的呢？

黄帝问：那么怎样治疗呢？岐伯回答说：治疗发生在春夏季节的病变，应先治疗其外在的标病，然后治疗内在的本病；治疗发生在秋冬季节的病变，应先治疗内在的本病，然后治疗外在的标病。

黄帝说：对于那些意愿与病情治疗需要相矛盾的又如何使病人觉得适宜呢？岐伯回答说：要使这样的病人觉得适宜，必须在穿衣方面，使其感觉寒温适中，天冷加衣不要使他冻得发抖，天热去衣不要让他出汗；饮食方面，不要让他吃过冷或过热的食物。这样寒温适中，真气就能内守，邪气也就无法进一步侵害人体了。

古文欣赏

黄帝曰：余闻先师，有所心藏，弗著于方。余愿闻而藏之，则而行之。上以治民，下以治身，使百姓无病。上下和亲，德泽下流。子孙无忧，传于后世。无有终时，可得闻乎？岐伯曰：远乎哉问也！夫治民与自治，治彼与治此，治小与治大，治国与治家，未有逆而能治之也，夫惟顺而已矣。顺者，非独阴阳脉论气之逆顺也，百姓人民皆欲顺其志也。黄帝曰：顺之奈何？岐伯曰：入国问俗，入家问讳，上堂问礼，临病人问所便。

黄帝曰：便病人奈何？岐伯曰：夫中热消瘅则便寒，寒中之属则便热。胃中热则消谷，令人悬心善饥。脐以上皮热，肠中热，则出黄如糜。脐以下皮寒，肠中寒，则肠鸣飧泄。胃中寒，肠中热，则胀而且泄。胃中热，肠中寒，则疾饥，小腹痛胀。

黄帝曰：胃欲寒饮，肠欲热饮，两者相逆，便之奈何？且夫王公大人血食之君，骄恣纵欲，轻人，而无能禁之，禁之则逆其志，顺之则加其病，便之奈何？治之何先？岐伯曰：人之情，莫不恶死而乐生。告之以其败，语之以其善，导之以其所便，开之以其所苦。虽有无道之人，恶有不听者乎。

黄帝曰：治之奈何？岐伯曰：春夏先治其标，后治其本；秋冬先治其本，后治其标。

黄帝曰：便其相逆者奈何？岐伯曰：便此者，食饮衣服，亦欲适寒温，寒无凄怆，暑无出汗。食饮者，热无灼灼，寒无沧沧，寒温中适。故气将持。乃不致邪僻也。

▌脏腑大小的推测

黄帝说：《本脏》篇指出，根据人体的形体、四肢、骨节、肌肉等情况，可以推测五脏六腑的大小。但对于王公大人及临朝即位的君主，如果他们想知道自己的身体状况，问到这个问题，有谁敢在他们的身上随便抚摸，然后再回答呢？岐伯回答说：形体、四肢、骨节等皆覆盖在五脏六腑的外面，观察它们可以知道内脏的情况，但不像观察面色那样简单。

黄帝说：观察面色以知五脏精气之虚实的方法，我已懂得了，但以观察形体、四肢、骨节等来推知内脏的情况，是怎样的呢？岐伯回答说：五脏六腑之器官，肺所处的部位最高而称为"盖"，根据肩骨的高突及咽喉的下陷情况可测知。

黄帝说：讲得好。岐伯继续说：五脏六腑之心为身体的主宰，以缺盆作为血脉运行的道路，观察缺盆两旁肩端骨距离的远近，再结合胸骨剑突的长短，就可以测知心脏的大小。

黄帝说：很好。岐伯接着说：肝在五脏六腑中为将军之官，开窍于目，要从外面推测肝的坚实情况，可依据眼睛的大小来判断。

黄帝说：有道理。岐伯又说：脾脏，主管运化谷气，使之周行于全身，在饮食时观察其唇舌口味如何，可以预测脾脏的吉凶。

黄帝说：对。岐伯说：肾脏气通于耳而主外，能听到远处的声音，所以根据人耳听力的强与弱可测候肾脏的实与虚。

黄帝说：讲得好。我还想听你讲一下关于测候六腑的方法。岐伯说：六腑之中，胃内水谷最盛，凡颊部肌肉丰满、颈部粗壮、胸部宽阔之人，其容纳五谷就多。依据鼻窍隧道的长短，可以测候大肠的情况。依据唇的厚度和人中沟的长短，可以测候小肠的情况。下眼袋肥大，可测知其胆刚强。鼻孔外翻的，可知其膀胱不固而小便漏泄。鼻柱中央隆起的，可知其三焦是固密的。这就是用来测候六腑的方法。人体之外在的形体与面部的上中下三部均匀称的，其内脏一定良好。

气、血、津、液的阴阳关系

气、血、津、液因其不同的形态和性质，在人体内所处的表里位置不同，作用也不同，阴阳性质也不一样。图中所示即为气、津、液、血的表里和阴阳关系。

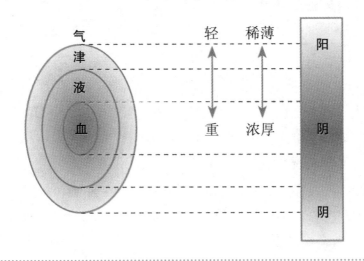

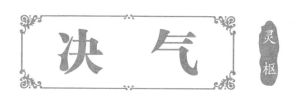

决 气

灵枢

本篇主要介绍了精、气、津、液、血、脉六气各自的形态和作用，讲述了六气充余和不足时人体所表现出的症状。

六气

黄帝说：我听说人身有精、气、津、液、血、脉，原以为这是一气，可现在分为六种，各有不同的名称，是什么道理呢？岐伯说：男女同房而产生新的形体，在新的形体产生之前便具有的物质叫作"精"。黄帝问：什么叫作"气"？岐伯说：上焦将饮食化生的谷气布散到全身，滋体润肤，充养周身，生养毛发，像雾露灌溉万物一样，这就叫作"气"。黄帝问：什么叫作"津"？岐伯说：肌腠疏泄，流出大量的汗液，这汗液就叫作"津"。黄帝问：什么叫作"液"？岐伯说：水谷入胃后，全身精气饱满，渗润到骨髓，使骨节屈伸自如；渗润于脑，滋补脑髓；渗润至肌肤，则皮肤滑润而有光泽，这就叫作"液"。黄帝问：什么叫作"血"？岐伯说：中焦脾胃吸收水谷精气，再经变化而成红色的液体，这叫作"血"。黄帝问：什么叫作"脉"？岐伯说：约束营血的运行，使其不向外流溢，这就叫作"脉"。

古文欣赏

黄帝曰：余闻人有精、气、津、液、血、脉，余意以为一气耳，乃辨为六名，余不知其所以然。岐伯曰：两神相搏，合而成形，常先身生，是谓精。黄帝曰：何谓气？岐伯曰：上焦开发，宣五谷味，熏肤、充身、泽毛，若雾露之溉，是谓气。黄帝曰：何谓津？

岐伯曰：腠理发泄，汗出溱溱，是谓津。黄帝曰：何谓液？岐伯曰：谷入气满，淖泽注于骨，骨属屈伸。泄泽，补益脑髓，皮肤润泽，是谓液。黄帝曰：何谓血？岐伯曰：中焦受气取汁，变化而赤，是谓血。黄帝曰：何谓脉？岐伯曰：壅遏营气，令无所避，是谓脉。

▌ 六气充余或不足的表现

黄帝问：六气在人体中，充余或不足的表现各是什么？精气的多少，脑髓的虚实，血脉的清浊，怎样才能知道呢？岐伯说：精虚的，会出现耳聋。气虚的，会使人视物不清。津虚的，则腠理开，汗液大泄。液虚的，则骨节屈伸不自如，面色无光，脑髓消减，小腿发软，耳朵经常有鸣响。血虚的，则面色苍白，枯槁无华。脉虚的，其脉象空虚。这是六气不足的主要表现。

黄帝问：六气在人体中有没有主次之分呢？岐伯说：精、气、津、液、血、脉在人体中各有其所主的脏器。因此，其在人体中的重要性及是否正常，均与其所主的脏器有关。六气皆由五谷精微所化生，而五谷精微又化生于胃，因此胃为六气化生之源。

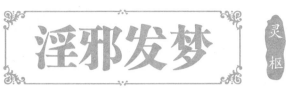

本篇主要讲述了根据病人梦境诊断疾病所在部位的方法；分析了邪气侵入人体后在体内的流动运行，使人睡卧不宁而多梦的原因是体内阴阳之气的失调；讲述了十二种气盛和十五种气不足时邪气侵犯脏腑不同部位而产生的各种梦境。

黄帝说：我想了解关于淫乱邪气在人体内扩散蔓延的情况是怎样的。岐伯说：邪从外侵入人体，有时没有固定的侵犯部位，而淫溢于内脏，与营气、卫气一起流动运行，没有固定的处所，致使魂魄不能安定，使人睡卧不宁而多梦。如果邪气侵犯六腑，就会使在外的阳气过盛而在内的阴气不足；如果邪气侵犯五脏，就会使在内的阴气过盛而在外的阳气不足。

黄帝问：人体阴气和阳气的过盛与不足，有什么具体的表现吗？岐伯说：如果阴气偏盛，就会梦见渡涉大水而感到恐惧不安；如果阳气偏盛，就会梦见大火而感到灼热难忍；如果阴气和阳气都亢盛，就会梦见相互之间杀戮。人体上部邪气偏盛，就会梦见身体向上飞腾；下部邪气偏盛，就会梦见身体向下坠堕。过度饥饿的时候，就会梦见向别人索取东西；过度饱食的时候，就会梦见给予别人东西。肝气偏盛，就会有发怒的梦境；肺气偏盛，就会有恐惧、哭泣的梦境；心气偏盛，就会有喜悦的梦境；脾气偏盛，就会有歌唱、娱乐或身体沉重难举的梦境；肾气偏盛，就会有腰脊分离而不相连接的梦境。以上所谈的这十二种气盛的病证，可根据梦境分别查出病邪所在，针刺相应部位时使用泻法，疾病很快就能痊愈。

由于正气虚弱而邪气侵入心脏，就会梦见山丘烟火弥漫；邪气侵

梦与阴阳

中医认为，人体阴阳之气的变化会在梦境中有所体现，通过分析梦境可以了解自己的身体状况。下图所示为身体的不同变化导致的不同梦境。

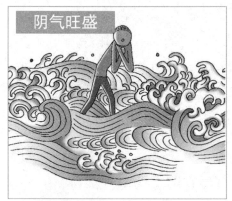

阴气旺盛

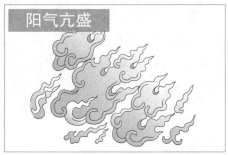

阳气亢盛

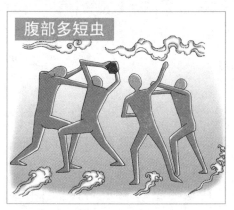

腹部多短虫

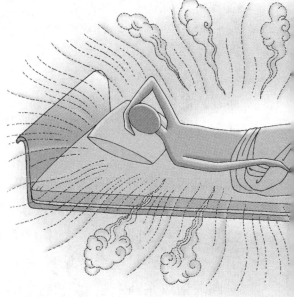

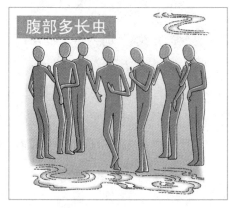

腹部多长虫

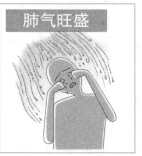

肺气旺盛

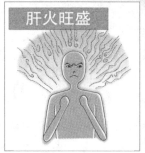

肝火旺盛

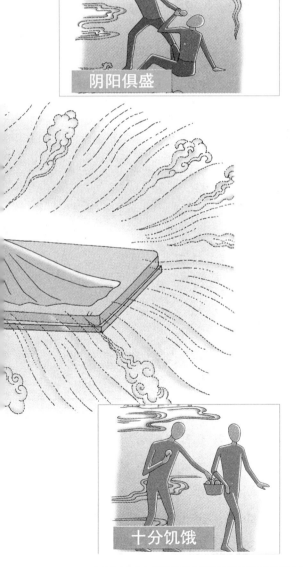

阴阳俱盛

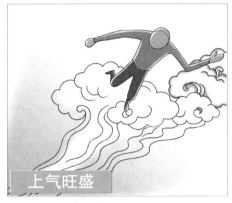

上气旺盛

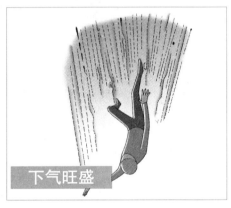

下气旺盛

十分饥饿

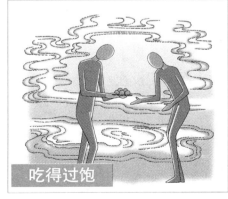

吃得过饱

邪气侵犯人体不同部位造成不同梦境

人体各脏腑器官的属性和特点不同，所以邪气入侵不同的部位时，人所见的梦境也不同。

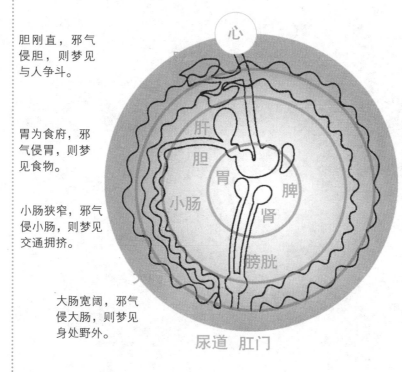

胆刚直，邪气侵胆，则梦见与人争斗。

胃为食府，邪气侵胃，则梦见食物。

小肠狭窄，邪气侵小肠，则梦见交通拥挤。

大肠宽阔，邪气侵大肠，则梦见身处野外。

心属火，邪气侵心，则梦见烟火。

肺属金，邪气侵肺，则梦见金属。

肝属木，邪气侵肝，则梦见树木。

脾属湿土，邪气侵脾，则梦见风雨湖泽。

肾属水，邪气侵肾，则梦见身浸水中。

膀胱藏津液，邪气侵膀胱，则梦见游荡。

入肺脏，就会梦见飞扬腾越，或看到金属类奇形怪状的东西；邪气侵入肝脏，就会梦见山林树木；邪气侵入脾脏，就会梦见连绵的丘陵和巨大的湖泽，以及风雨之中被毁坏的房屋；邪气侵入肾脏，就会梦见站在深渊的边沿或浸没在水中；邪气侵入膀胱，就会梦见到处游荡不定；邪气侵入胃中，就会梦见食物；邪气侵入大肠，就会梦见身在田间野外；邪气侵入小肠，就会梦见身在许多人聚集的交通要道；邪气侵入胆腑，就会梦见与人争斗、诉讼或自杀；邪气侵入阴器，就会梦见性交；邪气侵入项部，就会梦见斩首示众；邪气侵入足胫，就会梦见想走路却不能向前，或梦见被困在地窖、苑囿之中；邪气侵入大腿和上臂，就会梦见行礼跪拜；邪气侵入尿道直肠，就会梦见解小便和大便。以上所谈这十五种正气不足而邪气侵袭的情况，可根据梦境分别查出疾病所在的脏腑或部位，针刺相应部位时使用补法，疾病很快就能痊愈。

外 揣

灵枢

本篇主要从人与天地自然对应的角度来阐述九针的道理。用针如同治国，要注意事物之间的联系，善于从人的外在表现和变化揣测内脏病变。

黄帝说：我学习了九针九篇，并且亲身接受、领略了这种充满智慧的理论，比较深刻地理解了其中的含义。九针的理论丰富，从一到九，有一定的规律和次序，然而我还没有掌握它的要领和主要精神。九针的理论，精细得不能再精细了，广博得不能再广博了，深刻得不能再深刻了，高超得不能再高超了。它的理论玄妙无穷，我知道它与自然、社会和四时变化等都有关联，可是我想把这些多如毫毛的论述集中在一起，归纳综合成一个完整的系统的理论，你看可以吗？岐伯说：您对这个问题认识得很清楚了！并非只有九针的道理是这样的，治理一个国家也是如此。

黄帝说：我想听的是关于用针的道理，而不是治国的道理。岐伯说：治国也好，用针也罢，都必须有统一的原则和法度。没有统一的原则和法度，又怎么能使大的、小的、高深的、浅显的复杂事物归纳整理成一个完整的系统呢？

黄帝说：那就请你把有关的问题都讲给我听听吧！岐伯说：任何事物之间，都有着密切的联系，比如，日与月，水与镜，鼓与声响。日、月照着物体，马上就会有影子出现；水、镜都可以清楚地反映物体的形象；击鼓时就会立刻发出响声。这些都说明，任何事物的运动变化，都会有一定的表现与之相应，了解了这个道理，那么用针的理论也就掌握了。

内外相形

人的内脏发生病变，会在体表有所反映。所以，如果一个人的面色发生变化，必定是他的内脏出现了病变；同样，如果通过诊脉诊察到了一个人内脏有了疾病，他的形体必定也出现了异常，它们之间的关系就如同人的形体和影子相随。

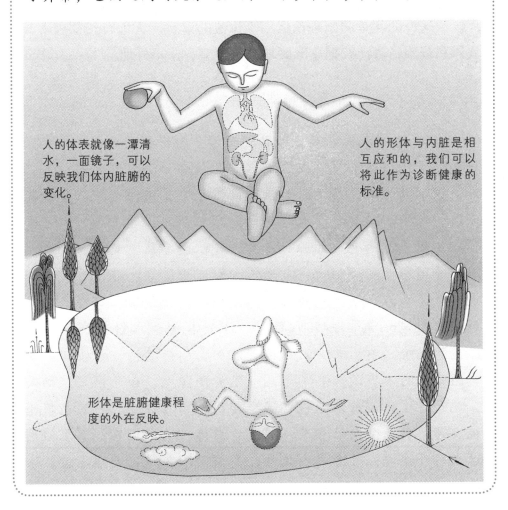

人的体表就像一潭清水，一面镜子，可以反映我们体内脏腑的变化。

人的形体与内脏是相互应和的，我们可以将此作为诊断健康的标准。

形体是脏腑健康程度的外在反映。

黄帝说：这真是个深奥难解的问题呀！上述的道理就像日月的光辉一样明显可见，无法遮蔽，这是因为它的理论没有离开阴阳这一天地间的规律。把临床的各种现象综合起来观察，用切诊来察验脉象的变化，用望诊来获知外部的病象，然后用阴阳来分析归纳，得出的结论就像清水明镜反映的物体形象一样真切。如果一个人的声音沉滞不响亮，面色晦暗不清明，就说明他的内脏发生了病变。这是人体阴阳内外相互影响的结果，内部病变能够反映到外部，这种情况就如同用槌击鼓，响声随之发出，也如同人的形体和影子相随而又相似一样。所以，掌握了反映于外的各种病象就可以测知内脏的疾病，察知内脏疾病就可以测知外部的症候。这说的就是阴阳理论运用于诊法的重点，天地自然都离不开这个规律和范围，请让我把它珍藏在灵兰之室，永不外泄。

古文欣赏

　　黄帝曰：余闻九针九篇，余亲受其词，颇得其意。夫九针者，始于一而终于九，然未得其要道也。夫九针者，小之则无内，大之则无外，深不可为下，高不可为盖。恍惚无穷，流溢无极。余知其合于天道、人事、四时之变也。然余愿杂之毫毛，浑束为一，可乎？岐伯曰：明乎哉问也！非独针道焉，夫治国亦然。黄帝曰：余愿闻针道，非国事也。岐伯曰：夫治国者，夫惟道焉。非道，何可小大深浅，杂合而为一乎？黄帝曰：愿卒闻之。岐伯曰：日与月焉，水与镜焉，鼓与响焉。夫日月之明，不失其影；水镜之察，不失其形；鼓响之应，不后其声。动摇则应和，尽得其情。黄帝曰：窘乎哉！昭昭之明不可蔽。其不可蔽，不失阴阳也。合而察之，切而验之，见而得之，若清水明镜之不失其形也。五音不彰，五色不明，五脏波荡，若是则内外相袭，若鼓之应桴，响之应声，影之似形。故远者司外揣内，近者司内揣外。是谓阴阳之极，天地之盖。请藏之灵兰之室，弗敢使泄也。

五　变（节选）

灵枢

本篇用类比的方式分析了不同的人在同时受邪又同时患病的情况下，表现却不同的原因，介绍了从外在形体诊察疾病的方法和时令对疾病的影响。

黄帝向少俞问道：我听说各种疾病刚开始发生时，都是由风雨寒暑等邪气引起的，邪气沿着汗毛侵入肌肤纹理，有的发生传变，有的停留在体内一定的部位，邪气滞留以后，可以发展成为各种疾病，有的形成以水肿、汗出为主症的风水病，有的成为消渴病，有的引起发冷发热类的疾病，有的导致长期不愈的痹病，有的发生积聚病。反常气候形成的病邪，浸淫满溢，多得无以计数，我想听听这其中的道理。另外，同时患病的人，有的生这种病，有的生那种病，出现这种情况的缘由是自然界对人体产生了各种不同性质的风邪吗？不然为什么会有这样的差异呢？

少俞说：自然界产生的风邪，不是专对某一个人的，它的活动是客观存在的，对谁都不偏不倚，侵犯了谁，谁就得病，能够躲避邪气的人，就不会发生危险。并不是它有意要侵犯哪个人，而是人自己未加预防而感受了它的缘故。

发病不同的原理

黄帝说：同时感受邪气又同时患病的，其产生的疾病各不相同，这是为什么呢？我想知道这其中的缘故。

少俞说：问得好啊！请让我以工人伐木为例，来说明这个问题。工匠磨快了刀斧，去砍削木材，树木本身的阴面和阳面，有坚硬和脆薄性质的差别。坚硬的不易被砍削，脆薄的松散易裂。如果砍在树木枝杈交节的地方，坚硬的就会使刀斧的刃崩损而出现缺口。同一棵树的不同部位也有坚硬、脆薄的区别，更何况不同的树木材料，其树皮的厚薄，内含水分的多少，也都不相同。树木中开花长叶较早的，遇到早春的大风和寒霜，就会花凋叶枯；树皮薄而木质松脆的，如果遇到烈日的暴晒或大旱，就会枝条垂落，水分因蒸发过多而树叶萎黄；树皮薄而汁液多的树木，如果长期阴雨连绵，树皮就会溃烂渗水；本质刚脆的树木，如果遇到狂风骤起，就会树叶脱落，枝条折断，树干受伤，如果遇到秋季的严霜和疾风，就会树根动摇，树叶零落。这五种情况说明，不同的树木，受外界气候的影响，损伤都会有这么大的区别，更何况是不同的人呢！

黄帝问：把人和上面所说的树木的情况相比，是怎样的呢？少俞回答说：树木的损伤，主要是损伤其树枝，如果树枝坚硬刚强，就未必会被伤害。人经常生病也就是因为他的骨节、皮肤、腠理等部位不够坚实，外邪容易侵入并且停留在这些地方，所以人经常会发病。

古文欣赏

黄帝问于少俞曰：余闻百疾之始期也，必生于风雨寒暑，循毫毛而入腠理。或复还，或留止，或为风肿汗出，或为消瘅，或为寒热，或为留痹，或为积聚。奇邪淫溢，不可胜数，愿闻其故。夫同时得病，或病此，或病彼，意者天之为人生风乎，何其异也？少俞曰：夫天之生风者，非以私百姓也。其行公平正直，犯者得之，避者得无殆，非求人而人自犯之。黄帝曰：一时遇风，同时得病，其病各异，愿闻其故。少俞曰：善乎哉问！请论以比匠人。匠人磨斧斤，砺刀削，斫材木。木之阴阳，尚有坚脆。坚者不入，脆者皮

少俞 人物介绍

上古时代传说的中医家，尤精针灸术。据传系俞跗之弟、黄帝之臣。传说他曾与黄帝论述医药，黄帝因与他及岐伯等多名臣子论述医药而著《内经》。

弛。至其交节，而缺斤斧焉。夫一木之中，坚脆不同。坚者则刚，脆者易伤。况其材木之不同，皮之厚薄，汁之多少，而各异耶。夫木之早花先生叶者，遇春霜烈风，则花落而叶萎。久曝大旱，则脆木薄皮者，枝条汁少而叶萎。久阴淫雨，则薄皮多汁者，皮溃而漉。卒风暴起，则刚脆之木，枝折杌伤。秋霜疾风，则刚脆之木，根摇而叶落。凡此五者，各有所伤，况于人乎。黄帝曰：以人应木奈何？少俞答曰：木之所伤也，皆伤其枝。枝之刚脆而坚，未成伤也。人之有常病也，亦因其骨节皮肤腠理之不坚固者，邪之所舍也，故常为病也。

本 脏

灵枢

本篇首先论述了人的血气精神、经脉、卫气、志意、五脏、六腑的主要生理功能，然后分别论述了五脏的大小、高低、坚脆、正斜对人健康的影响，以及如何从人的外在形体了解五脏的生理功能；阐述了脏腑与各组织之间的对应，以及如何从体表组织推测对应脏腑的情况。

　　黄帝问岐伯说：人的血、气、精、神，是用来奉养生命周全以维持正常生理功能活动的。经脉，可以通行人体气血而运输营养物质到人体的脏腑、组织，濡润筋骨，保持关节活动滑利。卫气，可以温养肌肉，充润皮肤，滋养腠理，掌管汗孔的正常开合。志意，可以统御精神，收摄魂魄，调适寒温和喜怒情志变化。所以，血气调和则经脉通行流利，全身各处都在血气循环往复的过程中得到充分的营养，从而筋骨强劲有力，关节滑利自如。卫气调和则肌肉舒缓滑利，皮肤调顺柔润，腠理致密。志意调和则精神集中，思维敏捷，魂魄安定，不会发生懊悔、愤怒的情绪变化，五脏就不会遭受到邪气的侵犯。寒温调和则六腑就能运化水谷，经脉运行通畅流利，肢体关节能够保持正常，就不会感受邪气而发生风病、痹病。这些就是人体正常的生理状态。五脏，是用来贮藏精、神、血、气、魂、魄的；六腑，是用来传化水谷之物而使津液运行的。五脏和六腑的功能，都由先天所赋，不论是愚笨的人或聪明的人，也不论是好人还是坏人，都不会不同。然而有的人却能享尽天寿之年，没有邪气侵犯所发生的疾病，年老不衰，即使遇到了风雨之邪，严寒酷暑，也不能伤害他的身体；有的人虽然足不出户，没有受到忧伤、惊恐情志的刺激，却免不了生病，这是为什么呢？我想知道这其中的道理。

岐伯回答说：您提的这个问题可真难啊！五脏的功能，与自然界相应，与阴阳相合，与四时相连通，与五季的五行变化相适应。五脏，有大小、高低、坚脆、正斜的区别；六腑也有大小、长短、厚薄、曲直、缓急的不同。这些情况，各有不同的地方，有的善、有的恶，有的吉、有的凶，请让我分别说明。

五脏大小、高低等对疾病的影响

心脏小的，则神气安定，外邪不能伤害它，但容易受到忧患等情志变化的伤害；心脏大的，则不易被内忧所伤，却容易被外邪所伤。心位偏高，则易使肺气壅满，郁闷、易忘事，难以用言语开导；心位偏低，则脏气涣散于外，容易被寒邪所伤，容易被言语恐吓。心脏坚实的，则功能活动正常，脏气安定固守致密；心脏脆弱的，则经常患消渴、热中之类的病证。心脏端正的，则脏气血脉和利，难以受到邪气的伤害；心脏偏倾不一的，则功能活动失常，神志不定，操守不坚，遇事没有主见。

肺脏小的，则少有饮邪停留，不易患喘息病；肺脏大的，则多有饮邪停留，经常患胸痹、喉痹和气逆等病证。肺位偏高的，则气易上逆而抬肩喘息、咳嗽；肺位偏低的，肺体靠近胃上口，则致肺的气血不通，所以经常胁下作痛。肺脏坚实的，则不易患咳嗽、气逆等病证；肺脏脆弱的，则易伤于热邪而患消渴病。肺脏端正的，则肺气和利宣通，不容易受到邪气的伤害；肺脏偏倾的，则易出现一侧胸痛。

肝脏小的，则脏气安定，没有胁下病痛；肝脏大的，则逼迫胃部与咽部，若压迫食道便会造成胸膈苦闷、胁下作痛。肝位偏高的，则向上支撑膈部，且胁部闷胀，成为息贲病；肝位偏低的，则逼迫胃脘，胁下空虚，容易遭受邪气。肝脏坚实的，则脏气安定，邪气难以伤害；肝脏脆弱的，则经常受伤而易患消渴疾病。肝脏端正的，则脏气调和通利，难受邪气的伤害；肝脏偏倾的，则常胁下疼痛。

脾脏小的，则脏气安定，不容易被邪气损伤；脾脏大的，则胁下空软处经常充塞而疼痛，不能快步行走。脾位偏高的，则胁下空软处牵连季胁疼痛；脾位偏低的，则向下加临于大肠，经常容易遭受邪气。脾脏坚实的，则脏气安定，难以受到伤害；脾脏脆弱的，则经常受伤而患消渴疾病。脾脏端正的，则脏气调和通利，不容易受到邪气的伤害；脾脏偏倾的，则易发生胀满病证。

肾脏小的，则脏气安定，不易被邪气所伤；肾脏大的，则经常患腰痛病，不可以前俯后仰，容易被邪气所伤。肾脏位置偏高的，则经常脊背疼痛，不可以前俯后仰；肾脏位置偏低的，则腰部尻部疼痛，同样不可以前俯后仰，且易形成狐疝疾病。肾脏坚实的，则不会发生腰背疼痛的疾患；肾脏脆弱的，则经常容易受伤害而患消渴病。肾脏端正的，则脏气调和通利，难以受到邪气的伤害；肾脏偏倾的，则经常腰部尻部疼痛。

从形体看五脏

黄帝问：怎样了解五脏的大小、坚脆等情况呢？

岐伯说：皮肤色红，纹理致密的人，心脏小；纹理粗糙的人，心脏大。胸骨剑突不明显的人，心位偏高；胸骨剑突短小而高突如鸡胸的人，心位偏低。胸骨剑突稍长的人，心脏坚实；胸骨剑突软小薄弱的人，心脏脆弱。胸骨剑突直向下方而没有突起的人，心位端正；胸骨剑突歪斜的人，心位偏倾不正。

皮肤色白，纹理致密的人，肺脏小；纹理粗糙的人，肺脏大。两肩高起，胸膺突出而咽喉下陷的人，肺位偏高；两腋之间窄紧，胸廓上部敛缩，胁部开张的人，肺位偏低。肩部发育匀称，背部肌肉厚实的人，肺脏坚实；肩背部瘦薄的人，肺脏脆弱。胸背肌肉厚实匀称的人，肺位端正；肋骨歪斜两侧疏密不匀称的人，肺位偏倾不正。

皮肤色青，纹理致密的人，肝脏小；纹理粗糙的人，肝脏大。胸部宽阔，肋骨突起的人，肝位偏高；肋骨内收的人，肝位偏低。胸胁发育匀称的人，肝脏坚实；肋骨柔软的人，肝脏脆弱。胸部腹部发育良好而匀称的人，肝脏端正；肋骨一侧突起的人，肝脏偏斜不一。

五脏对人性格与健康的影响

《内经》认为，人体五脏的大小、坚脆、高低等与人的性格有一定的关系。

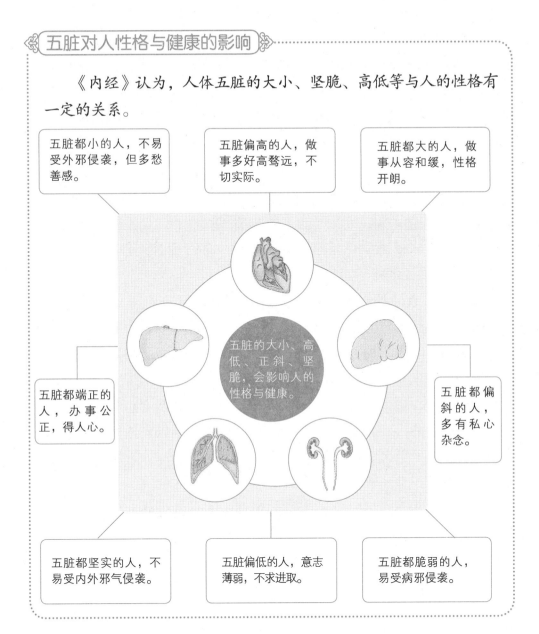

五脏都小的人，不易受外邪侵袭，但多愁善感。

五脏偏高的人，做事多好高骛远，不切实际。

五脏都大的人，做事从容和缓，性格开朗。

五脏都端正的人，办事公正，得人心。

五脏的大小、高低、正斜、坚脆，会影响人的性格与健康。

五脏都偏斜的人，多有私心杂念。

五脏都坚实的人，不易受内外邪气侵袭。

五脏偏低的人，意志薄弱，不求进取。

五脏都脆弱的人，易受病邪侵袭。

皮肤色黄，纹理致密的人，脾脏小；纹理粗糙的人，脾脏大。口唇翘起而外翻的人，脾位偏高；口唇低垂的人，脾位偏低。口唇坚实的人，脾脏坚实；口唇大而松弛不坚的人，脾脏脆弱。口唇发育完好而上下端正匀称的人，脾脏位置端正；口唇不正而一侧偏高的人，脾脏倾斜不正。

皮肤色黑，纹理致密的人，肾脏小；纹理粗糙的人，肾脏大。耳朵偏高的人，肾位偏高；耳朵向后方陷下的人，肾位偏低。耳朵坚挺厚实的人，肾脏坚实；耳朵瘦薄不坚实的人，肾脏脆弱。耳朵发育完好，端正匀称，前方位置贴近颊车穴的人，肾脏端正；耳朵高低不一的人，肾脏偏斜。以上各种情况，若能够注意调摄，就可保持正常的功能，人体就安然无恙，如果五脏受到损害就会产生各种疾病。

黄帝说：讲得好！然而这不是我所要问的问题。我想知道的是，有的人从来不生病，享尽了天寿之年，虽然有过忧愁、恐惧、惊吓等强烈的情志刺激，但没能够伤害到他，严寒酷热的外邪，也不能够伤害他；有的人足不出户，也没有惊恐等情志刺激，却免不了生病。这是为什么呢？

岐伯说：人体的五脏六腑，是邪气侵袭的地方，对于脏腑来说，心、肝、脾、肺、肾五脏属阴，主里；胆、胃、大肠、小肠、三焦、膀胱六腑属阳，主表，通过经络联系，构成心与小肠、肝与胆、脾与胃、肺与大肠、肾与膀胱的表里配合关系。让我讲一讲这其中的道理吧。五脏都小的人，很少受外邪侵袭而发生疾病，但经常心焦思虑，多愁善感；五脏都大的人，做事从容和缓，精神开阔，难以使他忧愁。五脏位置偏高的人，处事多好高骛远，空想自大，不切实际；五脏位置偏低的人，意志薄弱，甘居人下，不求进取。五脏都坚实的人，不易受内外邪气侵犯，所以不会发生疾病；五脏都脆弱的人，易受病邪侵袭，所以总是发生疾病。五脏位置都端正的人，性情和顺，为人公正，办事易得人心；五脏位置都偏斜的人，多有私心杂念，贪心好盗，不能与人和平相处，言语反复无常。

脏腑与各组织之间的对应

黄帝说：我想知道六腑与其他部位的相应关系。岐伯回答说：肺脏与大肠相合，大肠与皮毛相应；心脏与小肠相合，小肠与脉相应；肝脏与胆相合，胆与筋相应；脾脏与胃相合，胃与肌肉相应；肾脏与三焦、膀胱相合，三焦、膀胱与腠理毫毛相应。

黄帝问：脏腑与各组织之间如何相应呢？岐伯说：肺脏与皮毛相

脏腑的表里关系

对于脏腑来说，心、肝、脾、肺、肾五脏属阴，主里；胆、胃、大肠、小肠、三焦、膀胱六腑属阳，主表。脏腑通过经络联系，构成心与小肠、肝与胆、脾与胃、肺与大肠、肾与膀胱的表里配合关系。

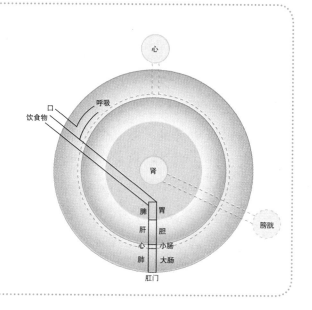

应，又与大肠相合。皮肤厚的人，大肠就厚；皮肤薄的人，大肠就薄；皮肤弛缓，肚腹胀大的人，大肠松弛而且长；皮肤绷紧的人，大肠也紧而短；皮肤滑润的人，大肠就通顺；皮肤干燥脱屑，与肌肉不相附的人，大肠多结涩不畅。心脏与脉相应，又与小肠相合。皮肤厚的人，脉体厚，脉体厚的，小肠就厚；皮肤薄的人，脉体薄，脉体薄的，小肠就薄；皮肤松弛的人，脉体弛缓，脉体弛缓的，小肠就粗大而长；皮肤薄而脉虚小的人，小肠就小而短；三阳经脉的部位多见弯弯曲曲的人，小肠就结涩不畅。

脾脏与肌肉相应，又与胃腑相合。肌肉聚处坚实而壮大的人，则胃厚实；肌肉聚处细薄的人，则胃瘦薄。肌肉聚处细小薄弱的人，则胃不坚实；肌肉瘦薄与身体不相称的人，则胃体下垂，胃体下垂则胃下口约束不利。肌肉聚处不坚实的人，则胃体弛缓；肌肉聚处没有小颗粒状物累累相连的人，则胃气急迫；肌肉聚处多有小颗粒状物累累相连的人，胃气结涩，胃气结涩则胃上口约束不利。

肝脏与指爪相应，又与胆相合。指爪厚实而色黄的人，则胆厚实；指爪柔弱而色红的人，则胆薄弱。指爪坚硬而色青的人，则胆气急迫；

指爪柔软而色赤的人，则胆气弛缓。指爪直正而色白无纹理的人，则胆气舒畅和顺；指爪异常而色黑多纹理的人，则胆气郁结不畅。

肾脏与骨骼相应，又与膀胱、三焦相合。皮肤纹理致密而厚实的人，则三焦与膀胱也厚实；皮肤纹理粗糙而瘦薄的人，则三焦与膀胱也瘦薄。皮肤纹理疏松的人，则三焦与膀胱弛缓；皮肤紧敛而没有毫毛的人，则三焦与膀胱也紧敛。毫毛润泽而粗的人，三焦与膀胱通畅；毫毛稀疏的人，则三焦与膀胱之气就郁结不畅。

黄帝说：脏腑的厚薄、好坏都有一定的表现，我想知道它们所产生的病变是怎样的。岐伯回答说：脏腑与体表组织是内外相应的，观察外在的体表组织就可以知道其对应内部脏腑的变化情况，从而也就可以知道内脏所产生的病变了。

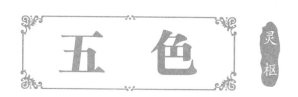

本篇主要论述了五官的表现与所对应的部位及五色所主的病证，阐述了如何通过脉象和色泽的变化判断疾病是在加重还是在减轻，如何从面色判断疾病是风病还是痹病，并分析了异常死亡的原因、从面色变化预知病人死亡的大概时间。

面色与疾病

雷公向黄帝说道：五色的变化是否独决于明堂的部位？我不了解这其中的道理。黄帝说：明堂就是鼻，阙是两眉中间的部位，庭是前额部，蕃是两颊的外侧，蔽是耳门前的部位。这些部位之间要端正、丰满、宽大，在十步以外都能被明朗、清楚地看到，这样的人，他的寿命必定能达到一百岁。

雷公问：怎样辨别五官的病色？黄帝说：鼻骨高且隆起，平正且端直，五脏相应的部位依次分布在面部的中央，六腑相应的部位列于五脏部位的两旁，头面的情况在两眉之间和前额表现出来，心的情况在两目间下极的部位表现出来。如果胸腔中五脏和平且安定，五色正常，病色不表现出来，鼻部色泽就滋润、光泽、清明。五官之色有什么不能辨别的呢？

雷公问：您能给我讲讲不从观察五官诊断疾病的情况吗？黄帝说：五色在面部各有一定的表现部位。如果在相应的部位上有变化，那么可能就要生病了。如果在相应部位上表现有乘袭之色，预示疾病虽然严重，但是没有死亡的危险。

雷公问：五色所主的是什么病证？黄帝说：青色和黑色主痛，黄色和红色主热，白色主寒，这就是五色所主。

疾病轻重的判断

雷公问：怎样判断疾病的加重和减轻？黄帝说：应该采用色脉结合，做表里内外的全面观察。切按病人的寸口脉，脉象出现滑、小、紧而沉者，是阴邪侵入五脏，预示疾病逐渐加重。如果人迎脉出现大、紧而浮者，是阳邪侵入六腑，预示疾病逐渐加重。寸脉浮滑，则疾病一天一天地加重。如果人迎脉沉而滑的，六腑阳邪逐渐减退，疾病就在一天一天地好转。寸口脉滑而沉的，为阴邪渐盛，疾病加重，其病发于脏。如果人迎脉滑盛而浮的，为阳邪逐渐旺盛，主病势渐进，病发于腑。如果寸口脉象与人迎脉象浮沉大小一样，疾病就容易治愈。病在五脏，如果脉见沉而大的，为阴气充足，疾病容易治好；如见小脉，这是阴气不足，疾病很难治愈。病在六腑，如果脉见浮而大，是正气充足，疾病

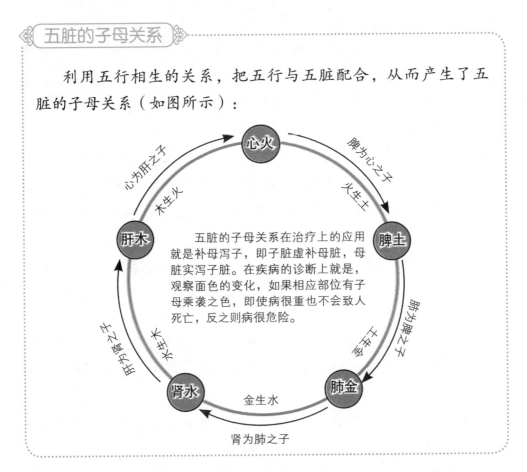

五脏的子母关系

利用五行相生的关系，把五行与五脏配合，从而产生了五脏的子母关系（如图所示）：

心火

脾为心之子

心为肝之子

木生火

火生土

肝木

脾土

五脏的子母关系在治疗上的应用就是补母泻子，即子脏虚补母脏，母脏实泻子脏。在疾病的诊断上就是，观察面色的变化，如果相应部位有子母乘袭之色，即使病很重也不会致人死亡，反之则病很危险。

肝为肾之子

水生木

金生土

肾水

金生水

肺金

肾为肺之子

容易治愈；若见小脉，是正气虚且不能抗邪，疾病就很难治愈。人迎主表，脉盛而紧者，主伤于寒邪，是外感病。寸口主里，脉盛而紧者，主伤于饮食不节，是内伤病。

雷公问：怎样从面色的变化来判断疾病的轻重？黄帝说：如果面色的表现含蓄而略显明润预示疾病较轻，晦滞则预示疾病较重。色上行是浊气方升，病气较盛，色日增是疾病加重。色下行是浊气渐退，病气渐衰如乌云消散，天空晴朗，是疾病马上要治愈了。五色在面部的表现，与脏腑所主的相应的部位有关。鼻两侧是外部，属于六腑，鼻中央是内部，属于五脏。病色从外部发展到内部的，代表病邪从表入里。病色从内部发展到外部的，代表病邪从里出表。脏是阴，腑是阳，疾病生于五脏的，应先治脏，后治腑，如果先后颠倒，是舍本而治末，病情一定会加重。疾病生于六腑的，应先治表，后治里，内外表里颠倒而误治，也会引邪深入，使病情加重。如果脉象滑大或更容易出现长脉，这是阳脉，表明阳邪太盛，侵犯人体，致使人目有妄见，神志反常，这是因为邪入于阳，则阳邪盛。阴不胜阳而出现的病变，使用恰当的方法治疗，例如泻阳补阴，使阴阳协调，疾病就能好转。

雷公问：听说生百病的原因，多从受风开始；厥痹病变，都是由寒湿之邪引起的，那么从面色上应该怎么辨别？黄帝说：通常情况下，观察两眉之间的气色变化就能判断出来。风病的表现是气色浮薄且光泽，痹病的表现是气色沉浊且晦暗，如果地阁部位的颜色沉浊、晦暗，这是厥逆病。以上就是根据面色的不同来判断疾病的一般规律。

雷公问：人没有病象却突然死亡，这是什么原因？黄帝说：这是因为人的元气大虚，大邪之气入侵脏腑，正不敌邪，而引起没病象却突然死亡。雷公问：病稍愈而突然死亡的，怎么预知？黄帝说：如果两颧见赤色且大小如拇指，疾病虽然暂时好转，但是病人仍然会突然死亡。大庭部位出现黑色，大小如拇指一样，即使外无显著的病象，病人也会突然死亡。

面色变化与病人死亡时间的预知

雷公说：讲得好！猝死的大概时间能预先知道吗？黄帝说：观察面部气色的变化，就可以判断出死亡的大概时间。雷公说：好啊！我愿意听您全面地讲一遍。黄帝说：脏腑肢节与面部各位置有对应关系，天庭对应头面；眉心之上对应咽喉；眉心对应肺脏；两眉之间对应心脏；由此直下的鼻柱部位对应肝脏；鼻柱左边对应胆；鼻头对应脾脏；鼻翼两旁对应胃；面部中央位置对应大肠；面部大肠所主部位的外侧对应肾脏；肾与脐相对，因此肾所属颊部的下方对应脐；鼻头上方的两侧，两颧以内的部位对应小肠；鼻头以下的人中穴处对应膀胱和胞宫；颧骨处对应肩；颧骨的后方对应臂；臂下部对应手；内眼角以上的部位对应胸与乳房；颊的外部上方对应背；沿颊车穴以下对应股；两牙床的中央对应膝；膝所主的部位以下对应小腿；小腿所主部位以下对应足；口角大纹处对应股的内侧；颊下曲骨的部位对应膝盖。这些是五脏六腑肢体在面部的对应位置。五色主病也是各有一定对应部位的。脏腑肢节在颜面的分属部位已经决定了，阴阳也就明确了。治疗时，阴衰而致阳盛的，应该补阴以配阳；阳衰而致阴盛的，应该助阳以和阴。只要明确部位和五色的关系、阴阳盛衰，就能恰当地进行辨证治疗。左右者，阴阳之气通行的道路，阴气右行，阳气左行。能辨别左右，就能知道阴阳运动的规律。男女病色的转移，位置是有所不同的。男子左为逆，右为从；女子右为逆，左为从。这是由于男子属阳，女子属阴，男女阳阴不同。能掌握阴阳的演变规律，并根据所属部位去审察面色的润泽和晦暗，诊察出疾病的善恶逆从，这才是一个高明的医生。

面色沉滞晦暗的，是在里在脏的病；浮露而鲜明的，是在表在腑的病。色黄赤主风，色青黑主痛，色白主寒证。色黄，局部软如膏，皮肤润泽的，是痈脓已成的表现；赤色深的是有血肿；疼痛剧烈的主要是筋脉发生挛急；寒伤皮肤，寒邪较甚的会使皮肤麻痹无感觉。五色在面上各有一定的表现部位，可以从色的浮沉中，来诊察出病邪的浅深：色浅的病轻，色深的病重。通过对病色的润泽与晦暗的观察，可以判断疾病的预后吉凶：色润泽的预后好，色晦暗的预后差。通过对病色的消散

风是百病之始

风、寒、暑、湿、燥、火是自然界中六种致病因素，被称为"六淫"。而六淫中，风是百病之始。寒、暑、湿、燥、火诸邪常常依附于风侵犯人体，所以说"风是百病之始"。

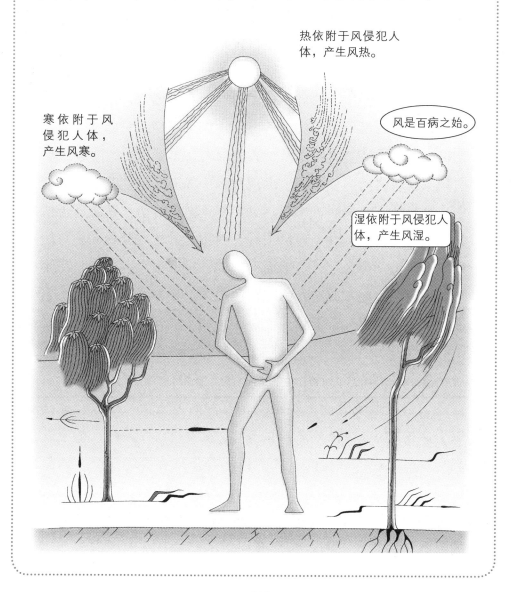

热依附于风侵犯人体，产生风热。

寒依附于风侵犯人体，产生风寒。

风是百病之始。

湿依附于风侵犯人体，产生风湿。

与聚结的观察，可以知道病程的长短：色散漫的病程短，是刚刚生病；色聚结的病程长，是生病已久。通过观察病色出现在上下脏腑肢节的部位，就能知道病在哪里。医生聚精会神地望色辨证，就能正确地分析和判断以往疾病情况和当前疾病的发展变化。所以，对于气色的变化，如果不做精微细致的观察，就判断不出疾病的是非。必须专心致志地分析研究，才能知道新病、旧病之间的关系以及发展变化的规律。面色显现不出应有的明亮，而沉滞、晦暗的，主病重。面色不明亮、不润泽的，只要没有晦暗的现象，其病就不会趋向严重。色散而不聚的，那么其病势也将分散，即使有疼痛症状，也仅仅是由气滞不通所引起的，而不是积聚的疾病。

肾邪侵犯心脏是因为心虚，心虚时肾邪乘虚而入，这时肾主黑色就会出现在心所属的部位上。病色的出现，如果不是某一部位上应见的本色，就可以依此类推。例如，男子病色出现在鼻头上的，主小腹痛，向下牵引到睾丸也会痛。如果病色出现在人中沟上，主阴茎痛，病色出现在人中沟上半部主茎根痛，出现在下半部主茎头痛。这些都属于狐疝和阴囊肿大之类的疾病。女子病色出现在鼻头上的，主膀胱和胞宫的病。如果色散不聚是无形之气，色聚而不散的，是有形之血凝，是积聚病，且积聚或方或圆，或左或右，都和病色的形态相似。如果病色一直下行到唇部，表明有白淫、带下污浊病。唇色润泽如膏状，多因暴饮暴食、饮食不洁所致。

色的表现和病的部位相一致，色现于左的病在左，色现于右的病在右。色斜，或聚或散而不端正的，就像面色所指，可以知道病变所在。以上所说的色，就是青、黑、赤、白、黄五种颜色，都应端正盈满地表现在所出现的部位上。如赤色不是出现在心的部位，而是出现在鼻准的部位，又大如榆荚，这是女子经闭的征象。如病色的形状为尖端向上的，这是头面部的正气空虚，病邪有乘机向上发展的势头；病色的形状为尖端向下的，病邪有向下的趋势；在左在右都与这一辨认方法相同。以五色与五脏相应的关系来说，就是青为肝色，赤为心色，白为肺色，黄为脾色，黑为肾色。肝合于筋，心合于脉，肺合于皮，脾合于肉，肾合于骨。依据这种内外相应的关系，就能诊察出疾病所在的内脏和组织。

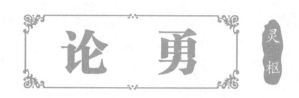

论 勇

灵枢

本篇主要是黄帝向少俞请教人的勇敢和怯懦在诊断和治疗上的应用，分析了人的勇怯对抵抗疾病能力的影响，阐述了勇敢的人和怯懦的人的表现、形成原因，分析了怯懦的人在酒后也会变得勇敢的原因。

黄帝问少俞道：假使有人在这里一同行走，一同站立，他们的年龄大小一致，穿的衣服厚薄也相等，突然遭遇狂风暴雨，有的生病，有的不生病，或都生病，或都不病，这是什么缘故？少俞说：您想先了解哪一个？黄帝说：这其中的道理我都想听一听。少俞说：春季是温风，夏季是热风，秋季是凉风，冬季是寒风。四季风的性质不同，影响到人体发病的情况也不同。

黄帝问：四季的风，怎样使人发病？少俞说：色黄、皮薄、肌肉柔弱的人，不能抵抗春天的虚邪贼风；色白、皮薄、肌肉柔弱的人，不能抵抗夏天的虚邪贼风；色青、皮薄、肌肉柔弱的人，不能抵抗秋天的虚邪贼风；色赤、皮薄、肌肉柔弱的人，不能抵抗冬天的虚邪贼风。黄帝问：色黑的人就不生病？少俞说：色黑、皮肤宽厚、肌肉致密且坚实，就不会被四季虚邪贼风所伤。如果皮肤薄弱、肌肉不坚实，又不是始终如一的黑色肤色，到了长夏季节时遇到虚邪贼风就会生病。如果皮肤色黑、宽厚、肌肉坚实，即使遇到长夏季节的虚邪之风，因为抵抗力强，也不会生病。这样的人必须是外伤于虚风，内伤于饮食生冷，内外俱伤，才会生病。黄帝说：讲得很好。

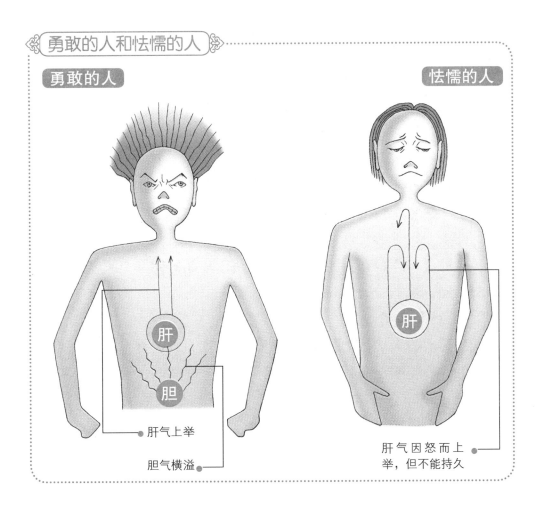

勇敢的人和怯懦的人

勇敢的人

怯懦的人

肝气上举

胆气横溢

肝气因怒而上举，但不能持久

部位	勇敢的人	怯懦的人
目光	深邃、坚定	目光无神
皮肤	肌腠纹理是横的	肌腠纹理是纵的
五脏	心脏端正，肝脏坚厚，胆汁盛满	胸骨剑突短而小，肝脏松缓，胆汁不充，肠胃纵缓，胁下空虚
发怒时	胸廓张大，肝气上举，胆气横溢，目光逼射，毛发竖起，面色铁青	肝肺虽因怒而上举，但不能持久
代表人物	张飞	蒋干

性格对抵抗疾病能力的影响

　　黄帝说：人是否能忍受疼痛，不能以性格的勇敢和怯懦来区分。勇敢而不能忍受疼痛的人，遇到危难时可以勇往直前，而当遇到疼痛时，则退缩不前；怯懦而能忍受疼痛的人，遇到危难时会恐慌不安，但是遇到疼痛，却能忍耐而不动摇；勇敢而又能忍受疼痛的人，遇到危难不恐惧，遇到疼痛也能忍耐；怯懦而又不能耐受疼痛的人，遇到危难、疼痛，就会吓得头晕眼花，颜面变色，两眼不敢正视，话也不敢说，心惊气乱，死去活来。我看到这些情况，却不知是什么原因，想了解其中的道理。少俞说：能否忍受疼痛，主要取决于皮肤的薄厚，肌肉的坚脆及松紧的不同，是不能以性格的勇敢、怯懦来说明的。

　　黄帝说：我想听您讲一讲有关勇敢与怯懦这两种性格产生的缘由。少俞说：勇敢的人，目光深邃、坚定，眉毛宽大、长直，皮肤肌腠的纹理是横的，心脏端正，肝脏坚厚，胆汁盛满，发怒时，气壮盛，胸廓张大，肝气上举，胆气横溢，眼睛瞪大，目光逼射，毛发竖起，面色铁青，决定勇士性格的基本因素就是这些。

怯懦的人酒后会变勇敢

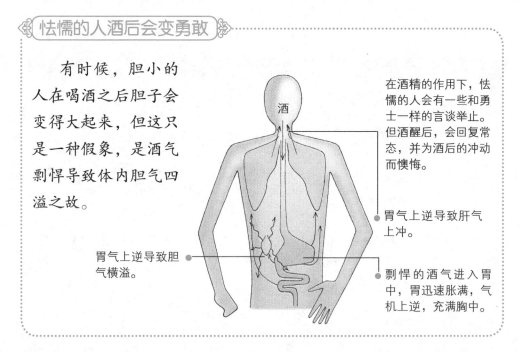

　　有时候，胆小的人在喝酒之后胆子会变得大起来，但这只是一种假象，是酒气剽悍导致体内胆气四溢之故。

酒

在酒精的作用下，怯懦的人会有一些和勇士一样的言谈举止。但酒醒后，会回复常态，并为酒后的冲动而懊悔。

胃气上逆导致肝气上冲。

剽悍的酒气进入胃中，胃迅速胀满，气机上逆，充满胸中。

胃气上逆导致胆气横溢。

　　黄帝问：那么怯懦性格的产生是什么缘由？少俞说：怯懦的人，目虽大但不深固，神气散乱，气血不协调，皮肤肌腠的纹理是纵的不是横的，肌肉松弛，胸骨剑突短而小，肝脏松缓，胆汁也不充盈，胆囊松弛，肠胃纵缓，胁下空虚，肝气不能充满。即使大怒，怒气也不能充满胸中，肝肺虽因怒而上举，但坚持不久，气衰即复下落，所以不能长时间发怒，决定怯懦性格的因素就是这些。

　　黄帝问：怯懦的人喝了酒以后，发怒时也和勇士差不多，这是由哪一脏的功能决定的？少俞说：酒是水谷的精华，是谷类酿造而成的液汁，其气迅猛，当酒液进入胃中以后，胃部就会胀满，气机上逆，充满胸中，同时也影响到肝胆，致使肝气上冲，胆气横逆。醉酒的时候，他的言谈举止，就和勇士差不多，但是当酒气一过，就会怯态如故，而懊悔不已。醉酒后，悖逆冲动的言谈举止，如同勇士那样不知避忌的行为，就叫作"酒悖"。

天 年

本篇主要分析了生命产生的基础、身体健康和长寿的条件，介绍了长寿之人的特点，阐述了人血气盛衰的规律，分析了有些人不能活到天年的原因。

生命的产生

黄帝向岐伯说道：我想知道人开始有生命的时候，是以什么气作为基础的，以什么气作为保障的，失去什么就会死亡，得到什么才会生存。岐伯说：以母亲的血作为基础，以父亲的精作为保障，失去神气就会死亡，得到神气就能生存。

《内经》对生命的解释

《内经》认为，生命的产生以母亲的血和父亲的精为基础来获得神气。这和现代科学认为的精卵结合产生生命的观点是一致的。

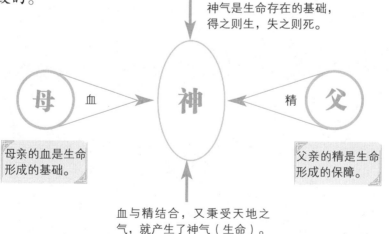

神气是生命存在的基础，得之则生，失之则死。

母亲的血是生命形成的基础。

父亲的精是生命形成的保障。

血与精结合，又秉受天地之气，就产生了神气（生命）。

黄帝问：什么是神气？岐伯说：血气已调和，营卫已通利，五脏已形成，那么神气产生并藏于心中，神气就是人体生命活动的外在表现。产生神气，魂魄精神活动就全部具备，于是一个健全的人就生成了。

黄帝说：人的寿命不相同，有早年夭折的，有年老且长寿的，有突然死亡的，有病程长久的，我希望听您讲讲这里面的道理。岐伯说：五脏坚实，血脉调和，肌肉滑利，皮肤致密，营卫的运行正常，呼吸均匀和缓，气机运行有规律，六腑能传化谷食之物，津液敷布周身，各脏腑组织生理活动都维持正常的人，能够保持生命长久。

名词解释

天年

人应该活到的岁数。关于天年，有人认为是100岁，有人认为是120岁。人的天年究竟是多少，还是一个谜。但是《内经》中关于人血气盛衰的阐释，对保健养生有很好的指导意义。

黄帝问：什么样的人能活到一百岁才死亡？岐伯说：人中沟深邃而且长、面部高厚而方大、营卫之气通调、面之上中下三部高起而不平陷、骨骼高耸、肌肉丰满，这样的人能够活到一百岁，得以年寿终止。

人体血气的盛衰规律

黄帝问：可以听您讲讲人血气的盛衰，以及从生到死这一过程的情况吗？岐伯说：人长到十岁时，五脏开始发育到一定的健全程度，血气已流通，生气在下，所以喜欢跑动。人到二十岁时，开始血气强盛，肌肉发达，所以喜欢快走。人到三十岁时，五脏已全部发育强健，肌肉坚实，血脉充盛，所以喜欢步履稳重、从容不迫地行走。人到四十岁时，五脏六腑十二经脉都发育健全到了极点并开始平定，此时腠理开始疏松，颜面荣华逐渐衰落，鬓发开始花白，精气平定盛满而不再会有突出的发展，精力也已经不十分充沛，所以喜欢静坐。人到五十岁时，开始肝气衰减，肝叶薄弱，胆汁也减少，目又是肝的外窍，因此两眼也开始昏花而视物不清。人到六十岁时，开始心气衰弱，心气不足，经常忧愁悲伤，血气营运不畅，形体懈怠无力，所以喜欢躺卧。人到七十岁时，脾气衰弱，皮肤枯槁。人到八十岁时，肺气衰弱，魄散而不藏舍，所以经常发生言语错误。人到九十岁时，肾气枯竭，肝、心、脾、肺四脏经脉气血空虚不足。人到百岁时，五脏都虚衰，神气都离去，只有形骸独自空存，那么就会年寿终结。

人体血气的盛衰

　　人体内的血气从弱到盛，是一个生命成长的过程，在这一过程中，人体的各器官逐渐成熟；人体内血气从盛到衰，又是一个生命终结的过程。人血气的盛衰构成了一个生命的循环。

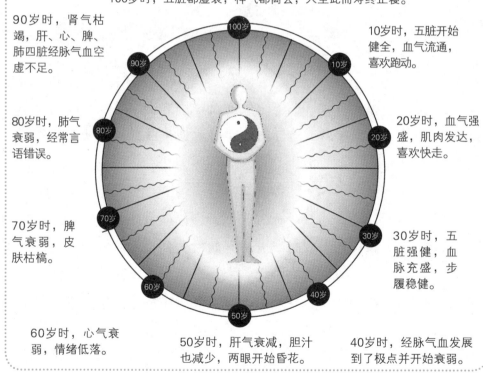

100岁时，五脏都虚衰，神气都离去，人至此而寿终正寝。

90岁时，肾气枯竭，肝、心、脾、肺四脏经脉气血空虚不足。

10岁时，五脏开始健全，血气流通，喜欢跑动。

80岁时，肺气衰弱，经常言语错误。

20岁时，血气强盛，肌肉发达，喜欢快走。

70岁时，脾气衰弱，皮肤枯槁。

30岁时，五脏强健，血脉充盛，步履稳健。

60岁时，心气衰弱，情绪低落。

50岁时，肝气衰减，胆汁也减少，两眼开始昏花。

40岁时，经脉气血发展到了极点并开始衰弱。

　　黄帝问：为什么有些人不能享尽年寿，活到最终应该活到的岁数？岐伯说：那是因为他们的五脏不坚实，人中沟不深长，鼻孔外张，呼吸短促疾速，面部两腮肌肉塌陷，脉体薄弱而少气血，身体肌肉不充实，经常受风寒侵袭，血气更加虚亏，脉络不通利，真气邪气相互攻击，真气败乱而引邪气入内，所以人到中年的时候就寿命终止了。

《古文欣赏》

黄帝问于岐伯曰：愿闻人之始生，何气筑为基？何立而为楯？何失而死？何得而生？岐伯曰：以母为基，以父为楯。失神者死，得神者生也。

黄帝曰：何者为神？岐伯曰：血气已和，荣卫已通，五脏已成，神气舍心，魂魄毕具，乃成为人。

黄帝曰：人之寿夭各不同，或夭或寿，或卒死，或病久，愿闻其道。岐伯曰：五脏坚固，血脉和调，肌肉解利，皮肤致密。营卫之行，不失其常。呼吸微徐，气以度行。六腑化谷，津液布扬。各如其常，故能长久。

黄帝曰：人之寿百岁而死，何以致之？岐伯曰：使道隧以长，基墙高以方。通调营卫，三部三里起。骨高肉满，百岁乃得终。

黄帝曰：其气之盛衰，以至其死，可得闻乎？岐伯曰：人生十岁，五脏始定，血气已通，其气在下，故好走。二十岁，血气始盛，肌肉方长，故好趋。三十岁，五脏大定，肌肉坚固，血脉盛满，故好步。四十岁，五脏六腑十二经脉，皆大盛以平定。腠理始疏，荣华颓落，发颇斑白，平盛不摇，故好坐。五十岁，肝气始衰，肝叶始薄，胆汁始减，目始不明。六十岁，心气始衰，苦忧悲，血气懈惰，故好卧。七十岁，脾气虚，皮肤枯。八十岁，肺气衰，魄离，故言善误。九十岁，肾气焦，四脏经脉空虚。百岁，五脏皆虚，神气皆去，形骸独居而终矣。

黄帝曰：其不能终寿而死者，何如？岐伯曰：其五脏皆不坚，使道不长。空外以张，喘息暴疾。又卑基墙，薄脉少血，其肉不石。数中风寒，血气虚，脉不通。真邪相攻，乱而相引。故中寿而尽也。

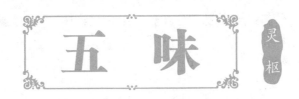

本篇论述了五味进入人体后，按照其所喜，各归走于不同的脏器，介绍了水谷所化生的营卫之气的运行，阐述了五味与养生的原则。另外，本篇还分析了五谷的性味，五色和五味的关系，患病时适宜吃的食物和禁止吃的食物，五脏与五色、五味的对应关系，以及宜食用的食物。

五味归走五脏

黄帝说：愿意听一听谷气的五味进入人体后是怎样分别归于人体五脏的。伯高说：胃，是五脏六腑营养物质的化生处，所食的水谷之物都从口中进入胃腑，胃腑所化生的精微物质，被五脏六腑所秉受。所入五味又各自归走于同性所喜之脏器：谷味酸的，先走于肝脏；谷味苦的，先走于心脏；谷味甘的，先走于脾脏；谷味辛的，先走于肺脏；谷味咸的，先走于肾脏。水谷精气，津液及营卫，经输布运行，而营养脏腑四肢百骸。所剩糟粕，依次向下传送到大肠、膀胱，成为两便而排出体外。

黄帝问：营卫运行是怎样的？伯高说：水谷刚一开始进入胃中，通过脾胃中焦的运化，所化生的精微部分，从胃出至上、中二焦，经过肺脏的宣发肃降，灌溉五脏。从中分出两条道路，清纯的化为营气，浊厚的化为卫气，而分别行于经脉内外，成为营卫运行的道路。产生的宗气集于人体胸中，叫作"气海"，它出于肺而循于咽喉，所以呼时则出、吸时则入。人从天地间吸入空气并摄取饮食，以补给全身营养的需要，空气与饮食在人体内被代谢后分为宗气、营卫和糟粕三部分输出。因此，半天不吃饭就会气衰，一天不吃饭就会气少。

五味与养生

黄帝问：五谷的性味是怎样的，可否告诉我？伯高说：请让我详细地讲给您听。在五谷中，粳米味甘，芝麻味酸，大豆味咸，麦味苦，黄米味辛。在五果中，枣子味甘，李子味酸，栗子味咸，杏子味苦，桃子味辛。在五畜中，牛肉味甘，犬肉味酸，猪肉味咸，羊肉

谷气归走五脏

水谷以食物的形式进入胃，经过胃的消化转化为精微物质，水谷精微中的五味依五脏所喜归走于五脏。

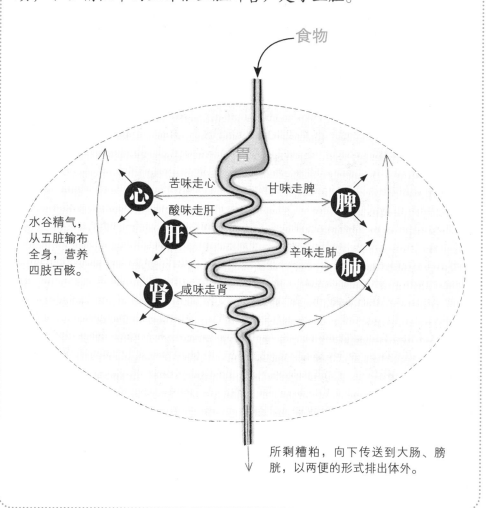

食物

胃

苦味走心　　甘味走脾

酸味走肝

辛味走肺

咸味走肾

心　肝　肾　脾　肺

水谷精气，从五脏输布全身，营养四肢百骸。

所剩糟粕，向下传送到大肠、膀胱，以两便的形式排出体外。

味苦，鸡肉味辛。在五菜中，葵菜味甘，韭菜味酸，藿叶味咸，薤味苦，葱味辛。

五色与五味的关系：黄色与甘味相宜，青色与酸味相宜，黑色与咸味相宜，赤色与苦味相宜，白色与辛味相宜。这五种色味，各有其相宜的关系。所谓五宜就是指在五脏患病时，适合选择的五味。患脾病的人，适宜食用粳米饭、牛肉、枣子、葵菜；患心病的人，适宜食用麦、羊肉、杏子、薤；患肾病的人，适宜食用大豆、猪肉、栗子、藿叶；患肝病的人，适宜食用芝麻、犬肉、李子、韭菜；患肺病的人，适宜食用黄米、鸡肉、桃、葱。

五禁，即五脏疾病对五味的禁忌：患肝病者应禁食辛味食物，患心病者应禁食咸味食物，患脾病者应禁食酸味食物，患肾病者应禁食甘味食物，患肺病者应禁食苦味食物。

肝主青色，养肝宜食用甘味食物，粳米饭、牛肉、枣子、葵菜等属甘味食物；心主赤色，养心宜食用酸味食物，犬肉、芝麻、李子、韭菜等属酸味食物；脾主黄色，养脾宜食用咸味食物，大豆、猪肉、栗子、藿叶等属咸味食物；肺主白色，养肺宜食用苦味食物，麦、羊肉、杏子、薤等属于苦味食物；肾主黑色，养肾宜食用辛味食物，黄米、鸡肉、桃、葱等属辛味食物。

❀古文欣赏❀

黄帝曰：愿闻谷气有五味，其入五脏，分别奈何？伯高曰：胃者，五脏六腑之海也。水谷皆入于胃，五脏六腑皆禀气于胃。五味各走其所喜。谷味酸，先走肝；谷味苦，先走心；谷味甘，先走脾；谷味辛，先走肺；谷味咸，先走肾。谷气津液已行，营卫大通，乃化糟粕，以次传下。

黄帝曰：营卫之行奈何？伯高曰：谷始入于胃，其精微者，先出于胃之两焦，以溉五脏。别出两行，营卫之道。其大气之抟而不行者，积于胸中，命曰气海。出于肺，循喉咽，故呼则出，吸则入。

天地之精气，其大数常出三入一。故谷不入，半日则气衰，一日则气少矣。

黄帝曰：谷之五味，可得闻乎？伯高曰：请尽言之，五谷：粳米甘，麻酸，大豆咸，麦苦，黄黍辛。五果：枣甘，李酸，栗咸，杏苦，桃辛。五畜：牛甘，犬酸，猪咸，羊苦，鸡辛。五菜：葵甘，韭酸，藿咸，薤苦，葱辛。五色：黄色宜甘，青色宜酸，黑色宜咸，赤色宜苦，白色宜辛。凡此五者，各有所宜。五宜：所言五宜者，脾病者，宜食粳米饭，牛肉枣葵；心病者，宜食麦，羊肉杏薤；肾病者，宜食大豆黄卷，猪肉栗藿；肝病者，宜食麻，犬肉李韭；肺病者，宜食黄黍，鸡肉桃葱。五禁：肝病禁辛，心病禁咸，脾病禁酸，肾病禁甘，肺病禁苦。肝色青，宜食甘，粳米饭、牛肉、枣、葵，皆甘。心色赤，宜食酸，犬肉、麻、李、韭，皆酸。脾色黄，宜食咸，大豆、豕肉、栗、藿，皆咸。肺色白，宜食苦，麦、羊肉、杏、薤，皆苦；肾色黑，宜食辛，黄黍、鸡肉、桃、葱，皆辛。

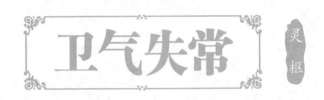

本篇主要论述人体卫气运行失常时的表现与治疗，包括皮、肉、气、血、筋、骨病的诊断与治疗方法，介绍了如何根据人肥瘦的三种类型测知人的寒温、气血多少。

黄帝问：卫气留滞于胸腹内，蓄积而不运行，加上气机郁结而不能运行到应该运行的地方，使人发生胸胁与胃部胀满、喘息气逆等证，用什么方法可以消除掉？伯高说：气蓄积在胸中时，取用身体上部穴位治疗；气蓄积在腹中时，取用身体下部穴位治疗；上部胸与下部腹都胀满时，取用旁部及上下部穴位治疗。

黄帝问：怎样取穴？伯高回答说：蓄积在上部，针泻人迎、天突、喉中（廉泉）穴；蓄积在下部，针泻三里穴与气冲穴；上下部都胀满，取用上下部位的穴位和季胁下一寸处的章门穴；病情重，采用鸡足针法。诊视到病人的脉象大、弦急，以及脉绝不至、腹皮紧绷得厉害的症状，不能采用针刺治疗。黄帝说：讲得好。

皮、肉、气、血、筋、骨病的表现与治疗

黄帝问伯高道：怎样诊察皮、肉、气、血、筋、骨的病？伯高说：病色出现于两眉间，浮薄而光泽的，主病在皮；口唇出现青、黄、赤、白、黑色，主病在肌肉；皮肤湿润、多汗，主病在血气；目现青、黄、赤、白、黑色，主病在筋；耳轮枯焦如尘垢，主病在骨。

黄帝问：病变表现和变化是怎样的？怎么治疗？伯高说：各种疾病的变化，是数不胜数的，但是皮有部，肉有柱，血气有输，骨有属，也就是它们都有所属的部位。黄帝说：愿意听您讲讲其中的缘故。伯高说：皮之部，在于四肢之末；肉之柱，在上肢臂、下肢胫的手足六阳经分肉间，与足少阴经循行通路上的分肉间；血气之输，在诸经的络穴，如果气血留居，那么络脉壅盛而高起；病在筋部，没有阴阳左右之分，但随其诊候疾病的发病部位就可知晓；病在骨，应该取治骨之所属，因为骨穴是输注精气而能补益脑髓的。

黄帝问：怎样取穴治疗？伯高说：根据疾病的变化、病的浮沉、刺的浅深不同，有很多的治疗方法，要根据疾病的具体情况和部位来决定。治疗疾病时，轻的浅刺，重的深刺，轻的少用针，重的多用针，随病情的变化调理气机，这才是高明的医生。

人的胖瘦大小、体质寒温的判断

黄帝问岐伯道：怎样区别人的胖瘦、身形大小、体质的寒温、年龄的老壮少小？伯高回答说：人的年龄到了五十岁以上是老，到了三十岁以上是壮，到了十八岁以上是少，到了六岁以上是小。

黄帝问：用什么方法来推测他们的胖瘦类型？伯高说：人有脂、膏、肉的不同类型。黄帝说：怎样区别？伯高说：肌肉坚厚，皮肤丰满，是脂型；肌肉不坚厚，皮肤弛缓，是膏型；皮与肉不相分离而紧相连，是肉型。

黄帝问：身体的寒与温是怎样的？伯高说：膏型人，如果肌肉柔润，纹理粗疏，则卫气外泄而身体多寒；如果纹理致密，则卫气收藏而身体多热。脂型人，肌肉坚厚，纹理致密则身体多热；纹理粗疏则身体多寒。

黄帝问：不同胖瘦类型的人的身形大小是怎样的呢？伯高说：膏型人，多阳气而皮肤宽松弛缓，所以出现腹部肥大而下垂的形态；肉型人，身体宽大；脂型人，肉坚而身形瘦小。

黄帝问：气血的多少是怎样的？伯高说：膏型人多阳气，多阳气则身体发热，身体发热则能受寒气；肉型人多血气，多血气则充盛形体，充盛形体则气不寒不热而平和；脂型人，血清淡，气滑利而少，所以身形不大。这都是有别于一般人的情况的。

黄帝问：一般人的情况又是怎样的？伯高说：一般人的皮肉、脂膏、血气都没偏多的情况，所以他们的形体不小不大，身材匀称，这就叫作"一般人"。

人胖瘦的三种类型

《内经》依据人的胖瘦，将人分为三种类型：脂型的人多脂，膏型的人多膏，肉型的人多肉。当然，这只是三种极端的状态，一般的人身材匀称，体形适中，没有脂、膏、肉偏多的情况。

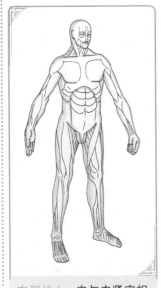

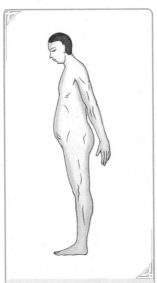

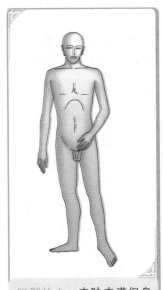

肉型的人 皮与肉紧密相连，身体宽大，血气充盛

膏型的人 皮肤弛缓，腹部肥大而下垂，体内阳气较多

脂型的人 皮肤丰满但身形瘦小，血气运行滑利

黄帝说：讲得好，那么怎样治疗？伯高说：必须首先辨别这三种类型，掌握其血的多少、气的清浊，而后按照虚实来调理，治疗时要根据常规的治疗原则。所以，膏型人，肤皮纵缓，脂肥下垂；肉型人，上下形体宽大；脂型人，虽然脂多但形体不大。

古文欣赏

黄帝问于伯高曰：人之肥瘦大小寒温，有老壮少小，别之奈何？伯高对曰：人年五十已上为老，三十已上为壮，十八已上为少，六岁已上为小。

黄帝曰：何以度知其肥瘦？伯高曰：人有脂、有膏、有肉。黄帝曰：别此奈何？伯高曰：腘肉坚，皮满者，肥；腘肉不坚，皮缓者，膏；皮肉不相离者，肉。

黄帝曰：身之寒温何如？伯高曰：膏者其肉淖；而粗理者身寒，细理者身热。脂者其肉坚；细理者热，粗理者寒。

黄帝曰：其肥瘦大小奈何？伯高曰：膏者，多气而皮纵缓，故能纵腹垂腴。肉者，身体容大。脂者，其身收小。

黄帝曰：三者之气血多少何如？伯高曰：膏者多气，多气者热，热者耐寒。肉者多血则充形，充形则平。脂者，其血清，气滑少，故不能大。此别于众人者也。

黄帝曰：众人奈何？伯高曰：众人皮肉脂膏不能相加也，血与气不能相多，故其形不小不大，各自称其身，命曰众人。

黄帝曰：善。治之奈何？伯高曰：必先别其三形，血之多少，气之清浊，而后调之，治无失常经。是故膏人，纵腹垂腴；肉人者，上下容大；脂人者，虽脂不能大者。

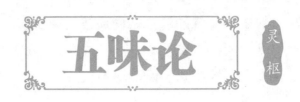

五味论 灵枢

　　本篇主要论述五味进入体内后的走向对人体健康的影响，以五味走向为依据，阐述了多食五味对人体造成影响的原因。

▌五味的走向对人体健康的影响

　　黄帝向少俞说道：饮食五味从口中进入体内，它们各自归走于所喜欢的脏腑，也各自都有其所产生的病变。酸味走筋，食酸味偏多，会引起小便不通；咸味走血，多食咸味，则会使人口渴不已；辛味走气，食辛味太过，可引起内心有空虚感；苦味走骨，多食苦味，则会使人呕吐；甘味走肉，过食甘味，使人感到心胸烦闷。我知道这些情况，但是不知道产生这些情况的原因，我想了解这其中的缘故。

　　少俞回答说：酸味入胃以后，由于酸味涩滞，具有收敛的作用，只能行于上、中二焦，而不能迅速吸收转化，便停滞在胃中。胃腑之中温和，则下行注入膀胱，膀胱之皮薄而软，如得酸味则会收缩曲卷，膀胱口紧闭约束，水液运行之道不能通行，小便就会不通。前阴是宗筋会聚的地方，肝主筋，所以说酸走筋。

　　黄帝问：咸味走血，多食咸味，则会使人口渴，这是为什么呢？

少俞回答说：咸味入胃后，气味行于中焦，输注于血脉，与血相合，使血液浓稠，需要胃中的津液不断地补充调和。胃中津液不断注入以补充调剂血液，若血液被消耗过多，则津液减少而不足，难以上润咽部，使得咽部和舌根感到焦躁，所以口渴。血脉是中焦化生的精微输布周身的通道，血液也出于中焦，咸味上行于中焦，所以咸味入胃后，就走入血分。

黄帝问：辛味走气，多食辛味，则会使人内心空虚，这是为什么呢？少俞回答说：辛味入胃后，它的气味行于上焦。上焦的功能是将来自中焦的水谷精微布散到体表。若姜、韭之辛味常熏蒸于上焦，营卫之气不断受扰，且其气久久停留于心下之处，就会使人产生内心空虚之感。辛味常与卫阳之气同行，所以辛味入胃以后促使卫阳之气外达而汗出，辛味也随汗而排泄，这就是辛味走气的道理。

黄帝问：苦味走骨，多食苦味，则会使人呕吐，这是为什么呢？少俞回答说：苦味入胃后，五谷的其他气味都不能胜过它。当苦味进入下脘后，三焦的通路都受其影响而气机阻闭不通利。三焦不通，胃内食物不得通调、输散，胃气因而上逆形成呕吐。牙齿，是骨之所余部分，苦味入胃后走骨亦走齿，如已入胃之苦味又被吐出，就可以知道其已经走骨了。

黄帝问道：甘味善走肌肉，过食甘味，使人感到心胸烦闷，是什么原因呢？少俞说：甘味入于胃中，它的气味柔弱细小，不能上达于上焦部位，而与饮食之物一同存留在胃腑之中，使人胃腑柔润，胃腑柔润则气机和缓，气机和缓则致寄生虫乘机而动，虫行扰动则会使人心中烦闷。甘味可以入脾，脾主肌肉，甘味外通于肌肉，所以甘味善走肌肉。

五味与五脏

分类	五味与五脏的关系	内容出处
五味所入	酸入肝，辛入肺，苦入心，咸入胃，甘入脾	《素问·宣明五气篇》
五脏所欲	心欲苦，肺欲辛，肝欲酸，脾欲甘，肾欲咸	《素问·五脏生成论篇》
五味所生	酸生肝，苦生心，甘生脾，辛生肺，咸生肾	《素问·阴阳应象大论篇》
五味所走	酸走筋，辛走气，苦走骨，咸走血，甘走肉	《灵枢·九针论》

阴阳二十五人 灵枢

本篇主要论述了以五行为依据划分的阴阳二十五种人的身体形态、性格、对疾病的耐受能力等，介绍了对人体健康有重要影响的年忌的概念，阐述了人气血多少的变化对体表毛发的影响。

黄帝问：我听说人有阴阳类型的不同，他们是怎样区别的呢？伯高道：天地之间的一切事物都秉受五行之气，也离不开五行运动变化的道理，人也如此。所以五五二十五种人之形，各有其特征，但不包括阴阳之人在内。阴阳之人的五种情况我已经知道了。我想了解一下二十五种人的具体情况，以及由于血气不同而产生的各种特点，如何从外部表现去测知内部的生理、病理情况呢？岐伯说：你问得真详细啊。这是先师秘而不传的，即使是伯高也不能彻底明白其中的道理。

黄帝离席后退几步，很恭敬地说：我听说，遇到合适的人而不把学术理论传授给他是重大损失，而得到了这种学术而不加重视，随便泄漏，将会受到上天的厌弃。我希望得到这种学术知识，并且将它弄明白，藏之金柜，不敢随便传扬出去。岐伯说：先明确木、火、土、金、水五种类型的人，后按照五色的不同加以区别，就容易知道二十五种人的形态了。

阴阳二十五种人的形态

黄帝说：我希望听你详尽地讲解。岐伯道：一定要慎而又慎啊！就让我给您讲讲吧。木型的人，属于木音中的上角，他的形体特征和性格特点是皮肤苍色，像东方的苍帝一样，头小，面长，肩背宽大，身直，手足小，有才智，好用心机，体力不强，多忧劳于事物，对时令季节的适应是耐受春夏不耐秋冬，秋冬季节容易感受病邪而发生疾病。这一类型的人，属于足厥阴肝经，其性格特点是柔和而稳重，是禀受木气最全的人。另外，还有四种禀受木气不全的人，分左右上下四种：左上方，在木音中属于大角一类的人，类属于左足少阳经之上，其性格特点是自得、和蔼。右

阴阳二十五种人（1）

《内经》认为，人禀受五行之气而生，有禀受五行之气全者，有禀受五行之气不全者，每一行各有五种人，所以依据五行来划分，人有二十五种。

木型人

禀受木气而生的人五官瘦长。这种人智力过人，好用心机，能耐春夏不能耐秋冬。木型人又可分为五种。

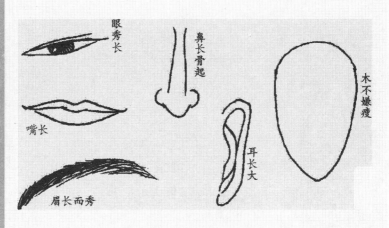

眼秀长
鼻长胃起
木不嫌瘦
嘴长
耳长大
眉长而秀

火型人

禀受火气而生的人五官尖。这种人擅长观察和分析，性情急躁，能耐春夏不能耐秋冬，一般短寿。火型人又可分为五种。

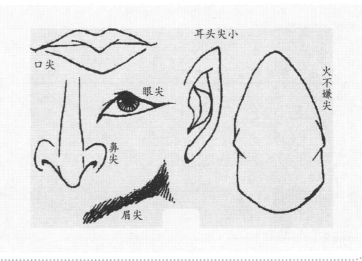

口尖
耳头尖小
眼尖
火不嫌尖
鼻尖
眉尖

阴阳二十五种人（2）

土型人

禀受土气而生的人五官厚。这种人诚恳而忠厚，能耐秋冬不能耐春夏。土型人又可分为五种。

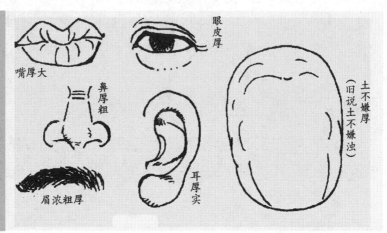

嘴厚大

眼皮厚

鼻厚粗

土不嫌厚（旧说土不嫌浊）

耳厚实

眉浓粗厚

金型人

禀受金气而生的人五官方。这种人有领导才能，但刻薄寡恩，能耐秋冬不能耐春夏。金型人又可分为五种。

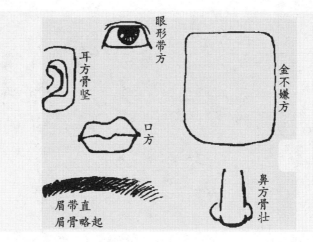

眼形带方

耳方骨坚

金不嫌方

口方

鼻方骨壮

眉带直
眉骨略起

水型人

禀受水气而生的人五官圆。这种人人格卑下，能耐秋冬不能耐春夏。水型人又可分为五种。

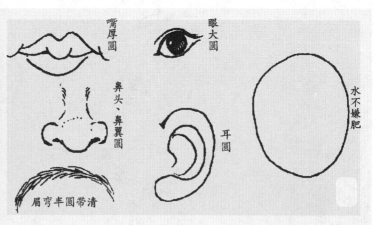

嘴厚圆

眼大圆

鼻头、鼻翼圆

水不嫌肥

耳圆

眉弯半圆带清

下方，在木音中属于左角一类的人，属于右足少阳经之下，其性格特点有过于随和顺从、唯唯诺诺的缺点。右上方，在木音中属于钛角一类的人，类属于右足少阳经之上，其性格特点是努力向前进取。左下方，在木音中属于判角一类的人，类属左足少阳经之下，其性格特点是刚直不阿。

火型的人，属于火音中的上徵，类似赤帝。其形体特征和性格特点是皮肤呈红色，脊背宽广，颜面瘦小，头小，肩背腰腹及两腿发育匀称，手足小，步履急速，心性急，走路时身体摇晃，肩背部的肌肉丰满，有气魄，轻财，但少守信用，多忧虑，对事物观察和分析很擅长和明白，容颜美好，性情急躁，不长寿而多暴死。这种人对时令的适应，多能耐受春夏的温暖，不耐秋冬的寒冷，秋冬容易感受外邪而生病。火型人在五音中为上徵，属于手少阴心经，是禀受火气最全的一类人，其性格特点是对事物认识深刻，讲求实效，雷厉风行。禀火气之偏的有上下左右四种类型。左之上方，在火音中类属于质徵，归左手太阳经之上，火气不足，其性格特点是见识浅薄。右之下方，在火音中属于少徵一类的人，类属于右手太阳经之下。这一类型人的性格特点是多疑。右之上方，在火音中类属于右徵，归于右手太阳经之上，火气不足，其性格特点是做事不甘落后，但行事鲁莽。左之下方，在火音中属于判徵一类的人，类属于左手太阳经之下，这一类型的人的性格特点是乐观、怡然自得而无忧愁烦恼。

土型的人，属于土音中的上宫，类似黄帝。这类人的形体特征和性格特点是黄色皮肤，大头圆脸，肩背丰满而健美，腰腹壮大，两腿健壮，手足小，肌肉丰满，身体各部发育匀称，步态轻盈而又稳健。做事足以取信于人，人安静，不急躁，喜好帮助人，不争逐权势，善于团结人。这种类型的人对时令的适应是能耐秋冬的寒凉，不能耐春夏的温热，春夏容易感受外邪而生病。这一类人在土音中称为上宫，属于足太阴脾经，这种类型的人是禀受土气最全的人。性格特点是诚恳而忠厚。禀土气之偏的有左右上下四类：左之上方，这一类型的人在土音中属于太宫，类属于左足阳明经之上，这种人的性格特点是过于柔顺。左之下方，在土音中属于加宫一类的人，类属于左足阳明经之下，其性格特点是神情喜悦快活。右之上方，土音中类属于少宫者，属于右足阳明经之上，土气不足，这类人的性格特点是为人圆滑，左右逢源。右之下方，土音中类属于左宫者，属于右足阳明经之下，土气不足，其性格特点是专心致志、不怕困难。

金型的人，属于金音中的上商，类似白帝，这类人的形态特征和性格特点是皮肤白，小头方脸，小肩背，小腹，手足小，足跟部骨骼显露，行走轻快，禀性廉洁，性急，平常沉静，行动迅猛，强悍异常，具有领导才能，善于判断。这种人对时令的适应是能耐受秋冬，不能耐受春夏，感受了春夏的邪气就容易患病。这一类型的人，在金音中称为上商，属手太阴肺经，是禀受金气最全的人，其性格特点是坚不可屈。禀金气之偏的有上下左右四类。左之上方，在金音中属于钛商一类的人，类属于左手阳明经之上，其性格特点是廉洁自律。左之下方，金音中属于左商一类的人，属左手阳明经之下，金气不足，其性格特点是清俊洒脱。右之上方，在金音中属于大商一类的人，类属于右手阳明经之上，这一类型的人的性格特点是善于明察是非。右之下方，在金音中属于少商一类的人，归于右手阳明经之下，金气不足，其性格特点是严肃而庄重。

形体与性情秉承水性的人，属于水音中的上羽，就像北方的黑帝。他们的形体特征是皮肤黑色，面多皱纹，大头，腮有棱角，两肩小，腹部大，手足喜动，行路时摇摆身体，尻骨较长，脊背亦长，对人的态度既不恭敬又不畏惧，善于欺诈，常被刺杀身死。在对时令的适应上，耐秋冬的寒冷，不耐春夏的温热，春夏季节容易感受邪气而发病。这一类型人在水音中称为上羽，属于足少阴肾经，这是禀水气最全的人，其性格特点是人格卑下。还有左右上下禀受水气不全的四种人：右之上方，水音中属于大羽者，类属右足太阳经之上，水气不足，其性格特点是经常洋洋自得。左之下方，在水音中属于少羽一类的人，类属于左足太阳经之下。这一类型的人的性格特点是心情经常郁闷不舒。右之下方，水音中属于众羽者，类属右足太阳经之下，水气不足，其性格特点是文静而又清高。左之上方，在水音中属于桎羽一类的人，类属于左足太阳经之上。这种人的性格特点是很安定，就好像身被桎梏而不能随便活动一样。

以上木、火、土、金、水五种类型的人，由于各自的不同特征，又分为二十五种不同的类型。因为禀赋的不同，所以才有这二十五种不同的变化。

▌ 年忌

黄帝问：人体已经具备了五行的形体特征，但并未显现出每一类应出现的肤色，这又将怎样呢？岐伯回答说：按照五行生克的原理，形体的五行属性克制肤色的五行属性，或肤色的五行属性克制形体的五行属性，出现形色相克的现象，适逢年忌相加，再感受了病邪就会生病，若失治、误治，或自己疏忽，不重视保养，难免有性命之忧。如果形色相称，则气质调和，是康泰的表现。黄帝问：在形色相克制之时，年忌的相加能够知道吗？岐伯回答说：一般人重大的年忌，从七岁这一大忌之年算起，以后在此基数上递加九年，即十六岁、二十五岁、三十四岁、四十三岁、五十二岁、六十一岁，这些年龄，都是大忌之年。当此之年，必须注意精神和身体的调护，否则容易感受病邪而发生疾病，病之后又加之有所疏失，就有生命之忧了。所以，在上述年龄时，要谨慎保养，预防疾病的发生，更不要做那些奸邪之事，以免损伤精神和身体。以上讲的就是年忌。

▌ 气血多少对毛发的影响

黄帝问：您所说的，手足三阳经脉循行于人体的上部和下部，根据其气血的多少变化，反映到体表的现象又是怎样的呢？岐伯回答说：循行于人体上部的足阳明经脉，如果气血充盛，两侧面颊的胡须美而长。血少气多的胡须就短；气少血多的胡须就稀少；血气均少则两颊部完全无胡须，而口角两旁的纹理很多。循行于人体下部的足阳明经脉，若气血充足，下部的毫毛美而长，可上至胸部亦生毛；血多气少则下部的毫毛虽美，但较短少，毛可上至脐部，走路时喜欢高抬脚，足趾的肌肉较少，足部常觉寒冷；血少气多则易生冻疮；血气皆不足，则下部不生毛，即便有也甚稀少而枯槁，并且易患痿、厥、痹等病证。

循行于人体上部的足少阳经脉，若气血充盛，面颊两侧胡须连鬓而生、美而长；若血多气少则生于两颊连鬓的胡须虽美但短小；血少气多则少胡须；血气皆少则不生胡须，感受寒邪湿气容易患痹证、骨痛、爪甲干枯等病证。循行于下部的足少阳经脉，若血气充盛，则腿胫部的毛美而长，外踝附近的肌肉丰满；如果血多气少则腿胫部的毛虽美但较短小，外踝周围皮坚而厚；若血少气多则腿胫部的毛少，外踝处皮薄而软；血气都少则不生毛，外踝处瘦而没有肌肉。

循行于上部的足太阳经脉，若气血充盛，则眉毛清秀而长，眉毛中出现长的毫毛；若血多气少，则眉毛稀疏干枯，脸面部多细小皱纹；血

年忌相加之数为九

古人认为，奇数为阳数，偶数为阴数。九为阳数之极，所以九月九日为重阳。阳极必变，由盈而亏，由盛而衰，故"大不吉"。所以，九为年忌相加之数。据说，九月九日重阳节登高就是为了避灾。

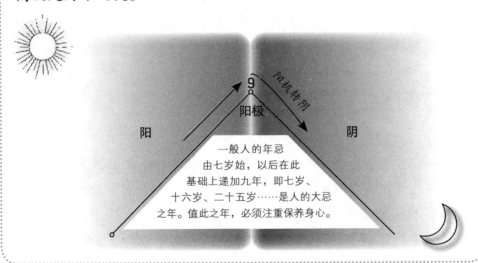

9
阳极
阳极转阴

阳　　　　　　阴

一般人的年忌
由七岁始，以后在此
基础上递加九年，即七岁、
十六岁、二十五岁……是人的大忌
之年。值此之年，必须注重保养身心。

少气多，面部的肌肉就丰满；气血调和则颜面秀丽。循行于下部的足太阳经脉，若气血充盛则足跟部肌肉丰满、坚实；如果气少血多则足跟部肌肉消瘦；气血都少的，易发生转筋、足跟痛等证。

手阳明经脉的上部气血充盛，则唇上胡须秀美；若血少气多则胡须粗疏无华；血气都少则唇无胡须。手阳明经脉的下部气血充盛，腋毛秀美，手部的肌肉经常是温暖的；若气血皆不足则手部肌肉瘦削而寒凉。

手少阳经脉的上部气血充盛，则眉毛美而长，耳部色泽明润；血气都少则耳部焦枯无光泽。手少阳经脉的下部气血充盛，则手部的肌肉丰满，并且常觉温暖；气血都不足的，则手部肌肉消瘦且寒凉；气少血多则手部肌肉消瘦，并且络脉多浮浅而易见。

手太阳经脉的上部血气充盛则须多而美，面部丰满；血气少则面部消瘦无光华。手太阳经脉的下部气血充盛，则掌肉充实而丰满；气血少则掌部肌肉消瘦而寒凉。

二十五种人的针刺原则

黄帝问：这二十五种不同类型的人，在针刺治疗时有一定的准则吗？岐伯回答说：眉毛清秀美好者，是足太阳经脉气血充盛；眉毛粗疏不好者，是气血均少；人体肌肉丰满而润泽的，是血气有余；肥胖而不润泽的，是气有余而血不足；瘦而不润泽的，是气血均不足。根据人体的外在表现和体内气血的有余与不足，便可测知疾病的虚实、病势的顺逆，这样就能做出恰当的治疗，不致贻误病机。

黄帝问：怎样去针刺三阴三阳经所出现的病变呢？岐伯答道：切按人迎、寸口脉，以诊察阴阳气血盛衰的变化，再沿着经络循行的部位，审视有无积聚等气血滞涩不通的现象。若发现气血闭阻不通的积聚现象，大都会出现痛痹之病，严重的气血不能通行，故出现气血凝结涩滞的现象。若气血积聚在小的络脉而造成浅部瘀血，应当用针刺放血来开决疏通，气血即可运行。所以，凡上部病气有余的，应采取上病下取的取穴方法，引导病气下行。凡上部正气不足的，用推而扬之的针法，促使正气上行，使气血达到新的平衡。其气迟迟不至者，或气行迟滞、中途滞留者，当于其滞留之处，再用针迅速刺之，以接引其气使其继续运行至病所。要先明确经脉的循行，才能正确采用各种不同的针刺方法。如有寒热交争的现象，根据其阴阳偏盛偏虚的不同情况，予以补不足，泻有余，引导其气血达到平衡。脉中虽有郁滞但尚未瘀结的，也应区别不同情况，给予不同的治疗。总之，必须首先了解二十五种人的不同外部特征和内部上下气血的盛衰、通滞等具体情况，这样左右上下各方面的情况都很清楚了，针刺的各种标准以及原则也就能依此而定了。

气为血之帅，血为气之母

气属阳，血属阴。气与血的生成，都源于水谷精微和肾精，二者又都是生命活动的物质基础，彼此相互依存，相互为用。如果体内气血有变化，则会有外在表现，如文中所说的对毛发的影响。

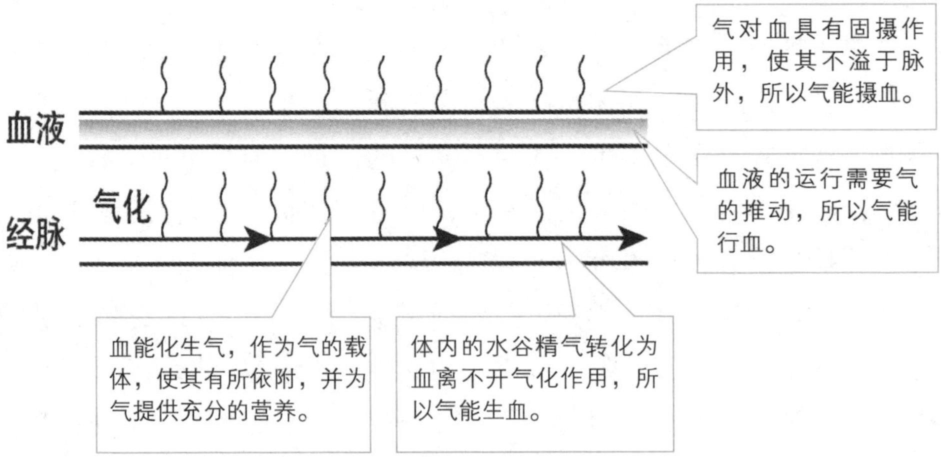

血液

经脉　气化

气对血具有固摄作用，使其不溢于脉外，所以气能摄血。

血液的运行需要气的推动，所以气能行血。

血能化生气，作为气的载体，使其有所依附，并为气提供充分的营养。

体内的水谷精气转化为血离不开气化作用，所以气能生血。

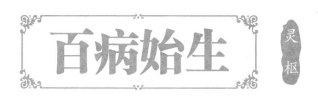

本篇主要论述了由六气和情志因素引发疾病的道理，认为疾病发生是身体虚弱和贼风邪气侵袭共同造成的，并分析了疾病的发展过程和治疗原则。

疾病的发生

黄帝向岐伯说道：各种疾病开始发生，都是由风、雨、寒、暑、凉、湿邪气和喜怒情志引起的。喜怒不加节制，会使内脏受损伤。风雨寒暑之邪，则伤人体外部。喜怒、风雨、清湿三种不同性质的邪气，所伤及人体的部位是各不相同的，我愿意听这其中的要领。岐伯回答说：喜、怒、哀、乐是人的情感，风、雨、寒、暑属于气候变化，阴、冷、潮、湿则为大地环境，从致病的角度，它们是三种不同性质的邪气，所以有的先发生在阴分，有的先发生在阳分，我就此讲讲其中的道理。如果喜怒不节制，就会伤于内脏，内脏属阴，内脏受伤则病发于阴分；阴冷潮湿这种邪气容易乘虚侵害人体下部，所谓病起于下。风雨之邪气袭击人体上部虚弱之处，所以病起于人体上部，这就是三部之气所侵犯的人体内脏与外之上下三部。至于邪气侵袭人体而引起的各种变化，就更加复杂，难以计数了。

黄帝说：我本来就不能尽数了解那千变万化的疾病变化，所以请问先生您，我愿意听您逐一地说明这其中的道理。岐伯道：风雨寒暑之邪，若不是遇到身体虚弱，一般是不能侵害人体而致病的。如果突然遭遇猛烈的暴风雨而身体不病，这是因为人体不虚弱，所以邪气不能单独伤害人体。因此，首先是身体虚弱，然后又感受了贼风邪气，两种因素相结合，才会产生疾病。如果外界的气候正常且人体正气充

正气是否充足决定人的健康

　　自然界的风、寒、暑、湿、燥、火等是客观存在的，但是有的人容易生病，有的人却很健康，这是由人的正气是否充足决定的。

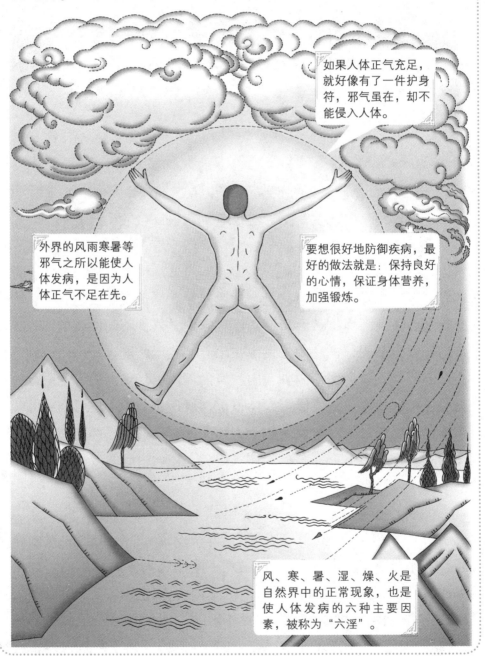

如果人体正气充足，就好像有了一件护身符，邪气虽在，却不能侵入人体。

外界的风雨寒暑等邪气之所以能使人体发病，是因为人体正气不足在先。

要想很好地防御疾病，最好的做法就是：保持良好的心情，保证身体营养，加强锻炼。

风、寒、暑、湿、燥、火是自然界中的正常现象，也是使人体发病的六种主要因素，被称为"六淫"。

足，两实相互逢迎，则人体肌肉坚实强壮而不发生疾病。疾病发生与否，决定于四时气候是否正常，以及身体素质是否强壮，即人体正气不足而邪气盛，就会发生疾病。邪气侵犯人体各有一定的部位，根据邪气侵犯的不同部位而命以不同的名称，有纵向上、中、下三部，或横向表、里、半表半里三部。

虚邪贼风侵袭人体，先从最表层的皮肤开始，若皮肤不能收固致密，腠理就会开泄，邪气趁机从毛孔而入，若逐渐向深处侵犯，一般会出现恶寒战栗，毫毛悚然竖起，皮肤也会出现束紧疼痛的感觉。如果邪气滞留不去，那么就会传于络脉处，邪气留于络脉的时候，就会肌肉疼痛，若疼痛时作时止，为邪气由络脉传到经脉。若病邪得不到解除而滞留在经脉，不时会出现刹那间的颤抖和惊悸的现象。若邪气停留而不散去，就会传于输脉，当邪气滞留在输脉的时候，则六经之气不通达，六经之气不通达四肢就会感到疼痛，腰脊强硬不适。若邪气滞留不除，则传入脊内的冲脉，冲脉受犯，就会出现体重身痛的症状。若邪气停留而不散去，就会传于肠胃，邪气滞留在肠胃的时候，就会出现腹胀满、肠鸣，若寒邪多则会出现肠鸣泄泻、不消化，若热邪多则会出现大便稀薄、腐败而臭味难闻。如果邪气滞留尚不能祛除，传到肠胃之外半表半里的膜原，停留于血脉之中，邪气就会与气血相互凝结，久则聚结为积块。总之，邪气侵犯到人体后，或停留于孙脉，或停留于络脉，或停留于经脉，或停留于输脉，或停留于伏冲之脉，或停留于膂筋，或停留于肠胃之膜原，或上连于缓筋，邪气浸淫泛滥，是不可以说尽的。

黄帝说：我希望你能将其始末原因、内在机理讲给我听。岐伯说：邪气停留于孙络而成为积块的，能够往来上下活动，这是邪气聚集于孙络之处，因其孙络浮浅而松弛，不能拘束其积使之固定不移，所以可以在肠胃间往来活动。如果其积停于肠胃间的孙络，则肠胃之间的水液渗透灌注，则会形成水液停聚，吸收代谢失调，有时发出濯濯的水声。有寒则腹部胀满且雷鸣作响，并时时疼痛如刀割般。若邪气停留在足阳明经而形成积滞，积滞位于脐的两旁，饱食后则积块显大，饥饿空腹时积块变小。邪气停留于缓筋而成为积块的，其形状表现和阳明经脉之积块相似，饱食的时候则疼痛，饥饿的时候则安宁。邪气停留在肠胃之膜原而成积，疼痛时牵连到肠外的缓筋，特点是饱食后不痛、饥饿时疼痛。邪气停留在伏冲之脉而成为积块的时候，其积块应手跳动，举手时则觉得有股热气下行于两股之间，就好像用热汤浇灌一样而难以忍受。邪气停留在膂筋而成积，饥饿时肠胃空虚，积块可以被触摸得到，饱食后肠胃充实则无法被触摸到。邪气停留于输脉而成为积块的，其积阻滞脉道，致脉道闭塞不通，津液不能上下流通，致使毛窍干涩壅塞不通，这些都是邪气从外部侵犯到内部，从上部转变到下部的临床表现。

积病的发展过程

黄帝问：积病刚开始发生，一直到它已经形成是怎么样的情况呢？岐伯答道：积病的起始，是受到寒邪的侵害而发生的，主要是寒邪厥逆上行而生成积病。黄帝问：成为积病是怎样的呢？岐伯答道：寒邪造成厥逆之气，先使足部阳气不通，血液凝涩，逐渐又导致胫部寒冷，胫部寒冷进而使血脉凝滞，久之，寒冷之邪上逆进入肠胃，导致气机不通而腹胀，腹胀则肠道外组织间的水液汁沫聚积不得消散，这样日益加重而形成积病。又因突然多食暴饮，则使肠胃过于充满，或因生活起居不节慎，或因用力过度，则导致络脉受伤，若阳络受伤则血外溢于伤处，血液外溢就会鼻子出血。若肠胃的络脉受到损伤，血就溢散到肠道外的腹腔组织间，适逢肠外有寒邪寄留，肠外的水液汁沫同外溢的血液相纠结，凝聚在一起不能消散而发展成为积病。若突然在外感受了寒邪，在内又被忧怒情志所伤，则气机上逆，气机上逆则六经气血运行不通畅，阳气不予以温煦，则血液凝聚蕴裹而不消散，津液渗透不利，久留而不得布散，积病就形成了。

黄帝问：疾病发生在阴脏是怎样的呢？岐伯答道：忧愁思虑过度则伤心；在寒饮寒食的基础上又感受风寒之邪，双重的寒邪损伤肺脏；愤恨恼怒过度则肝脏受伤；酒醉行房事，汗出又受风气就会伤及脾脏；用力过度，或行房事而大汗淋漓如同刚刚出浴，就容易损伤肾脏。以上所述就是内外、上中下三部发生疾病的一般规律。黄帝说：讲得好。如何治疗呢？岐伯回答说：审察其疼痛的部位，就可以知道病变之所在，根据其虚实和各种证候，当补则补，当泻则泻，同时不要违背四时气候和脏腑的关系，这就是正确的治疗原则。

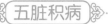

五脏积病

邪气侵入人体后滞留不去，或邪气与气血相互凝结，日久，就会形成积块，也就是积病。人体五脏都可以发生积病。

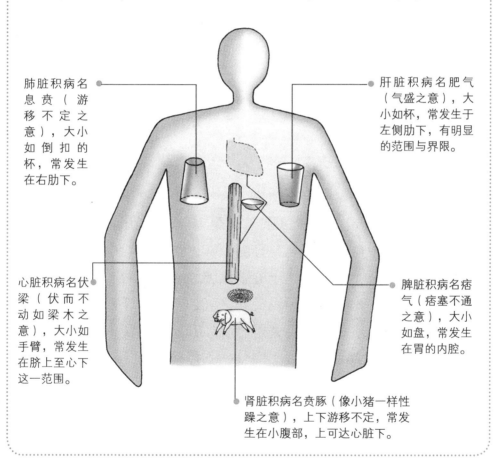

肺脏积病名息贲（游移不定之意），大小如倒扣的杯，常发生在右肋下。

肝脏积病名肥气（气盛之意），大小如杯，常发生于左侧肋下，有明显的范围与界限。

心脏积病名伏梁（伏而不动如梁木之意），大小如手臂，常发生在脐上至心下这一范围。

脾脏积病名痞气（痞塞不通之意），大小如盘，常发生在胃的内腔。

肾脏积病名贲豚（像小猪一样性躁之意），上下游移不定，常发生在小腹部，上可达心脏下。

邪 客 （节选）

灵枢

　　本篇主要介绍了卫气、营气、宗气的运行和功能；论述了邪气侵入人体，影响人睡眠的原因、治疗方法；介绍了人的肢体与自然界的对应、针刺治疗的方法和技巧；分析了手少阴经没有腧穴的原因；讲述了心经发病时的治疗方法。

▌邪气对睡眠的影响与治疗

　　黄帝向伯高问道：邪气侵袭人体，使人不能闭目，不能入睡，是什么邪气所造成的呢？伯高回答说：食物进入胃中，通过消化吸收后，宗气聚于上焦，津液出于中焦，糟粕由下焦排出体外，即进入体内的食物共有三条走向。所以宗气积聚在胸中，出于喉咙，贯通心脉，以行呼吸。中焦化生营气，分泌津液，渗注于脉中而化为血液。在外可以荣养四肢，向内灌注于五脏六腑，营运周身与昼夜的时间相应。卫气是水谷中化生出的剽悍滑利之气，它循行于四肢、肌肉、皮肤之中，运行不止。白天从足太阳膀胱经开始运行于人体的阳分，夜间常以足少阴肾经为起点运行于阴分，不停地运行于周身，若有厥逆之气滞留五脏六腑，则迫使卫气只能在阳分运行而不得入于阴分。现在有厥逆之气停留于五脏六腑，于是卫气便只能行于体表阳分，而不能进入内脏阴分。由于卫气仅行于阳分，在表的阳气就偏胜，使阳跷脉气充满。卫气不能入于阴分则阴虚，导致失眠。

　　黄帝说：讲得很好！怎么样治疗呢？伯高回答说：首先用针刺补阴分的不足，泻阳分的有余，使阴阳相互协调，疏通营卫运行的道路，消除引起营卫逆乱的邪气。服用半夏汤一剂，阴阳立即畅通，便可马上入睡。黄帝说：讲得好。这种针药并用的治法，真好像决开水道，清除

350

瘀塞一样，使经络通畅，阴阳调和。希望把半夏汤的组成、制法和服用方法告诉我。伯高回答说：半夏汤方，取流经了千里以上的水八升，再用汤勺扬万遍，取清轻上浮的清水五升，用芦苇做燃料煮沸，下秫米一升，制半夏五合，以小火慢煮，当药浓缩到约一升半时，离火去渣，每次服用一小杯，每日服用三次，逐次稍微加量，以见效为度。如果病属初起，药一服下，立即便可入睡，汗一出病就好了；病程较长的，须服三剂才能痊愈。

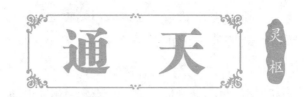

通 天

灵枢

　　本篇主要论述了阴阳人中非常极端的五种人的特征，以及对五种人的治疗原则，并介绍了辨别五种人的方法。

　　黄帝问少师道：我听说人有阴、阳的不同类型，什么样的人称为阴性人？什么样的人称为阳性人？**少师回答说**：在天地自然界之中，一切事物离不开五行，人也与此相应和，并非仅仅分为阴和阳两种类型。只是从阴阳的观点概略地谈谈罢了，很难用简单的语言将它叙述清楚。

▍阴阳五种人的特征

　　黄帝说：希望听您简要地谈一谈。比如说贤人和圣人，他们的禀赋是否阴阳都具备呢？**少师回答说**：人大致分为太阴、少阴、太阳、少阳、阴阳和平五种类型。这五种不同类型的人，他们的形态不同，筋骨强弱不同，气血多少也不相同。

　　黄帝问：关于五种类型的人的不同点，能讲给我听听吗？**少师回答说**：太阴之人，贪婪而不讲仁德，外表谦和，假装正经，内心却很阴险，只喜纳进，厌恶付出，喜怒不形于色，不识时务，只知利己，行动上惯用后发制人的手段。这就是太阴之人的特征。

　　少阴之人，贪图小利，暗藏贼心，看到别人有损失，好像自己受益一样幸灾乐祸，好伤害别人，看到别人有了荣誉，他相反感到气愤，嫉妒成性，对别人没有恩德。这就是少阴之人的特点。

　　太阳之人，平时处处好表现自己，洋洋自得，喜欢讲大话，但实质上并没有多大本事，言过其实，好高骛远，行动办事不顾是非，刚愎自用，自以为是，常常把事情办坏了而不知悔改。这就是太阳之人的特点。

少阳类型的人，做事精细审慎，自尊心很强，有点小官职便沾沾自喜，好自我宣扬，善于对外交际，不愿默默无闻地埋头工作。这就是少阳之人的特征。

阴阳和平之人，生活安静，不追逐个人名利得失，不以物喜，不以己悲，顺从事物发展的规律，从不计较个人的得失，善于适应形势的变化，地位虽高却很谦虚，常以理服人而不采用压制的手段整治别人，具有非常好的组织管理才能。这是阴阳和平之人的特征。古代善于运用针灸治病的医生，根据人的五种类型给予治疗，邪气过盛就用泻法治疗，正气虚用补法治疗。

阴阳五种人的辨别

阴阳五种人是对人的一种概括性的说明，在现实生活中，和这五种人完全一致的很少，大多数人只是偏重于某一方面。

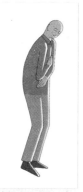

太阴之人，身材虽然高大，但故作卑躬屈膝之态。

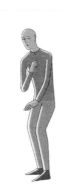

少阴之人，外貌虽然清高，但行为鬼祟。

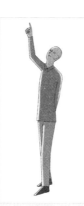

太阳之人，洋洋自得，高傲自大。

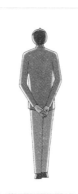

少阳之人，喜欢把头抬高，双手反背于后。

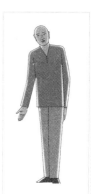

阴阳和平之人，稳重、大方，性情随和。

阴阳五种人的治疗原则

黄帝问：对于五种不同类型的人怎样治疗呢？少师回答说：太阴之人，他们的体质多是阴盛而无阳，其阴血浓浊，卫气滞涩，阴阳不调和，所以其筋缓且皮厚，治疗这种体质的人，若不迅速泻其阴分，便不能使病情好转。

少阴之人，阴气多而阳气少，胃小而小肠大，因而六腑不调和，胃小，足阳明胃经的脉气就微小；小肠大，手太阳小肠经的脉气就盛大。这种类型的人容易发生血液脱失和气衰败的病证，因此须详察阴阳盛衰的情况而进行调治。

太阳之人，阳气多而阴气少，必须谨慎地加以调理，不要损伤其阴气，也不要过多地耗伤其阳气。如果阳气过多地受伤而浮于外，就会发狂；若阴阳俱脱，便会暴死或突然不省人事。

少阳之人，也是阳气多而阴气少，经脉小而络脉大，血深在里，气浅在外，所以治疗应补其阴经而泻其阳络。但是，少阳类型的人以气为主，若单独泻其络脉太过，又会迫使阳气快速消耗，导致中气不足，病就难治了。

阴阳和平之人，阴阳之气调和，血脉和顺，因此谨慎地诊察其阴阳盛衰，观察其邪正虚实，留意其面容仪态，审察其脏腑气血的有余或不足，然后进行调治。邪气盛用泻法，正气虚用补法，虚实不明显的病则根据病邪所在的经脉取穴治疗。以上所讲的调治阴阳的方法，须根据五种类型人的特征分别施治。

黄帝问道：这五种形态的人，如果以前不认识，更不知道他们的性格特点，突然相见时，如何辨别他们是属于哪一种形态的人呢？少师回答说：一般人不具备这五种类型的特征，所以"阴阳二十五人"中，也不包括这五种形态的人在内，五种形态的人是与众人不同的一类特殊的人群。

阴阳五种人的识别与治法

类别	识别特征	治疗方法
太阴之人	面色暗黑无光，外貌谦恭，内心阴险，藏而不露，膝腘长大	迅速泻阴
少阴之人	外貌清高，行为鬼祟，性情阴险，立时躁而不静，行路时身俯	调治阴阳盛衰
太阳之人	外貌轩昂自大，仰腰挺腹，向后看时身体呈反折状	谨慎调治，不要损阴，也不过多耗阳
少阳之人	站时仰头，动时摇身，喜欢背手	补阴而泻其阳络，不宜独泻其络脉
阴阳和平之人	雍容安泰，沉稳、从容不迫，尊严庄重，目光清明，和悦之心，举止不乱，品行端方，受人尊敬	盛则泻之，虚则补之，不盛不虚，则根据病邪所在经脉取穴

阴阳五种人的辨别

黄帝问：如何辨别五种类型的人呢？少师回答说：太阴之人，面色阴沉且黑暗，故作谦逊之态，身材本来高大，但故作卑躬屈膝之态，而并非真的患有佝偻病。少阴之人，外貌状似清高，但行动鬼祟，深藏害人之心，站立时躁动不安，走路时向前俯身。太阳之人，外貌高傲自满，站在那里仰腰挺腹，显得妄自尊大。少阳之人，站立时习惯于把头仰得很高，行走时习惯于摇摆身体，常常双手反挽于背后。阴阳和平之人，外貌从容稳重，举止大方，性情随和，态度庄重、温和，待人和颜悦色，目光慈祥和善，处事条理分明。